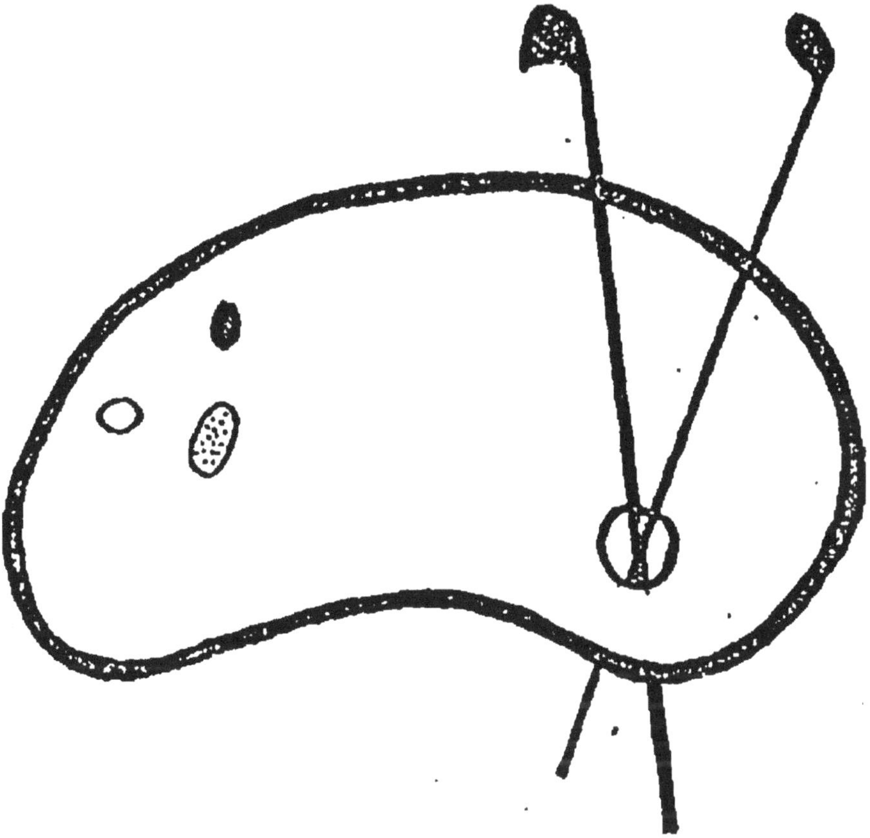

DEBUT D'UNE SERIE DE DOCUMENTS
EN COULEUR

ÉLECTRICITÉ MÉDICALE

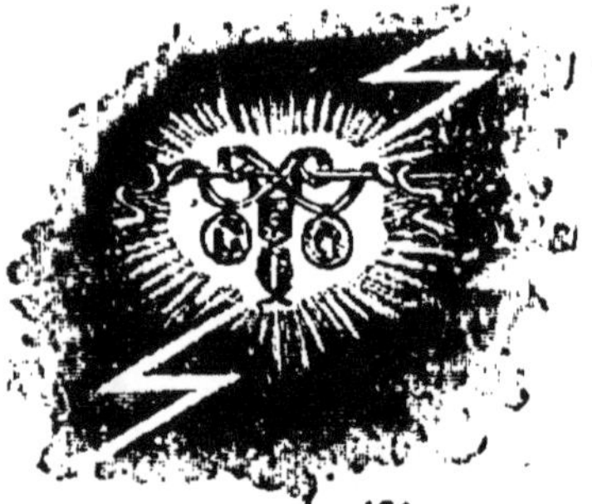

L'économie humaine est « une suite de petites usines électriques » qui sont la base de la santé et de la vie ; on ne peut logiquement venir à son secours que par l'électricité.

« CHARDIN. »

PRÉCIS d'Électricité médicale

RAMENANT

Tous les principes de l'Électrothérapie en un seul servant de base à la Méthode spéciale dite

ÉLECTRO-CINÉSIQUE VASCULAIRE

PAR

CH. CHARDIN, I. ✿.

PRINCIPE DU 3605 SOUS LE CONTRÔLE D'UN DOCTEUR DE LA FACULTÉ DE PARIS

Avec cures récentes de médecins et personnelles.

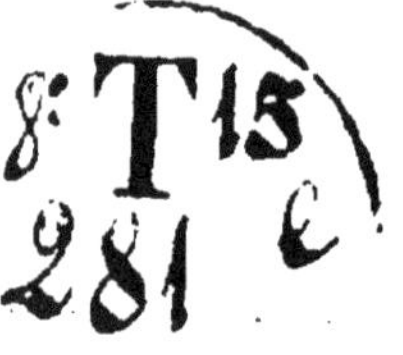

PARIS
5, rue de Châteaudun (IXe)
Dans les Établissements CHARDIN.

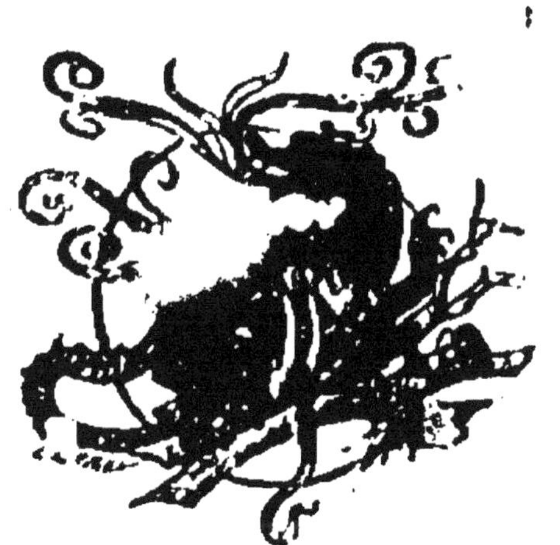

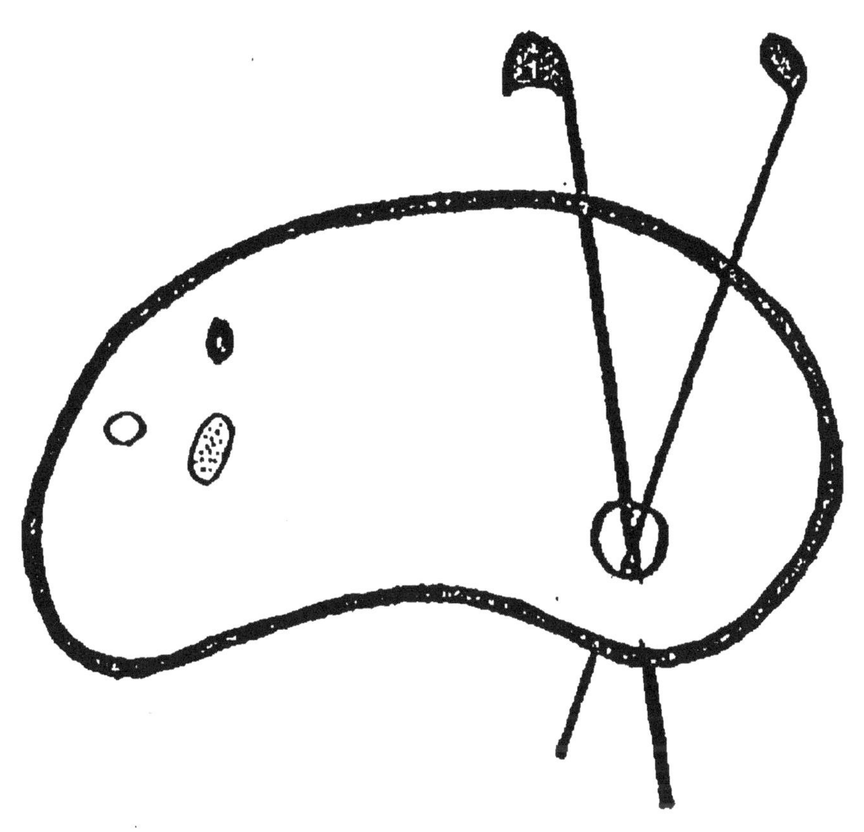

FIN D'UNE SERIE DE DOCUMENTS
EN COULEUR

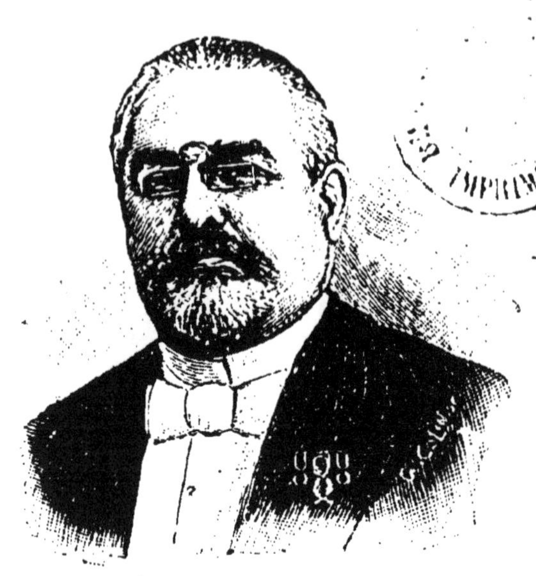

PRÉCIS D'ÉLECTRICITÉ MÉDICALE

N° 3786.

MÉTHODE ÉLECTRO-CINÉSIQUE VASCULAIRE

Intéressant
toutes les branches de la thérapeutique
humaine et animale.

OUVRAGES DU MÊME AUTEUR

PRÉCIS D'ÉLECTRICITÉ (Édition 1887, 1896, espagnole et russe 1897, *épuisées*).

PRÉCIS D'ÉLECTRICITÉ (Édition 1904, n° 3,351. Prix : 3 francs, 830 pages, 300 figures dans le texte. (Il existe encore 100 exemplaires).
Cet ouvrage m'a valu les plus grands éloges.

PRÉCIS D'ÉLECTRICITÉ (Édition 1907), résumé de tous les principes de Chardin, sous le nom de *Méthode Electro-cinésique vasculaire*, 316 pages de texte. 85 figures. Etudes sur la médecine, le public, le magnétisme, la naupathie, l'art vétérinaire. C'est un ouvrage populaire et scientifique. Prix. . . . . 2 fr. 50.

L'ÉLECTRICITÉ ET LA THÉRAPEUTIQUE MODERNE

Premières hardiesses dans la critique médicale.

LA SUBLIME ERREUR DE DUCHENNE (de Boulogne)

Critique souvent sévère mais rigoureusement exacte du grand électricien.

ÉTUDE SUR L'ÉLECTRISATION DES CANAUX : URÈTRE, ŒSOPHAGE, etc... — Il n'y a pas d'électrolyse. Nos maîtres ne savent pas ce qu'ils font ! Prix. . . . . 0 fr. 50.

ÉTUDE SUR L'ÉLECTROLYSE, APPLIQUÉE A TOUTES LES AFFECTIONS DE LA PEAU. Épilation, nœvus, tumeurs érectiles, etc. Prix 0 fr. 50.

ÉTUDE SUR LA GALVANOCAUSTIE THERMIQUE. Prix. . . 0 fr. 50.

ÉTUDE SUR LE TRAITEMENT DIT DE LA BEAUTÉ. Prix. . 0 fr. 50.

ÉTUDE SUR L'OZONE. Prix. . . . . 0 fr. 50.

Ces diverses brochures, très complètes, très étudiées, comblent une lacune; elles sont destinées à accompagner gratuitement tous mes appareils, afin que le médecin sache, en les recevant, ce qu'il peut en faire ! Toujours fort critiques, elles contiennent des appréciations rétrospectives du plus grand intérêt.

CATALOGUE GÉNÉRAL XVII (1909) sur demande.

PRÉCIS
d'Électricité Médicale

RAMENANT

Tous les principes de l'Électrothérapie en un seul servant de base à la Méthode spéciale dite

ÉLECTRO-CINÉSIQUE VASCULAIRE

PAR

CH. CHARDIN, I. Q.

(SUITE ET COMPLÉMENT DU PRÉCIS 3605)

(2e ÉDITION DE 100.000)

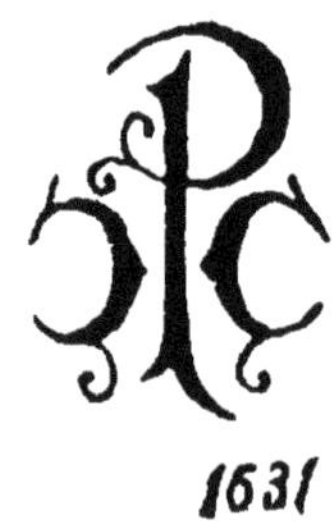

1631

PARIS
CHEZ L'AUTEUR, 5, RUE DE CHATEAUDUN (IXe ARR.).

1909

OBSERVATIONS

A. — Les noms qui accompagnent les lettres-preuves sont truqués de façon à être sans destination. On peut écrire sans arrière-pensée, *M. Chardin* ne dévoile rien sans l'autorisation du sujet.

Le docteur *Verut de Charly* (1) *(Ain)*, aujourd'hui ardent prosélyte mais pendant un an un saint « *Thomas* » de race, a pu se convaincre en écrivant à un grand nombre de mes sujets de la parfaite exactitude de mes documents.

MM. les docteurs qui voudront être renseignés sur ma méthode peuvent me demander l'adresse de leur collègue. Ils la recevront après autorisation de ce dernier.

B. — Certains correspondants hésitent à m'écrire ou se confondent en excuses. Qu'ils se rappellent donc que ma complaisance ne discute pas.

C. — Le malade qui voudra s'adresser à l'un des docteurs cités dans ce *Précis*, recevra son adresse en m'en adressant la demande ; la situation sera celle d'un malade vis-à-vis d'un médecin consultant.

1. Il m'écrit le 6 novembre 1908 (*lettre 17064, page 198*) : Avec vos principes : « Respect de la sensibilité ; l'électricité est une... » je fais des miracles.

Dr Verut.

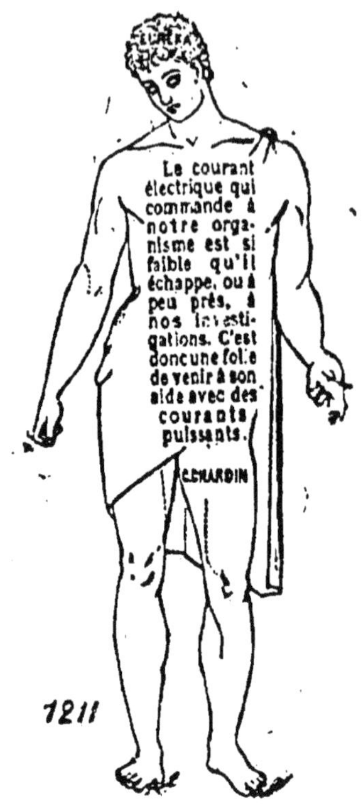

Principes émis en 1904 et confirmés par ce Précis.

Tant il est vrai qu'un Principe exact peut marcher droit et fier vers l'avenir ! Il serait temps que nos électriciens suivissent cet exemple ! (Voir la lettre n° 19206, page 320).

C'est ainsi que 120 pages de ce *Précis* resteront sans changement, le reste se modifiant au fur et à mesure des observations recueillies.

PRÉAMBULE

PRÉAMBULE

La locomotive dont j'imaginais la majestueuse destinée dans la postface de mon dernier Précis n° 3351 a fourni une prodigieuse carrière! Quoique sa route fût encore un peu sombre et ses principes scientifiques un peu obscurs, le besoin de lumière chez les peuples qu'elle a rencontrés, a fait comprendre à sa direction mystique et mystérieuse, l'importance de son rôle et ses succès lui ont donné la foi qui fait le héros!

Le Docteur F. J. de Constantinople (Lettre n° 1674), *m'écrit, le 24 mars 1907 : « Je viens de lire dans un journal de médecine un article de M. Stéphan Leduc sur le sommeil électrique qui, je crois, confirme indirectement vos principes et votre bon sens. »*

De plusieurs façons même... et dorénavant le cercle de mes théories est si parfait que je puis mettre mes adversaires au défi de tenter un mouvement sans commettre un plagiat.

Le Docteur M..., à C... (Lettre n° 2722): *« A la réflexion, je suis de votre avis au sujet des divagations de Leduc. »*

Lettre n° 2322, *Paris... Heureux de vous annoncer ma guérison absolue du rétrécissement urétral que vous avez traité malgré le navrant diagnostic de douze médecins consultés avant vous... et guéri en trois séances indolores. C'est pourquoi vous ne m'avez pas revu; les malades sont tous les mêmes !*

B..., Nég[t], Paris.

Document n° 2233 du 25 mai 1907.— *Je suis heureux de vous dire que, dernièrement, j'eus avec un collègue électricien, une discussion sur la matière. « Comment pouvez-vous émettre une opinion, me dit le collègue, puisque vous ne faites pas de spécialité? — Je suis l'élève de Chardin, répondis-je, que je considère comme le premier électricien !* »

Dr K..., à R...

Le Docteur G..., médecin inspecteur à C. (Lettre 2014, du 6 avril 1907) : « *Je me fais un plaisir de vous dire à nouveau, à cette occasion, que les divers appareils que vous m'avez fournis me donnent toute satisfaction et qu'en suivant fidèlement vos principes, j'ai des résultats parfaits et parfois merveilleux.* »

Je prends, comme on le remarque, les derniers événements. Je répète que mes divers documents présentent un ensemble unique au monde!

La locomotive a roulé... et combien ses envolées dans l'Avenir vont être plus abondantes, plus sûres, à présent que mes Principes ont pris la forme classique de toute grande ligne scientifique :

Simplicité. — Unification.

Depuis longtemps, la Salpêtrière utilise ma théorie,

sans la nommer (triste constatation de la vilenie humaine !) : les petits courants donnent « de bons résultats », dit le maître... qui n'en sait pas davantage sans doute? D'autres l'emploient couramment... en cachette, songez donc !.. comme si la peine de mort était encore dans nos codes !

Les adeptes se multiplient, mais qu'il faut donc montrer de patience et de diplomatie ! Toutefois le terrain gagné ne se perd pas... c'est là notre force ! Le Docteur H... vient chercher un appareil à courants continus pour une parente « névralgie faciale de plusieurs mois, rebelle à tous les médicaments ». Le Docteur P..., un électricien émérite, doit lui montrer les points d'application. J'interviens, le Docteur accepte ma petite trousse (de gousset) et mes principes : application de deux plaques pendant plusieurs heures avec le zéro de la trousse, c'est-à-dire le courant d'une pile avec 500 ohms de résistance, soit 4 quarantièmes de m.-a.. Deux jours après il a l'amabilité de venir m'annoncer la guérison (j'étais bien tranquille ! avec ma méthode les pronostics sont sûrs). Le collègue, un savant, eût cherché sans doute la modification du nerf lui-même?... J'ai simplement cherché à modifier son état, son irrigation. Le savant aurait eu le même résultat final, cela ne fait aucun doute; l'électricité fait ce qu'elle veut et guérit malgré tout ! mais elle l'eût fait tardivement dans ce cas, le nerf pouvant résister pendant longtemps aux excitations intempestives du courant.

Le Docteur H... ajoute : « Serait-il vrai... (les femmes sont si bizarres !) que les bajoues dont notre sujet commençait à se plaindre auraient diminué dans une proportion notable?

R. — Toujours pou[r] la même raison : quelles sont les causes de flaccidité des téguments? Une mauvaise irrigation sanguine. Donc, puisque le courant passe dans la région, il répare — chien de berger de l'économie — tout ce qui n'est pas en harmonie avec un état physiologique parfait! (*Voir page 29.*)

Si la femme faisait de l'hygiène électrique, comme je l'entends, elle n'aurait pas besoin de faire plus tard le traitement dit « de la Beauté ».

La médecine est toujours ébahie, quand je lui affirme la guérison de plusieurs accidents ou maladies avec un seul remède et en même temps. Je suis unique, il est vrai. J'espère que ce *Précis* nous mettra d'accord pour toujours!

Loin d'être exclusifs, mes Principes permettront aux grands électriciens d'expliquer enfin leurs actions. Peut-être leurs fugues et leurs incohérences auront-elles une certaine difficulté à se greffer sur ces bases de logique et de bon sens... N'y a-t-il pas toujours moyen de s'arranger, quand le résultat présente une certaine importance?

Nous ne verrons plus ces réclames de journaux nous montrant des électriciens, heureux, que dis-je! fiers d'avoir trouvé que l'électricité guérit l'artério-sclérose, alors qu'ils devraient être honteux de venir dans cette voie six années après d'autres plus modestes; honteux surtout de reconnaître si tard une chose si évidente; honteux encore d'en être à remarquer l'importance de l'électricité dans certains cas, quand ils devraient seulement relever ceux dans lesquels elle n'a pas donné de résultat.

Mais telle est la logique humaine de toujours voir le côté complexe d'une chose avant sa simplicité !

Les histoires comme celles de Leduc (du vieux neuf tout reluisant de roulement) laisseront nos disciples au repos ; les autres nous reviendront après déboires. Déjà les savants parisiens ont sabré une aile à cette cigogne nantaise... Il n'en subsiste plus qu'un objet orthopédique auquel les naïfs seuls se laisseront prendre.

Comment ose-t-on nous resservir ces vieux mets indigestes : cataphorèse, transport des médicaments, bi-électrolyse, dont tous nos anciens livres personnels sont encombrés, et surtout donner à ces brouillons d'Allemands une nouvelle occasion de nuire à l'électricité par leur manie de tout compliquer ?

Comment peut-on présenter ce monstre anencéphale, triste produit de paternités multiples, connues... et inconnues, si ce n'est avec cette mentalité spéciale qui fait croire au succès de tout ce qui est complexe et incompréhensible ?

Exemple : Un pharmacien se met en communication avec moi pour appliquer la méthode des « ions » à une vieille ankylose du genou.

Les piles ne lui suffisent plus ; il lui faut le courant de secteur, et tout est bouleversé chez lui dans ce but.

Chemin faisant, il rencontre un sujet rhumatisant, le bras est malade depuis quelques mois et l'affection s'est montrée récalcitrante à la pharmacie ordinaire et extraordinaire (il n'a jamais essayé l'électricité sous une forme quelconque. Il applique les « ions », et voilà un homme soulagé (le malade) !

C'est l'histoire de tous les jours !

Un simple courant continu eût guéri cet homme, c'est classique; on s'est bien gardé de l'appliquer avant les « ions », et on dira partout que sans ces « ions », le sujet restait incurable !

L'insuccès de notre savant pharmacien est certain s'il y a vraiment ankylose, mais il n'en conviendra pas; il est suggestionné par tous les travaux et les dépenses qu'il s'est créés; toutes les raisons lui seront bonnes pour excuser la nouvelle méthode !

Toutes ces fantaisies seraient sans importance et même fort utiles, commercialement parlant, si elles produisaient, au point de vue scientifique, l'effet que l'on semble en attendre; mais, comme les enfants de vieux, bâtards d'une pléiade d'intéressés, elles sont condamnées dans un court délai.

Le 2 août 1907, je reçois la visite d'un *Oranais*, qui s'est guéri par ma méthode, d'une névralgie et d'un état général mauvais.

La névralgie a récidivé.

Il porte sur la joue une escarre de la dimension d'un écu de cinq francs (1). Il vient de *Nantes*. Le « rôtisseur » chef est suppléé par son maître d'hôtel Mo...

A la huitième séance, le sujet voit « *qu'il est en présence d'un mauvais farceur*. Cette application est très douloureuse, dit-il, et l'effet nul... Avec la mé-

1. Le sujet est un pacifique; il n'a pas voulu me permettre de le photographier.

thode *Chardin*... *Chardin* est un fumiste, interrompt le vandale... Dans tous les cas, répond le sujet, il m'a guéri et ne m'a pas fait cela!... et il montre l'escarre. « *Vandales* » n'est pas assez, c'est « *criminel* » qu'il faut dire!! Honte à ces bandits de la science, affolés de pédantisme et d'ignorance, qui ne respectent plus rien!

Or, l'insuccès forcé du principe spécial, sera imputé directement à l'électricité, et nous aurons à reconquérir de nouveau la confiance de tous! Qui ne se rappelle la chute pitoyable de l'affaire du Dr O..., sous le patronage, à la mode alors, du grand nom d'Edison?... Nous sommes encore malades de ses suites!

Laissons passer tous ces ouragans pour lesquels les principes naturels sont un vain mot, et puisqu'ils ne nous apprennent rien de nouveau — ils ne le peuvent d'ailleurs pas — continuons à appliquer les nôtres qui sont basés sur l'harmonie de l'économie humaine et des secours extérieurs que nous lui apportons; nous avons pour nous les Galvani, tous ceux qui l'ont compris, et ceux aussi qui, l'ayant compris, se sont laissé entraîner dans la voie spéculative et mercantile. Nous avons le « bon sens », l'appoint le plus important à la science; nous avons le succès, éclatante consécration de nos idées. Par quoi donc notre quiétude sur notre situation future dans la science électro-thérapique pourrait-elle être troublée?

Méthode d'Électrothérapie

DE

CH. CHARDIN

DITE

ÉLECTRO-CINÉSIQUE VASCULAIRE

Lois :

A La maladie dans le corps humain est *une :*
Circulation sanguine ;

B Le remède immédiat est *un :*
L'électricité ;

C L'électricité au point de vue physiologique est *une :*
Galvanique ;

D L'application de l'électricité est *une :*
État général ;

E La durée de l'application est *une :*
Illimitée ;

F Le régime de l'application est *un :*
Respect de la sensibilité du sujet.

Les mêmes lois régissent le règne animal.

☞ ***J'avais promis un PRÉCIS en quelques pages et je le donne en ces quelques lignes ci-dessus.***

Le PRÉCIS nº 3351 (900 pages) existe encore à quelques centaines d'exemplaires.

L'électricité est une.

Je juge prudent de faire disparaître le doute à cet égard afin d'éviter pour l'avenir des complications et des erreurs à combattre.

Les électricités diverses qu'il nous est donné d'apprécier sont identiques dans leurs sources et leurs effets.

L'électricité est une, seule et unique.

Le galvanisme est la forme initiale.

L'électricité galvanique manifeste :

Par l'étincelle, quand elle passe par une bobine ;

Par l'aimantation, quand elle actionne un électro-aimant ;

Par le magnétisme, quand elle agit sur l'aiguille aimantée.

Par influence : ainsi que le démontrent les divers états latents, n'attendant que la combinaison révélatrice *(expérience de Galvani).*

En conséquence :

L'électricité statique, et ses étincelles, malgré une origine bien spéciale (frottement ou influence) ;

L'électricité magnétique : aimant artificiel (1) ou aimant naturel et son influence sur la boussole ;

1. On sait que l'aimant artificiel prend son aimantation d'un aimant naturel, et le plus souvent d'un électro-aimant.

La haute fréquence, et ses étincelles (pour ne citer qu'une des nombreuses combinaisons des physiciens);

L'électricité atmosphérique, ses éclairs ou longues étincelles, son influence sur le corps humain. . . . .

. . . .

Nous montrent les mêmes caractères que le courant initial (galvanique).

Enfin, les courants économiques du corps humain manifestent :

Au galvanomètre (instruments spéciaux);

Sous forme d'étincelle (voir *Précis 3551*).

Donc, tous les phénomènes électriques étant les mêmes,

L'électricité est bien une.

CH. CHARDIN.

☞ Une longue pratique personnelle du courant (sept années d'application, à raison de cinquante heures par semaine), m'a permis de constater certains phénomènes que jamais mes critiques ne pourront remarquer... et qui me donnent le droit d'affirmer hautement, qu'avec un même traitement, j'aurai des résultats qu'ils ne peuvent espérer. Ces observations feront partie de mes notes posthumes.

PREMIÈRE PARTIE

CHAPITRE PREMIER

Discussion des principes servant d'assises à la Méthode électro-cinésique vasculaire de Ch. CHARDIN, I. Q.

CHAPITRE PREMIER

§ 1. La maladie dans le corps humain est une : « mauvaise circulation sanguine »

Jamais peut-être on n'a pris la peine de contrôler ce fait si simple et si logique.

Je l'ai fait dans le dictionnaire des « Termes techniques de Médecine » (M. Garnier et V. Delamarre). Je mets au défi de me démontrer un seul point en défaut.

Il faut, toutefois, ne pas perdre de vue que le corps humain est irrigué dans ses plus intimes parties, que :

1° Une irrégularité dans l'irrigation amène le trouble, la maladie ;

2° L'absence d'irrigation amène la mort totale ou partielle

Il faut encore se rappeler que le muscle lui-même, grand directeur de la vie, par son action sur la circulation du sang (muscles des vaisseaux), est irrigué par d'autres vaisseaux obéissant aux mêmes lois.

Il en est ainsi des nerfs ! Les os eux-mêmes sont soumis aux mêmes phénomènes. D'après ces principes, la médecine, on le remarque, soigne les effets, jamais la cause ; elle tâtonne et se meurt. Ma méthode prospère... quoique jusqu'alors elle se présentât sous une forme assez vague parce qu'elle s'attaque à la vie elle-même, à la cause et jamais à l'effet !

2. Le remède immédiat, direct, est un : « l'électricité ».

Il nous suffit d'envisager les observations de Galvani, phénomène providentiel complexe, qui doit bouleverser la médecine et dont Galvani lui-même n'a pas tiré la conséquence capitale.

« Galvani avait suspendu à un balcon, par la moelle épinière, au moyen d'un crochet de cuivre, une grenouille récemment tuée; il observa des contractions musculaires à chaque contact exercé contre le barreau de fer du balcon. »

Je retiens de cette observation l'extrême docilité du muscle et son affinité avec l'électricité.

Jamais Galvani ne songea à rapprocher cette manifestation sublime autant qu'inattendue, des grands phénomènes de la vie (c'était un physicien)! Et depuis lui, les générations des médecins électriciens ont répété machinalement l'expérience ou son histoire, sans voir plus loin que le fait.

Nous trouverons d'Arsonval dans la constatation des phénomènes naturels de la circulation (*voir p. 39*, c'est le savant!) nous le voyons conseillant et appliquant la haute fréquence et autres moyens excentriques. (C'est le physicien!)

L'air ambiant, Galvani, Béaunis, Mathias Duval, d'Arsonval (*voir p. 39*), l'économie humaine, etc., nous montrent l'électricité naturelle pacifique : le muscle de la grenouille lui-même ne manifeste que lorsqu'il touche le barreau, quoique l'un et l'autre soient chargés de courant. Tel l'orage qui ne gronde que lorsque les électricités atmosphériques en présence ont réuni les conditions voulues.

§ 3. L'électricité dans son action thérapeutique est une : l'Electricité sous la forme galvanique (courants continus) est seule normale

Mais la pantomime fut seule remarquée même de Galvani, et non pas le fait résultant du contact prolongé du fer et du muscle. Le premier phénomène démontrait un fait de saturation du muscle, il en est ainsi quand nous faisons (sans savoir pourquoi, peut-être pour nous rendre intéressants) du courant continu interrompu; le deuxième eût sans doute démontré, au moyen d'un « témoin », une prolongation de sensibilité chez ce muscle dont l'irrigation eût été facticement maintenue. Duchenne s'empara du phénomène tangible avec lequel il eut des guérisons, malheureusement pour la science, et il en fit sa méthode des « pantins » (qu'il me pardonne cette expression), qui fut la joie de ses contemporains, malades et professeurs, et est restée la raison de toutes les hésitations actuelles. Le spécialiste intervient avec l'électricité sans savoir pourquoi ; il émet encore aujourd'hui les mêmes naïvetés dans les surprises que lui donnent ses interventions, il voit le geste... il ne voit pas le principe! Duchenne l'aveugle.

Remak, servi par le hasard, aurait pu faire du second phénomène la base de sa méthode et l'expliquer aisément et il ne fit du courant continu que par opposition à Duchenne qui pratiquait l'induction.

Le corps humain est sans aucun doute une suite de petites usines électriques, dont les pôles varient à l'infini. Je n'admets pas, en effet, qu'il y

Explication du § 3

—

L'électricité physiologique est constante et continue; elle seule commande au muscle à fibres lisses, volontaire et indépendant, qui constitue les vaisseaux sanguins, et qui échappe, par sa nature même, à l'action de la volonté.

C'est, dans l'espèce et en réalité, une puissance surhumaine jusqu'alors négligée, sinon méconnue et que je fais obéissante et illimitée par ma méthode E.-C.V.(1) qui lui impose un courant extérieur constant et continu, sans heurt et sans réserves, qu'elle accueille dans les mêmes conditions que son congénère physiologique.

1. *Électro-Cinétique Vasculaire.*

ait un pôle + à la tête et l'autre — aux pieds, mais bien des quantités de pôles bouleversés suivant des lois qui nous échappent et formant des circuits multiples en dehors de nos observations.

C'est la conséquence de la théorie de la production des courants économiques résultant de la circulation et des glissements moléculaires des éléments vitaux.

§ 4. L'application de l'électricité à l'économie humaine est une : l'état général.

La forme galvanique du courant et son action continue sans choc ni sans variations sont donc absolument indiquées.

Le corps humain est en effet une vaste baignoire remplie d'un liquide organique de haute conductibilité par suite de sa composition spéciale : c'est un fait indiscutable.

Si l'affinité du courant pour le système musculaire est démontrée au § 2,

Si la cause de l'imperfection de l'économie (de la maladie), § 1, est admise,

Il reste à conclure que le courant que l'on veut introduire dans l'économie doit être appliqué aux extrémités du sujet et abandonné par l'opéra-

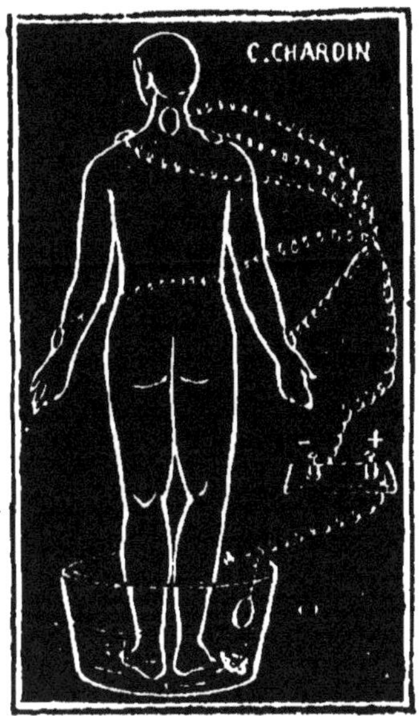

teur : tel le voyageur qui, dans un passage difficile, remet son salut dans la destinée de sa monture indemne de toute inspiration dangereuse !

Comment, en effet, prétendre diriger un courant dans un milieu où il se meut en maître absolu? (*Voir les figures qui suivent.*)

TABLEAU EXPLICATIF DU PRINCIPE CI-CONTRE

Le corps humain est une vaste baignoire.

Cette figure ci-contre représente une application à toutes les extrémités. C'est le traitement de « l'état général » par excellence. Nous procédions ainsi il y a 20 ans, sans savoir pourquoi, ce qui prouve une supériorité de l'intuition sur la science.

Dans la baignoire fig. 1665, le courant se manifeste entre les deux électrodes AB, sous forme d'ondes électrisées, cylindriques, rappelant comme diamètre celui des électrodes, les parties ambiantes considérées vers C D ne sont pas influencées. Ainsi de A et B, quand le courant est

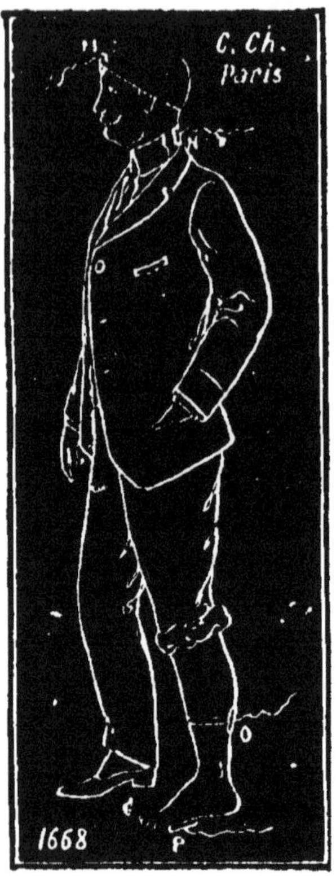

amené dans les électrodes C D. C'est facile à contrôler. On peut donc conclure à la marche du courant de secours dans l'économie dans ces mêmes conditions; on doit même remarquer que le tissu sous-jacent étant éminemment conducteur, le pôle s'épanouit dans toute la surface correspondant à l'électrode comme si, par exemple, une plaque métallique de dimension triple à la plaque A de la fig. 1665, venait s'appliquer sur cette plaque A; le volume d'eau électrisée serait alors en proportion de la plaque métallique, ce qui démontre bien que le courant M P de la fig. 1668, s'épanouit dans toute l'économie du sujet.

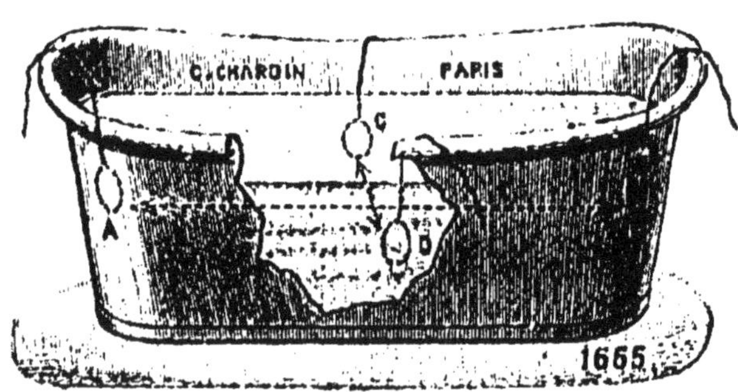

Fig. 1665. — Cette expérience que sans doute personne n'a faite (c'est le défaut de tous nos savants d'avoir foi dans leur imagination, dans leur plume et dans ceux qui les précèdent) est facile à réaliser, et elle est démonstrative au premier chef.

La figure 1668 fait voir l'application des principes de la baignoire au corps humain « vaste baignoire aux liquides économiques extra-conducteurs ». Si l'on veut soigner une entérite, ces situations AB MP sont rigoureusement logiques, puisque les pôles du courant doivent fatalement passer dans toute la baignoire comme dans tout le corps humain et traverser l'intestin.

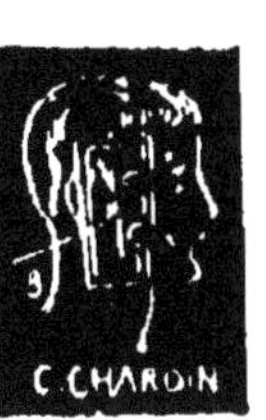

Fig. 973.

Je ne puis laisser passer ce chapitre si net, si concluant, sans parler de la manie de certains savants concernant les électrodes.

Pour moi, nous trouvons là en effet la plus belle démonstration de la naïveté ignare de nos maîtres.

Bergonié a imaginé les plaques ci-contre.

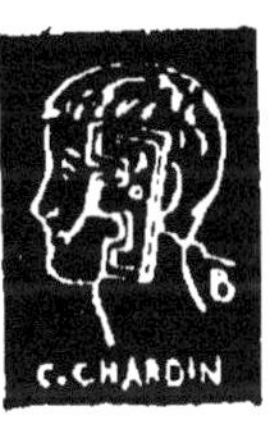

Fig. 164.

Le jour où cette ponte eut lieu, il y eut sans doute révolution en basse-cour des Sociétés savantes? Je n'étais pas prévenu. Cependant, je crois me rappeler que la presse locale constata un obscurcissement du soleil, les ténèbres envahissant, pour un instant la Faculté Bordelaise.

Nous recevons de nombreuses demandes de plaques de mesures déterminées au millimètre près et que l'on traduit par « centimètres carrés » mais alors cela devient tout à fait drôle. Le médecin est peu mathématicien et moi pas davantage, sans doute, car nous avons à ce sujet des discussions sans fin. Pour la plupart 20 centimètres carrés indiquent une plaque mesurant 20 centimètres de côté, grande en un mot, comme une plaque ventrière alors que la plaque doit avoir 0.04 de côté sur 0.05. De là des observations aigres-douces, qui nuisent aux bons rapports des intéressés, le médecin se montrant fort ennuyé d'avoir tort !

Une fois de plus je comprends que la science du savant professeur soit difficilement assimilable. Avant qu'un élève comprenne la différence énorme qu'il peut y avoir entre une électrode de cinq ou de vingt centimètres carrés et une électrode X... comme, profane sacrilège, je les emploie, il peut se passer des mois !

Messieurs, où en sommes-nous? Quel intérêt trouvez-vous donc à compliquer une chose aussi simple? Momentanément vos élèves vous exaltent... ils ne comprennent rien ! Mais quand ils comprendront. Il est vrai que je n'avance que fort doucement, mon action s'attaquant à des esprits perdus pour la logique et la simplicité des principes... munis du fameux pneu de votre collègue le Dr B... qui vous a si sévèrement mais si justement jugés !

Le ridicule tue, dit le proverbe, ce sera peut-être mon meilleur adjuvant.

5. La durée d'une application d'électricité est une : « illimitée ».

Nous avons trouvé, page 26, que la production du courant économique est une conséquence de la circulation et des échanges moléculaires de l'organisme.

Donc la production est constante et dure autant que la vie.

L'intervention extérieure doit, par conséquent, se rapprocher de cet état, pour venir au secours d'une faiblesse de la nature (anémie, atrophie, hypertrophie) ou pourvoir à son remplacement (hémiplégie, paralysie).

J'applique le courant sur moi-même 40 heures par semaine depuis cinq ans, pour mes essais divers. Le Dr Riory, qui suit mes principes, rend à la vie publique un comateux diabétique, après 48 heures consécutives d'électrisation. Tous mes malades font des applications de 6 à 10 heures par nuit (et ils sont légion).

Suggestion, disent quelques esprits

« incomplets »... Ces mêmes principes appliqués au cheval me donnent les mêmes résultats... Ils m'ont permis d'établir cet axiome : « que l'action du courant est proportionnelle à l'intelligence de l'individu. »

C'est la meilleure réponse à cette foule d'ignorants qui trouvent là le moyen de faire de l'esprit à bon marché !

Jamais l'économie n'a à souffrir de la production du courant naturel. En nous rapprochant de cette donnée, nous n'aurons donc rien à redouter.

§ 6. Le régime de l'application du courant est un : « Respect de la sensibilité ».

Par respect de la sensibilité, nous entendons voir réduire à leur minimum les phénomènes inéluctables du courant : excitation de l'épiderme, douleurs, sensations, phosphènes, quand un pôle est à la tête, et avec l'idée fixe de toujours diminuer plutôt qu'augmenter le courant : celui que nous introduirons sera toujours plus fort que le courant naturel, il manifeste en effet sur nos appareils galvanomètres ou autres instruments de contrôle, contrairement à ce dernier qui les laisse inertes. Ce minimum d'excitation est, on le comprend, bien facile à édifier : c'est du tâtonnement.

7. Observations diverses complémentaires ou démonstratives.

Le cœur est le plus docile des viscères au courant électrique parce qu'il est essentiellement musculaire : ainsi des vaisseaux sanguins. « Duchenne » trouva qu'il n'était pas accessible à l'électricité... c'est une grave erreur, qui rend encore aujourd'hui le médecin pusillanime et pouvait anéantir l'électricité, si elle n'était immortelle !

Le cerveau est un vassal du cœur. Plus qu'aucun autre organe la circulation sanguine l'intéresse... d'où l'emploi de l'électricité dans toutes ses affections, mais alors, contrairement à Duchenne, je pose en principe que le cerveau peut être influencé par des courants insignifiants : ses adeptes l'ont intéressé, il est vrai, mais avec les courants insensés du maître... Tous ont échoué dans leurs essais sur cet organe. C'est que tous procèdent du hasard et n'ont jamais vu qu'ils employaient des volts et des ampères sans compter, alors que 2 ou 3 quarantièmes de milli-ampères suffisent à son excitation. Je signale plusieurs cas où le quarantième de milli-ampère donne une excitation importante, le phosphène, par exemple, demeurant toujours sensible.

§ 8. De la polarité du courant.

L'exposé fait page 26 de l'économie au point de vue électrique démontre que la polarité (l'action différente des pôles du courant extérieur) ne présente aucun intérêt que celui de compliquer une chose simple... C'est une maladie chronique chez nos électriciens.

D'ailleurs, ceux qui l'exaltent sont des parjures qui emploient inconsidérément les courants à la mode auxquels ils abandonnent leur sujet : Haute fréquence, statique, etc.

CHAPITRE II

**Quelques principes démontrant la nécessité
de ma Méthode
électro-cinésique vasculaire.**

CHAPITRE II

§ 9. — La quantité, la tension du courant nfluent immédiatement *sur la sensibilité*, par l'inte édiaire des nerfs, sentinelles avancées du cerveau, h able tributaire du cœur.

Je trouve dans la *Physiologie* de Mathi Duval, 1897 :

« Les divers actes de nutrition des ner et des muscles produisent dans les nerfs des dégag ents de force qui se manifestent par des courants é ectriques « force électromotrice des nerfs ».

« Les propriétés des muscles et des ne sont de même ordre. »

Beaunis, d'autre part, a constaté que la v esse de propagation de l'électricité dans l'organism permet l'assimilation des fluides nerveux et électriq .

D'Arsonval apporte lui-même son tribut à c observations sensées.

Conséquences. — La nutrition des nerfs et des muscles a pour base absolue la circulation ; l'électricité aturelle est donc la conséquence immédiate de la vie onnée par le cœur; elle en est l'élément inéluctable.

L'observation de Beaunis vient à l'appui de ma pré-ention d'offrir un secours à l'électricité physiolo-ique avec l'électricité extérieure. Cela ne peut, d'ail-eurs, être mis en doute puisque les faits remplacent epuis longtemps dans la pratique électrothérapique es hypothèses aujourd'hui surannées.

Enfin, les travaux de ces chercheurs éminents dé-ontrent par leurs constatations diverses ce que j'ai oujours dit, à savoir : que la production et les com-inaisons des courants naturels donnent lieu à des hénomènes directs et réflexes tellement minimes ue l'électricité économique échappe aux indications e nos instruments vulgaires.

Qu'il est de toute logique d'intervenir dans ce ilieu par des courants extrêmement faibles.

Et, en effet, comment admettre l'assimilation de es deux puissances hétérogènes créées par les pra-iques actuelles?

N'est-il pas surprenant de trouver D'Arsonval à la tête e ces hautes fréquences (1), courants sinusoïdaux, ous courants de grande intensité ou de haute tension, uand il s'est convaincu lui-même par les études qui récèdent, de leur inutilité, que dis-je? de leur danger

1. On peut (déjà!) lire, dans la presse médicale, les résultats acts de la haute fréquence dans « l'artério-sclérose » : « Effets ou durables, trompant le malade pendant quinze jours, six se-aines, six mois au maximum.»
Le contraire, pour l'homme de bon sens, est inadmissible. Un omme sérieux eût hésité à tromper ainsi les malades..... Mais, ajourd'hui, où donc est-il l'homme intègre?... On n'a même plus respect du titre que l'on porte et dont on se pare !

si nous croyons Beaunis, et les conséquences que je tire de ses principes.

N'est-il pas regrettable de voir nos spécialistes ignorer ces premiers phénomènes classiques (on ne les retrouve, en effet, dans aucun d'eux), envisager follement des horizons trompeurs sans base, sans point d'appui, quand il était si facile d'expliquer tous les phénomènes électriques par l'enseignement même de ces maîtres? La vérité serait depuis longtemps connue, alors que l'obscurité devient, au contraire, de plus en plus complète et impénétrable.

Quelques exemples suffiront si l'on veut bien se rappeler les observations si judicieuses du Dr B...

« Tous les médecins sont fabriqués par le même mécanisme et... munis du même pneu. Cette uniformité — on en viendra bientôt à l'uniforme — nuit incroyablement à notre profession, etc... « Pour faire conclure que tous les médecins sont dans le même cas que ceux que je vais citer; il ne manque aux retardataires que la sincérité ou l'occasion d'avouer leur ignorance. »

Lettre n° 1259, du 26 février 1907. — *J'ai lu avec le plus vif intérêt votre Précis de 1905.*

Depuis longtemps déjà je manipule l'électricité, tantôt avec succès, souvent aussi avec des surprises fort ennuyeuses.

Je crois, comme vous, que nos erreurs sont liées à une connaissance imparfaite des rapports de l'organisme avec l'intensité du courant électrique. Nous avons peut-être trop admiré ces meubles de cabinet fantaisiste qui impressionnent toujours le malade par les yeux, et nous oublions trop que activité cellulaire s'accommode mal de ces vibrations que ous lui faisons subir La nature ne fait pas de ces sauts. ous l'oublions trop.

Dr E... à B. (Aude).

Lettre 1510, du 10 mars 1907. — *J'ai lu votre catalogue ui m'a ouvert de nouveaux horizons.*

Dr R., à N.

Lettre 22.102, du 22 décembre 1906. — *Merci pour votre atalogue. Je vous avoue qu'il m'a énormément intéressé. 'électricité médicale qui m'avait paru jusqu'alors obscure compliquée me semble maintenant claire et surtout pratique.*

Dr J. R., à R.

Une appréciation de malade.

Lettre nº 2900, du 13 mai 1907. — *J'ai trouvé ma aladie dans votre* Précis *: (Prosopalgie), je suis certain de e guérir par votre méthode, car je trouve déjà une grande mélioration, ce que les docteurs n'avaient pu faire depuis eux ans. Je suis même allé exprès à Montpellier, pour onsulter les* grands maîtres.

Il m'a fallu m'en retourner comme je suis parti; mon orte-monnaie seul était soulagé. Ah! que vous avez raison e traiter tous ces augures d'ignorants, car, avec votre récis, *que je lis et relis constamment, il me semble que je e soignerai bien mieux que tous ces soi-disant savants.*

P. G..., à Oran (Algérie).

Il n'est donc vraiment de pires sourds que ceux qui e veulent pas entendre!

CHAPITRE III

L'électricité agent mécanique.

OCCLUSION INTESTINALE, INVAGINATION, DILATATION GALVANIQUE DES CANAUX.

CHAPITRE III

L'Électricité agent mécanique.

§ 10. — **Intestin** : *occlusion, invagination*. — L'électricité peut encore intervenir comme puissance mécanique sur certains organes internes (l'intestin, par exemple), pour le contracter et le dilater de façon à dégager l'obstacle (occlusion intestinale classique par bouchon accidentel de matière), ou, dans l'invagination, à faire glisser par élongation galvanique de l'intestin les parties enchâssées du conduit, ainsi qu'un doigt de gant replié sur lui-même aux extrémités duquel on agit.

Le premier cas est un succès assuré ; dans le second cas, plus problématique, il faut multiplier l'expérience jusqu'à extinction de patience si le hasard est contraire, et soutenir son courage par la foi dans le principe.

Le courant continu à haute tension et grande quantité, avec interruptions très lentes ou renversements du courant, peut seul donner un résultat, parce que ous sommes en présence de muscles à fibres lisses, e contexture particulière et paresseux par destiée (1).

Dilatation galvanique des canaux. — Je répéterai dessein qu'avec un principe exact toutes les quesons trouvent une solution logique immédiate.

Qu'est-ce, en effet, qu'un tissu cicatriciel ou morride quelconque? Un tissu dans lequel des vaisseaux anguins sont sectionnés ou mortifiés, ou atrophiés, e façon à priver ce point de l'irrigation normale.

L'électricité vient donc, par son principe établi au 1er, *page 23*, modifier ces points en modifiant les aisseaux capillaires des vaisseaux principaux et ces aisseaux eux-mêmes par une fatalité inéluctable, et eur rendre leurs propriétés primitives.

Le principe est, je crois, sans réplique; notre pratique journalière en est une confirmation immédiate, t, d'ailleurs les Newmann, les Gilles, tous les gens, n un mot, observateurs et désintéressés, l'ont admis ans pouvoir l'expliquer de façon sinon compréhensible u moins stable, chacun d'eux trouvant, protégés u'ils se sentent tous par les fausses doctrines dont s ont été nourris, des raisons à l'infini pour se créer ne priorité et pour s'en faire une auréole.

La *lettre n° 2322, que je publie page 10*, est assez ntéressante à cet égard.

Quand Mallez et Jardin eurent l'idée de faire l'électrolyse de l'urètre dans le rétrécissement, idée dont

1. Pour tous détails opératoires, se procurer mon *Précis* 3351, 0 pages, 201 figures, 3 francs et 2 fr. 25.

Fort s'est depuis, sans vergogne, approprié la paternité, le hasard leur fit concevoir une lame parce que, dans leur esprit, (je les ai beaucoup connus), ils devaient décomposer les tissus du canal, et former un petit canal accidentel dans le premier, principe, du reste, suivi par Fort pour sa plus grande confusion (1).

Toutefois, je ne serais pas éloigné de voir dans leur dispositif un dilatateur plus approprié à la composition organique du canal que l'olive sa rivale : ce n'est d'ailleurs qu'une simple observation qu'il ne m'appartient pas de traiter à fond.

Jamais, pour la simple raison de l'impression morale sur le malade — considération importante entre toutes — je n'emploie la lame de Mallez, l'olive me donnant constamment les résultats les plus parfaits.

J'utilise entre 2 et 30 quarantièmes de milli-ampère, et je réussis en deux séances là où plusieurs spécialistes (*voir la lettre, page 10*) ont échoué et déclaré le cas fort grave.

L'instrument dilatateur peut donc avoir une importance mécanique quelconque : il doit surtout présenter un intérêt électrique, un intérêt de surface active, c'est la raison qui m'a guidé dans la réalisation de mes olives « obus » que j'impose le plus généralement aux malades dont le trajet urétral a été exploré et reconnu de parfaite continuité.

1. Je m'étonne par ailleurs de ces opérateurs qui pratiquent pendant trente ans un procédé sans pouvoir l'expliquer. Jamais, en effet, je n'ai vu une explication plausible de l'électrolyse de l'urètre, et toutes les histoires sans fin racontées à ce sujet, surtout par Fort, prolixe entre tous, ont juste la valeur de propos de prospectus. « Vous êtes orfèvre, monsieur Josse ! »

Il est vraiment hilarant de voir des spécialistes, des Bergonié, des Fort, des Albaran, etc. etc., présenter des électrolyseurs nouveaux, à deux lames parce que les anciens n'en ont qu'une, ou à trois lames — et pourquoi n'irait-on pas jusqu'à dix? — parce que le collègue en met deux, étant donnée l'ignorance où ils sont totalement du principe de cette action électrique ; et il n'est pas moins hilarant de se figurer le « médecin », cet homme de science tout fier de ses diplômes, se précipitant sur ces inventions géniales, pensant sans doute trouver dans l'ambiance de l'instrument le souffle inspirateur qui promet des merveilles!... Telles sont les histoires de Leduc (le zinc) qui existe dans mes vieux catalogues et sur lequel se jettent de braves praticiens sans se rendre compte que la lanterne bien fourbie de l'illustre professeur les éblouit par ses sauts et soubresauts désordonnés, mais non par le rayonnement de la « chandelle », oubliée par le maître à l'instar du fameux gars, de légendaire mémoire.

Il me reste à insister sur les tissus « sectionnés » dont je parle dans mon exposé. J'ai expliqué au mot lésion (*Précis 3351*) que lorsque la lésion sort de sa définition classique : « Modification anatomique qui frappe un organe au cours d'une maladie » (Larive) et qu'elle devient une section avec solution de continuité des tissus, l'électricité ne peut plus avoir d'influence.

En un mot, autant je m'insurge contre la médecine qui s'incline et se rend à merci devant une « lésion », autant je me révolte contre l'électricien (j'en ai plusieurs exemples) qui croit pouvoir affirmer la remise en état de parties visiblement indépendantes. C'est, hélas! la conséquence de cette ignorance générale qui se dissimule sous des dehors suggestifs : les grandes machines et les grands effets.

« *Je crois, comme vous, me dit le D' E... (lettre* « *n° 1259, page 41), je crois comme vous que nos* « *erreurs sont liées à une connaissance imparfaite* « *des rapports de l'organisme avec l'intensité du cou-* « *rant électrique.*

« *Nous avons peut-être trop admiré ces meubles* « *de cabinet fantaisiste, etc., etc.* »

Hélas! voilà toute la moralité que l'on peut tirer des constatations actuelles!

Les observations qui s'appliquent au canal de l'urètre s'appliquent à tous les canaux.

Je lisais dernièrement dans une thèse de Bordeaux des observations sur le canal lacrymal avec points d'appui sur les principes émis par les « éminents » professeurs. (*Lire l'Étude « Électrisation des canaux », page 2.*)

Toutes ces observations sont fausses. L'heure n'est pas éloignée où, débarrassé des soucis multiples d'une carrière bien encombrée, je pourrai me donner à l'analyse de tous ces travaux : ce sera une récréation presque inépuisable.

Une seule remarque :

La multiplicité des appareils et des pseudo-théories qui les accompagnent constitueront certainement l'un de mes principaux arguments.

APPLICATION DU COURANT

L'état général doit être toujours intéressé.

D'après le principe *page 28*, le courant parcourt toute l'économie avec une destination fatale et inéluctable. En appliquant un pôle au front et l'autre au

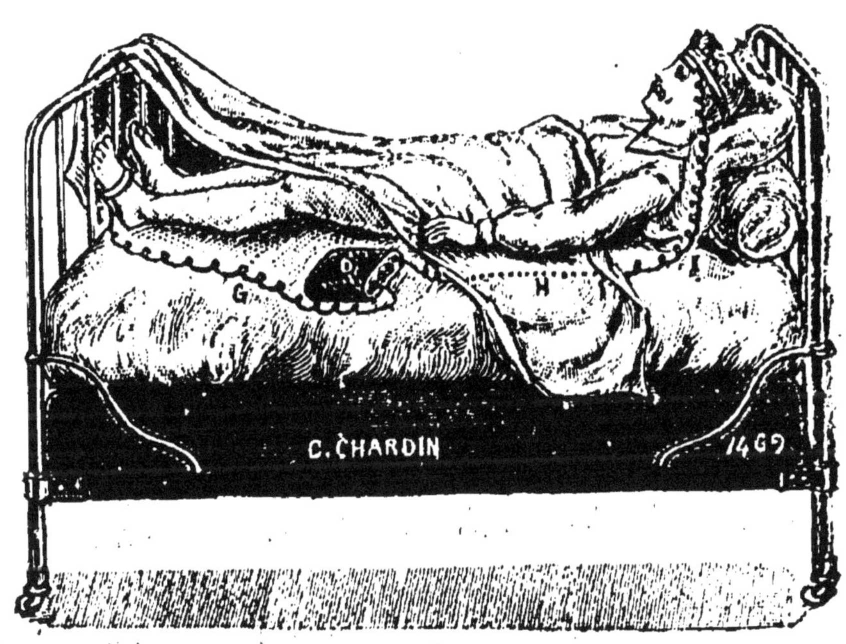

Légende ; D, pile sèche (durée de plus de 2,000 heures de service actif); E, électrode tenue par une ceinture de caoutchouc; F, la même; G H, rhéophores.

pied, tout l'organisme et les points malades sont donc intéressés.

Avec la nouvelle combinaison présentée par la *figure 1453*, l'économie générale est intéressée et la partie malade en même temps; c'est une concession au sujet qui comprend difficilement qu'ayant mal au ventre, on lui électrise la tête.

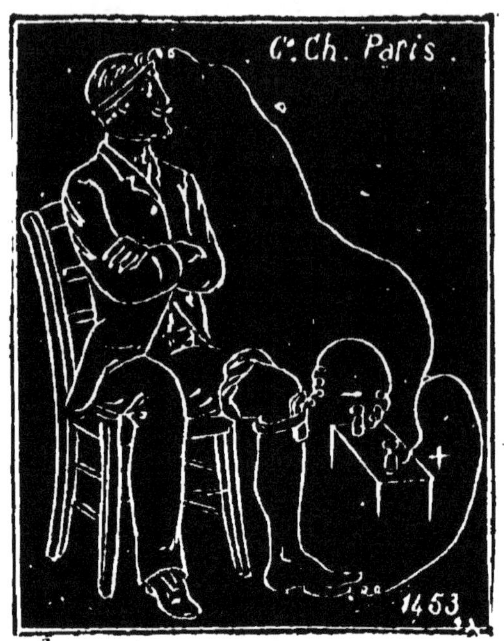

La figure suppose une affection du genou.
Le courant se reconstitue au point malade et l'état général reste intéressé.

Ces électrodes sont constituées par trois plaques de dimensions variables pour la commodité du sujet.

Nous pouvons encore dire dans ce cas : *Une seule* série de *rhéophores* et d'*électrodes* suffit pour toutes les interventions.

J'entends l'objection au contrôle des courants faibles employés : que l'on veuille bien retenir que la plaque E de la *fig. 1469* constitue un contrôle des plus simples : le phosphène (*action lumineuse*) existant toujours (*voir page 33*).

CHAPITRE IV

Les appareils.

LES MÉTHODES DIVERSES.
APPRÉCIATIONS CRITIQUES DES MÉTHODES CONTEMPORAINES.

CHAPITRE IV

---

§ 11. — Le corps humain est essentiellement complaisant et élastique (1) dans ses qualités d'absorption et de répartition, d'où les grandes extravagances possibles du monde guérisseur; l'hydrothérapie, le Nieppisme, la plagothérapie, le bain dans la fièvre typhoïde, que sais-je encore? sont des fantaisies, des folies dangereuses inadmissibles, quand on prend la peine de réfléchir un peu.

Les poisons soutiennent les uns, renversent les autres, mutilent les organes de tous et ne tuent personne, quoique la falsification du produit vienne souvent s'ajouter aux incertitudes du médecin.

On peut donc, sans paraître inopportun, admettre cette même complaisance du corps humain pour l'électricité, si parfaitement bienfaitrice de l'économie

1. Quand on songe que nos maîtres font porter leur science sur le contrôle du thermomètre et qu'un jour néfaste dévoila « qu'aucun ou à peu près, n'était exact!... » C'est concluant!!

umaine, et alors, quelles que soient les extravaances des dispensateurs de ce fluide, les accidents e sont jamais à craindre.

Il est nécessaire d'ajouter que l'électricité reste une ans son essence originelle. Les Allemands et Leduc choueront dans la falsification de ses effets (1).

Le simple raisonnement, la compréhension de l'état lectrique naturel du corps humain font juger de a délicatesse des secours extérieurs (*voir page 75*). ourquoi les exagère-t-on?

Je considère avant tout le courant continu. Je croiais offenser mon lecteur en disant pourquoi, d'après e qui précède. (*Voir page 25.*)

En fait, les physiciens se sont imposés aux médecins i rebelles aux idées électriques, quand ils ont pu apprécier leur ignorance complète de l'agent. D'autre art, le physicien, surpris de trouver tant de complaiance dans le sujet, se laisse aller à toutes ses fanaisies de laboratoire; le sujet fait « galerie »; ses urprises, ses angoisses amusent l'opérateur...., c'est peine si un résultat malheureux jette un peu d'ombre lans ce milieu négatif et récréatif (2).

L'électricité donne, malgré tout, des guérisons (3), lors tout est méconnu; science, prudence, logique,

1. Par des applications qu'ils donnent comme nouvelles, alors u'elles sont depuis longtemps connues... et jugées.

2. Les séances des hôpitaux sont bien les choses les plus comiques u'il soit donné de voir... n'étaient les hurlements des maades!....

3. Certaine catégorie d'industriels, la Médecine nouvelle et autres e même acabit, ne désirent rien moins que de ne pas guérir leurs malades qui forment ainsi un capital certain... Hélas! l'électricité st sans pitié..., les malades guérissent quand même!

les appareils se multiplient et se présentent en surenchérissant sur les prétentions précédentes. C'est une course folle vers un but qui s'éloigne d'autant plus que les principes sont de plus en plus oubliés.

Aussi, à ce jour, les applications de l'électricité se font-elles plus rares en général, au lieu de se propager comme remède universel ; les monopoles se créent, le médecin abandonne l'agent qu'il considérait cependant par intuition. C'est que les instincts humains se révèlent : le maximum d'effet s'impose aux interventions les plus simples, le besoin de faire gémir, crier et même hurler le sujet s'infiltre dans l'esprit de l'opérateur. Il pense aussi à couvrir son ignorance théorique et à faire croire à une science supérieure. Qui donc oserait, en effet, imposer de telles tortures à une créature humaine, s'il n'était ou ne se croyait être lui-même la science infuse? Je connais des sociétés entières qui ont une peur extraordinaire de l'électricité, après avoir subi quelques traitements chez des spécialistes.

Il ne faut pas que l'électricité soit abandonnée dans ce cloaque, et je soutiendrai la lutte jusqu'à la ruine et la mort : J'ai démontré que le courant devait être faible, insensible même ; j'ai réalisé des succès dont personne ne peut se faire une idée. — Je lutterai jusqu'au bout et de toutes mes forces contre les énergumènes de l'électricité. Tout les condamne d'ailleurs !

J'ai tout lieu d'espérer que ce petit exposé mettra les choses bien au point ; en laissant à tout le monde sa liberté d'action, en séparant définitivement les éléments scientifiques des autres et en faisant bien comprendre le rôle exact de l'électricité, il amènera l'univers à la considérer comme la reine de la médecine, ainsi qu'elle est, depuis longtemps, la reine du monde industriel et scientifique !

Le 5 août 1907. — *M. B... vient me rendre visite pour un ami (artério-sclérose). Il me rappelle son état déplorable de santé* (1), *il y a deux ans et demi... condamné pour cette même affection, sans espoir de guérison. Il arrive de Normandie ; il a passé quatre nuits en chemin de fer, s'est promené à Saint-Malo, Granville, le Havre, etc., et a tout vu. Arrivé à la gare Saint-Lazare de grand matin et avant la mise en marche du tramway de Montrouge, quartier qu'il habite, il prend bravement sa malle et rejoint à pied son domicile.*

1. Il est presque impossible, je l'ai déjà démontré, de guérir le médecin des influences de l'École. Un Docteur apôtre était intervenu avec mon système mitigé : le résultat était nul. Il n'est apparu qu'avec mon entrée en scène. Le raisonnement, l'évidence demeurent impuissants devant le « pneu ». Le Docteur a fait des choses remarquables par mon système ; mais il se plaira toujours, grand enfant, à faire remarquer les énormes étincelles de ses machines, l'usine électrique qu'il commande. « A quoi cela sert-il ? me dit un malade. A nous tuer plus vite ?... » Ce malade n'a pas tort.

CHAPITRE V

Observations diverses

ESTINÉES A FACILITER LE RAPPROCHEMENT DES MALADIES
DU CORPS HUMAIN
DE MA MÉTHODE ÉLECTRO-CINÉSIQUE VASCULAIRE

CHAPITRE V

§ 12. L'électricité peut être employée en tous temps. — Elle est d'une innocuité absolue par l'affinité naturelle des éléments en présence.

Je ne crois pas que l'on puisse donner de preuve plus tangible que celle que nous offre « l'électrolyse ».

Un mot superbe ! Mais quoi, examinons un peu.

En effet, j'ai démontré — et personne ne répond, preuve évidente que mes arguments sont topiques — j'ai démontré, dis-je, que les Fort, les Albaran, qui pratiquent depuis des années *l'électrolyse* des canaux et de l'urètre en particulier ; les Foveau, les Bergonié, les Gautier, qui écrivent sur la question, ne savaient pas, les uns, ce qu'ils faisaient, les autres ce qu'ils écrivaient. J'ai insisté toutefois particulièrement sur la mentalité des premiers qui ont pour eux l'évidence, pouvant juger en connaissance de cause des résultats de leurs opérations ; les seconds n'étant pour moi que des compilateurs sans mérite particulier et sans conséquence, directeurs de périodiques visant à l'effet ou simples littérateurs à façon confectionnant de la copie pseudo-scientifique pour les besoins de la cause.

J'ai démontré et serai toujours prêt à démontrer — un enfant, du reste, le comprendrait sans le moindre effort — que ces savants ou soi-disant tels non-seulement ne font pas ce qu'ils disent, mais encore qu'ils ne peuvent pas le faire, par la bonne raison que dans le cas particulièrement visé « l'électrolyse » n'existe pas. Mais c'est alors qu'intervient la destinée merveilleuse de l'électricité, couvrant les âneries dont sont capables les cerveaux hypnotisés de ces « illustres maîtres ! » Car ce sont des maîtres ! Et si tous ces « maîtres » faisaient — ce qu'à Dieu ne plaise ! — ce qu'ils croient faire, ce qu'ils s'imaginent capables de faire, ce qu'ils racontent et dont ils se vantent avec une loquacité intéressée et sans pitié, aucun malade n'y résisterait, non, certes, aucun, à moins d'un miracle. Mais quoi ! l'électricité est là, qui pare à tout et répare tout ! l'électricité qui, par son affinité harmonique avec l'économie, produit elle-même l'élément sauveur ! *(Voir page 2, « Étude sur l'électrolyse ».)*

Je n'envisage pas, bien entendu, les petits accidents extérieurs : les escarres, dues à des maladresses ou à une incapacité vraiment décevantes. Ce sont les taquineries inhérentes à tout grand principe, et comme de petites boutades, de petites récréations dans la tâche âpre et monotone qu'il a entreprise envers l'humanité, pour la contraindre à la compréhension de ses intérêts.

C'est peut-être encore une manifestation à joindre à celles que j'observe.

L'humanité comprendra-t-elle enfin? Finira-t-elle par comprendre?

L'électricité devrait être employée dans la vie utérine; « c'est le chien de garde de l'organisme ».

Dans cette même vie, chez des procréateurs âgés que guette « l'enfant de vieux », chez les femmes âgées, l'irrigation n'est plus en rapport avec les exigences de la nature, impitoyable et illogique par extraordinaire dans ses délais d'incubation. Venez au secours des deux. C'est du bon sens.

Plus de monstres, plus d'accidents, tumeurs, cancers, lésions redoutables dans l'avenir.

Quand on songe aux conseils enfantins et fantaisistes que l'on donne à la mère pendant la gestation, c'est à croire que le bon sens a quitté le monde.

Or, nous sommes en présence, à la vérité, d'un fait qui intéresse au plus haut point la circulation; par conséquent, dans un cas où l'électricité s'impose, c'est mieux que des paroles!!

Dans les proportions indiquées *au* § *F.*, *p. 16*, l'électricité ne présente aucun caractère inquiétant; elle trouve toujours son emploi dans une économie qui ne peut jamais être parfaite.

Chez l'enfant, le courant électrique « hygiénique » éviterait les plus graves accidents. Ceci n'est pas douteux, j'ai fait à cet égard des miracles!

APPLICATION DE MES PRINCIPES

§ 13. Tout accident dans l'économie est un traumatisme; les fers dans l'accouchement; une inoculation, une intoxication peut être sans effet morbide consécutif par l'intervention de l'électricité. Elle peut encore agir avec les rares médicaments qui présentent une action nette, précise : iodure, dermopathol, phosphopînal, etc.

L'électricité, en effet, n'a pas d'autre but que de maintenir la perfection d'un état déterminé, le sujet taré trouvera dans l'agent le même secours que le sujet sain, toutes proportions gardées. L'électricité pourra même, avec l'aide de quelques médicaments spécifiques bien rares, il est vrai, dont dispose la *pharmacie*, reconquérir un état presque parfait; elle veillera en effet aux dégradations par le médicament, à l'anémie, par exemple, qui souvent découle de son emploi.

Avec le Dermopathol, spécifique « glorieux », suivant l'expression d'un maître de l'hôpital de Saint-Louis, elle bonifie, dans le lupus, l'économie généralement mauvaise, pendant que le remède supprime les manifestations extérieures.

Avec le Fosfoxyl elle sert de tuteur, d'échafaudage au succès immédiat et lutte avec lui pour son acceptation définitive par l'économie du sujet.

Dans le traitement de la lèpre à la léproserie de Koyama, nous avons ainsi donné en quelques mois des guérisons, quand jamais on ne connut, dit le missionnaire-directeur, « aucune amélioration. »

L'électricité ne craint pas de déchoir de ses grandioses destinées par ces contacts divers. Comme tous les grands principes, elle supporte la collaboration sachant bien qu'elle se retrouvera, au sortir de l'épreuve, plus belle et plus absolue que jamais.

APPLICATION DE MES PRINCIPES

§ 14. L'organisme en travail appelle l'électricité ; travail intellectuel, travail physique, etc.

En effet, le travail quel qu'il soit n'entraîne-t-il pas l'hypertrophie ou l'atrophie à bref délai; la modification, en un mot, de l'irrigation normale des organes mis en jeu?

Si l'on voulait être logique et intervenir à la moindre fatigue sinon la prévenir, ce qui est la marque suprême d'une intelligence pratique, la production intellectuelle de chaque individu pourrait être augmentée dans une proportion fabuleuse.

L'écrivain, le musicien (j'en ai eu plusieurs exemples), feraient des merveilles.

Le professeur, avant son cours, l'avocat, avant sa plaidoirie, donneraient à leur esprit une activité extraordinaire.

L'élève, dans ses travaux ingrats qui conduisent au

plusieurs exemples de jeunes filles exténuées, dégoûtées du travail et même de leur perspective, ramenées par quelques applications à leurs anciennes espérances.

Après un travail musculaire, courses, exercices violents, etc., dans toutes les circonstances, en un mot, où le massage et la friction sont employés par routine, l'électricité pourra jouer un rôle prépondérant. Elle permettra de supprimer les manœuvres ordinaires, si longues et si fatigantes pour les intéressés.

La supériorité est alors flagrante quand on veut l'utiliser comme agent réparateur et préparateur des muscles.

Une application du courant avant le travail peut donner aux muscles une souplesse et une énergie des plus salutaires.

Le professeur G..., de l'Opéra, dont j'ai étudié les desiderata, électrise les cordes vocales avant et après la leçon : les résultats sont remarquables après une certaine pratique. En effet, raisonnons un peu : Si l'on imposait à un chanteur, au début, ce qu'il peut chanter après deux ou trois années d'entraînement, comme quantité de sons s'entend, il ne pourrait le donner ; il y a donc fatigue constante de l'organe pendant son entraînement, d'où nécessité de faire intervenir l'électricité pendant toute la période d'études, comme plus tard. C'est de la logique, qui deviendra ainsi de la sagesse. Les principaux acteurs de Paris possèdent mes appareils, et M. Gailhard me fit plusieurs visites intéressées pour ses principaux sujets.

En un mot, les anciennes coutumes avaient du bon, c'est évident, mais elles ne doivent plus subsister avec l'électricité. Elles constituent des méthodes incomplètes parce qu'elles ne sont que superficielles, lors que l'électricité pénètre les téguments, calme ou fortifie les mille vaisseaux petits ou grands qui les irriguent, vient, en un mot, — car nous ne pouvons avoir qu'une conclusion — vient, dis-je, au secours de la nature surmenée ou en détresse par un travail exceptionnel.

La supériorité de l'électricité ne peut donc être discutée. C'est un fait maintenant établi en dépit des sceptiques et des réfractaires qu'elle rencontre encore. Si les anciens avaient connu l'électricité, — plus pratiques que nous, ils n'auraient pas hésité un instant à l'appliquer d'une façon exclusive. Et c'eût été un rite, — un rite religieux et bienfaiteur par excellence.

Dans les actes les plus terre à terre de la vie, pendant, après les repas, quand les organes d'assimilation et d'élimination sont paresseux et rebelles, l'électricité est indiquée.

Pendant les époques chez la femme, l'électricité est d'un secours tel que son application m'a fait souvent entendre ces confidences : « Non seulement je me trouve bien pour ma maladie, mais mes époques sont venues et disparues sans souffrance alors que d'ordinaire je suis très malade ! »

En un mot, toujours notre même prétention : Venir au secours des organes en travail !

L'électricité, nous l'avons expliqué, n'est-elle pas l'agent protecteur et préservateur par excellence?

ment disparaître du monde en général cette déplorable croyance qui consiste à éloigner l'électricité comme on le fait d'un vulgaire médicament, dans les moments difficiles ou critiques de la vie, (les époques, par exemple.)

J'insiste donc près du lecteur pour qu'il s'assimile cette vérité « que l'électricité n'a pas d'autre rôle que celui de secours à la nature et que, quoi qu'il arrive, en l'appliquant d'après mes principes, elle ne peut jamais présenter aucun inconvénient!

Qu'il se rappelle encore que toutes les affirmations contraires sont de gens ignorants, intéressés ou de mauvaise foi!

Pendant les épidémies, la grippe par exemple, les applications de l'électricité sont particulièrement indiquées.

Qu'est-ce, en effet, que ces affections épidémiques, sinon la congestion d'un point, d'un organe plus ou moins délicat, ou bien encore l'empoisonnement relatif de tout ou partie de l'organisme?

Qu'est-ce qu'une congestion? Un effet morbide, un défaut de circulation... Alors?

Nous retombons donc toujours dans notre principe général : « Toutes les maladies du corps humain se résument en un vice de la circulation sanguine. »

(*Voir le § 22, page 86, relatif au microbe.*)

L'école vient vous dire, d'après Duchenne : la contraction d'un muscle est en proportion de son état physiologique.

Le muscle en dégénérescence se contracte de moins

en moins, jusqu'à rester inerte sous l'influence d'un courant quelconque.

Je dis : Le muscle qui se contracte est un muscle mauvais conducteur, *parce qu'il* est saturé d'électricité, et qu'il manifeste suivant une loi naturelle que nous retrouvons dans toutes les applications du courant électrique.

Le muscle qui ne se contracte plus est un muscle privé d'électricité dont la conductibilité est nécessairement meilleure et dans lequel le courant passe sans aucune résistance, donc sans aucune manifestation.

Ainsi, dans un conducteur de un centimètre de section, si l'on fait passer un courant de vingt ampères, aucune manifestation ne sera remarquée ; si dans un point de ce trajet on place, sur une longueur de quelques centimètres seulement, un conducteur de un millimètre de section, ce conducteur rougira et se réduira... Il est mauvais conducteur, relativement au premier ; il manifeste... C'est la loi fatale.

En apparence, ces deux interprétations paraissent conduire au même résultat. Ne nous y trompons pas !

L'école officielle en est à ce point d'imposer au muscle, par ses procédés, un travail anormal, des mouvements violents, exagérés, que ses propriétés physiques altérées ne lui permettent plus. C'est l'homme tombant d'inanition que l'on fait courir sous prétexte de faire agir ses muscles anémiés !

C'est illogique, c'est contre tout bon sens, mais Duchenne faisait ainsi ; longtemps il s'en amusa... et il y a toujours des enfants !

On peut expliquer ainsi les craintes, et les appréhensions de Duchenne : il redoute des contractures; il avoue des accidents, mais jamais, ô fatal orgueil! jamais il ne lui vint à l'esprit qu'il en était la cause directe.

Sévère observateur de mes principes, je dis : Fortifiez le muscle, donnez-lui du courant jusqu'à ce qu'il vous dise à sa façon qu'il est saturé; et comme sa destinée est de se mouvoir quand il est dans son état normal, laissez-le faire... Point il n'aura besoin de votre concours!

C'est ce qui m'a fait écrire : « Tout intermédiaire, dans une application, fût-il Charcot ou Chardin, est le pire ennemi du courant électrique. »

D'ailleurs, messieurs, permettez-moi d'en appeler, encore une fois, au bon sens. Suivez-vous vos drogues dans les voies diverses que vous leur faites parcourir? Vous les abandonnez au malade; faites donc de même pour l'électricité! Il ne doit pas y avoir deux poids et deux mesures... Le malade?.. mais il a l'instruction de l'appareil, comme il a, dans l'autre cas, l'étiquette du flacon.

Vous vous révoltez, messieurs les électriciens, majestueux cicérones du courant électrique, (du moins vous le croyez!) Mais que faites-vous donc quand vous abandonnez vos sujets dans vos cages, sur vos tabourets statiques? N'êtes-vous pas dans l'inconnu le plus absolu? N'êtes-vous pas illogiques avec vous-mêmes? N'êtes-vous pas imprudents, criminels même... sauf garantie du parchemin?

APPLICATION DE MES PRINCIPES

§ 15. L'électricité inutile peut-elle présenter des inconvénients dans l'économie ?

Non!!...

Il est toutefois entendu que nous restons dans les limites des principes émis précédemment, dont le bon sens est la base (*Voir* § *6, page 33*), car je n'entends pas répondre des fous déjà signalés à l'attention publique.

Dans les conditions de ma méthode :

1° Il est impossible de concevoir un état physiologique assez parfait pour ne pas présenter quelque partie apte à recevoir le courant ;

2° Supposerait-on un état électrique parfaitement homogène de l'économie que le courant intempestif trouverait un échappement dans l'air ambiant toujours conducteur.

Voilà donc encore une situation particulièrement remarquable et qui permet de présenter l'électricité comme le premier médicament à intervenir parce que toujours inoffensif.

Enfin, il faut bien se pénétrer de cette idée que je donne un principe général d'application et que la situation des électrodes peut être modifiée à volonté, sans aucun inconvenient. J'ai vu des névralgies rebelles au traitement général, céder à un traitement régional : front et cou, par exemple. Le praticien ne doit donc s'en tenir rigoureusement qu'au principe, qu'il respectera toujours dans toute sa rigueur ; l'économie humaine cache encore bien des mystères !

APPLICATION DE MES PRINCIPES

§ 16. La présence dans l'organisme d'un produit anormal ou l'absence d'un produit normal, sont la preuve d'une mauvaise irrigation des organes en jeu et appellent l'électricité Ainsi des traumatismes qui condamnent le sujet à une situation anormale, séjour prolongé dans le lit, dans une gouttière.

Le produit anormal, le diabète, l'albumine, etc., l'absence des principes qui constituent un produit physiologique, soit dans le sang, soit dans les urines, sont une preuve évidente d'un mauvais fonctionnement d'un ou plusieurs organes.

On ne peut mettre en doute que ce mauvais fonctionnement ne soit engendré par une mauvaise irrigation, cela découle du § 1. Le secours de l'électricité est donc tout indiqué. L'expérience, d'ailleurs, parle pour mes principes. Il en est ainsi des exagérations d'un effet naturel, flatulences de l'estomac, leuchorrée, sudations trop abondantes.

Dans la « résolution » l'électricité avancera le terme dans une proportion considérable, *voir* § *21*. L'expérience parle dans ce sens avec la pratique médicale.

On peut encore placer ici l'intoxication physiologique ou accidentelle, l'électricité pouvant accepter la lutte avec ces modificateurs de l'économie, modérer et même anéantir leur action néfaste, *voir* § *18*.

Le rachitisme n'est-il pas ici également à sa place? On le considère volontiers comme incurable, pourquoi? parce que l'on n'a jamais fait le nécessaire pour le vaincre. Pourquoi, dans un autre ordre d'idées, prétend-on également incurables le lupus, le cancer, etc.

Dans les accidents en apparence insignifiants : clous, furoncles, anthrax, si le médecin présentait un peu de réflexion, il ne devrait jamais intervenir autrement que par l'électricité !

Pourquoi, à un certain âge surtout, vers le déclin de la vie, l'intervention du bistouri amène-t-elle si souvent la mort? C'est parce que l'organisme ne peut supporter cette suppression brutale d'un effet circulatoire qui s'est produit graduellement.

La médecine, dans son orgueil insensé, a jugé que cette manifestation de l'économie devait être supprimée sans savoir pourquoi elle s'est produite, sans se demander s'il n'y aurait pas, par hasard, intérêt à conserver cet exutoire naturel, et enfin vient compliquer un état mauvais par les complications multiples du bistouri. Elle vient faire une plaie d'un cratère que la nature n'a pas fait petit sans intention. Qu'adviendrait-il si l'homme faisait au volcan la même opération !... Elle prétend que « le mauvais sang » s'échappe ainsi de l'économie !... Propos de vieille rebouteuse ou de public ignare que la médecine ne devrait pas oser répéter !

APPLICATION DE MES PRINCIPES

§ 17. Seule l'électricité est un médicament préventif et définitif. Elle doit être appelée dans toutes les périodes d'hésitation, d'incubation.

t-elle pas le principe vital? N'agit-elle pas d'une façon indiscutable sur la circulation? (*Voir* § *1*.)

D'où viennent tous les malaises, les périodes mal définies d'un état en observation, si ce n'est d'une circulation sanguine imparfaite?

Dans les périodes d'incubation, dans la fièvre typhoïde, la méningite, dans le paroxysme, dans la phtisie, la circulation sanguine n'est-elle pas intéressée d'une façon directe? Pourquoi laissez-vous le sang s'accumuler dans le cerveau, puisque vous avez un moyen si simple de l'évacuer? pourquoi, dans les autres cas, abandonnez-vous le sujet aux effets morbides de la maladie sur la circulation, effets que vous reconnaissez, que vous constatez?... Pourquoi, quand vous avez l'électricité à discrétion?

Oubliez, en présence de cet appel si pressant, si simple à votre logique, tout ce qui se passe de l'un à l'autre dans l'enseignement; acceptez mes principes; vous vous trouverez toujours logiques avec vous-mêmes, et votre idéal, qui est de vaincre la maladie, sera bien vite réalisé. Je ne dis pas comme mes savants antagonistes : *On pourrait essayer l'électricité... Qui sait?... peut-être aurons-nous un résultat!* je dis : *il faut l'électricité* parce que nous sommes en présence de faits intéressant la circulation.

Elle est seule admissible parce que tout autre moyen emprunte un travail à un état physiologique incapable de le donner.

Pourquoi des grands hommes, pourquoi de grands principes, si, orgueilleux et infatués de notre éducation superficielle, nous passons à côté indifférents?

On cite Galvani, mais je ne sache pas que l'on ait jamais interprété raisonnablement son observation, tout incomplète soit-elle. Ah! je le vois, l'ombre de Duchenne gêne et émeut... C'est bien naturel.

Qui donc penserait jamais, chez un enfant aux tics nerveux excentriques, condamné au séjour de la campagne par son cerveau que guette la méningite, qui donc oserait, comme moi, s'attaquer électriquement à ce cerveau pendant plusieurs heures par jour?

Cependant, après un traitement de deux mois par courants continus de 2 quarantièmes de milli-ampère pendant 5 à 6 heures par jour, la mère m'annonçait le complet rétablissement de l'enfant et la reprise de ses études.

C'est que, de par mes principes et de par leur application normale, il en devait être ainsi dans ce cas comme il en sera dans tous les autres.

Dans la phtisie, à toutes périodes, mon traitement s'est montré cette année plus particulièrement remarquable. J'ai pu, par l'emploi simultané de l'ozone et des courants continus, sauver plusieurs sujets dont le cas se présentait comme désespéré.

Je n'ai pas su qu'aucun chercheur dans la voie de guérison de cette maladie, ait jamais songé à l'emploi de l'électricité autrement que comme transport des médicaments. (Méthode lancée dans le public par les plus tristes personnages ainsi que j'ai déjà eu l'occasion de le dire... et cela sans préjudice de l'outrecuidante nullité des autres.) Qui donc a pu s'ingérer de venir proclamer l'électricité incapable d'agir par alors que réellement, à elle toute seule, elle est le remède sauveur dont le défaut unique est d'être trop simple pour ce monde irréfléchi ?

Dans la suralimentation, que j'ai toujours regardée comme un non-sens (est-ce parce que, sur un grand nombre de sujets, je n'ai jamais vu un succès), si l'emploi du courant électrique venait au secours de l'estomac malade auquel on fait subir ce travail fou, contre nature, la méthode serait rendue au moins discutable, et peut-être, dans certains cas, parfaite.

Le moral si nécessaire se relèverait sous l'action du courant (application générale : tête et pieds), les forces augmenteraient et l'assimilation améliorerait l'état. C'est ce que disent tous mes malades et les médecins qui me suivent dans cette voie. Les muqueuses restaurées lutteraient contre le microbe au lieu de se laisser envahir ainsi qu'elles font actuellement faute du secours nécessaire qui pourrait les sauver.

Plusieurs spécialistes, les Oudin, les Labbé, les Dercq, ont bien essayé l'ozone, pourquoi n'ont-ils pas employé l'électricité simultanément? Et pourquoi alors l'emploient-ils par ailleurs?

Ils auraient vu que l'action stimulante et locale de l'ozone devait trouver un adjuvant intéressant dans cette action générale.

A ceux qui, vraiment sincères, cherchent à vaincre la tuberculose, je dis de toutes mes forces : il n'existe actuellement aucun autre moyen et vous n'en trouverez pas d'autres, car la nature est généreuse, mais non prodigue ; vos monuments, vos sanatoriums, vos sérums, peuvent donner quelques résultats momentanés; ils ne reconstituent pas l'économie du sujet... et vous le sentez si bien que vous cherchez toujours.

Rien de ce que vous avez fait ne résiste à une discussion sérieuse. Vous vivez au milieu des éléments qui peuvent vous donner la solution du grand problème, eh bien, si vous êtes humanitaires, philanthropes, ou seulement patriotes et vraiment patriotes, essayez! Mais essayez avec la volonté de réussir. Songez à la grandeur et à la beauté de la tâche, à l'importance du fléau qu'il faut vaincre, et mettez-vous à l'œuvre.

Personnellement, je suis à vos ordres, trop heureux de me déclarer à l'avance prêt à contribuer à vos succès.

J'ajouterai encore : Si, concurremment avec vos sérums, avec vos remèdes incertains, mais qui présentent cependant certains caractères (ne fût-ce qu'un), qui permettent de compter sur une action aussi minime soit-elle, vous ajoutez l'électricité, vous multiplieriez dans une proportion considérable les actions sur lesquelles vous comptez, en augmentant la vitalité générale, le meilleur véhicule de tous les éléments physiques et chimiques.

APPLICATION DE MES PRINCIPES

§ 18. Le bon sens indique l'intervention et fait prévoir le rôle de l'électricité dans la plupart des accidents économiques.

Les atrophies, les hypertrophies, l'asthme dans son essence normale, les hémorroïdes, les inflammations (l'asthme des foins, par exemple, qui est un phénomène d'inflammation locale), les élévations anormales de la température, les fièvres, les fièvres intermittentes, les lésions, les clous, furoncles, anthrax, tumeurs, cancers, les douleurs, spasmes, formications, contractions, contractures, gangrènes, l'anémie, l'obésité, la toux, la coqueluche, les altérations de la sensibilité, les fatigues musculaires, etc., sont des accidents résultant nettement d'une mauvaise irrigation de certains points de l'économie, ce sont, en un mot, des phénomènes plus ou moins fâcheux suivant le cas — de circulation.

La définition même de ces affections, dans Garnier et Delamare, est plus éloquente que toute discussion, et se résume dans la proposition suivante : « La maladie dans le corps humain est invariablement un vice de la circulation sanguine et la machine humaine est une usine où tous les cas sont prévus. Les productions anormales de matière dans les clous, anthrax par exemple, sont entraînées dans la circulation générale par des procédés d'élimination que nous ne connaîtrons peut-être jamais. »

Le bistouri devrait être, en un mot, banni de la médecine.

§ 10. Relâchement des organes; déviations utérines, par exemple, rein mobile, symphyse cardiaque.

Atonie ou élargissement des vaisseaux dans les dilatations. Rétrécissement des vaisseaux des organes.

La reconstitution des vaisseaux par le courant électrique (*voir* § 2) ramène fatalement les téguments à leur état normal : telles les molécules d'une barre de fer rougie, allongée par ce fait, agissant sur un point, un mur en détresse qui, par le refroidissement de la masse, reprennent avec une puissance invincible leur première position, ramenant ainsi l'obstacle (le mur) à la situation désirée ; la flaccidité n'est autre que l'abandon des tissus et des muscles par l'irrigation normale : par conséquent, toutes les choses revenant à leur état primitif, entraîneront fatalement le rôle fatal des téguments.

Dans les fistules, les rétrécissements, ce sont les mêmes phénomènes avec un résultat opposé. Le tissu spécial qui forme la fistule, comme celui qui forme le retrécissement, sont des tissus mal irrigués qui prennent un caractère fibreux plus ou moins accentué. Le courant électrique excite les vaisseaux qui irriguent ces tissus et permet leur réunion ou leur dilatation facile sous un effort naturel (l'urine, par exemple).

Tous les rétrécissements de l'urètre sont traités avec des courants maxima de 3 m.-a., et l'amélioration vient toujours après deux applications. (*Voir lettre 2322, page 10.*)

Dans la symphyse cardiaque, ces feuillets à adhérence anormale (M. C. V. D.) par affaissement ou abandon partiel ou total de l'un ou des deux intéressés..., je les vois, parcourus par le courant, reprenant leur forme et leur situation normales sous son influence, sous l'influence, par conséquent, d'une meilleure irrigation.

Ainsi, deux ballons de baudruche confondus l'un

vec l'autre par un dégonflement simultané, se séparent et reprennent leur indépendance première quand l'air leur a été donné en quantité suffisante.

C'est ainsi qu'au major X.... me confessant son angoisse et sa destinée fatale, je pus affirmer qu'il n'y avait aucune raison de ne pas le guérir.

En suite de quoi il m'écrivait à quelque temps de là : « *Non seulement il est impossible de s'apercevoir que j'aie jamais eu une affection cardiaque; mais j'ai conscience que vous avez remplacé un organe usé par un organe neuf.* »

Et deux ans plus tard : « *Je n'ai jamais éprouvé la moindre récidive.* »

Comment expliquer le silence de tous nos électriciens ?

Comment juger leur enthousiasme dans l'artériosclérose ?

L'incohérence n'est-elle pas probante ? Et comment l'expliquer si ce n'est par l'absence complète de principes et de points d'appui ?

APPLICATION DE MES PRINCIPES

20. Toutes les affections du cerveau exclusives, mixtes graves ou anodines sont passibles du courant électrique.

Dans l'aliénation mentale, l'épilepsie, la paralysie, l'hémiplégie, les affections de la moelle épinière, le tabes ;

Dans les affections mixtes, neurasthénie, hystérie,

anomalies, troubles divers, insomnies, syncope, excitations locales, etc., l'électricité trouve son rôle théorique et la pratique est éloquente.

Dans une syncope grave à la suite d'un traumatisme et alors que tous les moyens avaient été employés, l'électricité a une action immédiate. Pourquoi ce moyen si simple ne vient-il jamais à l'esprit?

Plusieurs médecins disciples, me signalent des cas d'épilepsie dans lesquels ils ont réussi à prévenir les crises et à les diminuer considérablement comme nombre et intensité

L'aliénation mentale, pour laquelle je plaide depuis si longtemps l'insuffisance des spécialistes, est, disent-ils, la plupart du temps la conséquence d'une lésion. Ce mot, pour ce genre de savants, équivaut à l'abandon, à l'oubli, ou à l'application des pires traitements, médicalement parlant.

La lésion, pour la médecine ordinaire, présente en effet un caractère, un état opiniâtrement opposé aux échanges économiques. C'est un point abandonné faute d'accès facile et qui va s'atrophiant, se modifiant morbidement jusqu'à la fin du sujet.

Mais là où la médecine est impuissante, l'électricité paraît avec toutes ses propriétés fondamentales, et il n'est pas douteux que le courant traverse ce point malade, car le courant passe tant qu'il n'y a pas section absolue entre deux parties d'un tissu, et il produit dans cette partie les mêmes effets déjà constatés. La lésion se modifie, le sujet revient à la raison, c'est indiscutable.

Et je suis bien convaincu (je l'ai déjà exprimé par

ailleurs), que ce qui rend au médecin mon explication presque inacceptable, c'est la comparaison du mort au vivant; la mort amenant fatalement un affaissement inégal entre les parties. La vue d'une lésion de ce genre chez un être vivant (hypothèse jugée d'avance) changerait certainement les appréciations du plus grand nombre. Et si je me permets de juger autrement que les maîtres, tout en n'ayant jamais rien vu, c'est que je suis mon courant dans ses actions physiologiques jusqu'à la guérison, comme je ferais du flot sanguin dans une enveloppe de cristal.

Mais, au fait! pourquoi les établissements de fous possèdent-ils les appareils de haute fréquence, statiques, de grandes batteries à courants intenses, des appareils d'induction aux rythmes réguliers et fascinateurs? Pourquoi? Qu'entendez-vous faire, messieurs les Directeurs médecins? Je ne sache pas que vous ayez jamais dit pourquoi vous interveniez?

Alors que dans ces états troublés le bon sens indique d'agir largement et pacifiquement, vous soumettez le sujet pendant quelques minutes à des courants que vous ne pouvez même pas apprécier. Comme toujours, vous vous dites : *Peut-être obtiendra-t-on quelque chose. Ce serait vraiment curieux d'avoir ainsi trouvé la solution de la question!* etc.

Je vous affirme 60 à 80 p. 100 de guérisons quand vous aurez appliqué mes principes, et, ce qui est surtout important, des guérisons sans récidives, parce que, au lieu d'abandonner le malheureux sans secours, sans soutien, aux émotions de la vie ou à la cause de son état, quand vous le croyez guéri, vous lui imposerez l'appareil, qu'il portera dans sa poche comme il ferait d'une lorgnette de théâtre, qu'il emploiera sans gêne toute la nuit, et ainsi, le moyen de lutter contre les émotions et les rapprochements funestes, ce que vous ne pouvez décemment prétendre avec tout le mobilier de haute fréquence ou de courants continus de haute tension dont vous êtes vous mêmes encombrés.

Contrairement à vous, *j'affirme* que l'électricité à faible intensité, 2 à 5 quarantièmes de milli-ampère: pendant 12 à 20 heures par jour, vous donnera dans tous les cas les plus étonnants résultats.

Oui, messieurs, l'humanité a bien le droit de maudire la science inconséquente et frivole, inexacte et de ce fait inutilement complexe, qui ne sait pas mettre à profit des ressources naturelles de cette importance.

APPLICATION DE MES PRINCIPES

§ 21. Dans un cas douteux, l'électricité est indiquée avant toute autre médication.

Le jeune docteur, encore sous le coup d'une installation récente, me dit volontiers qu'il ne peut faire de l'électricité, s'attachant surtout à faire de la « clinique ».

Très bien! Mais l'intérêt immédiat du malade payant n'incite-t-il pas à abandonner toutes ces pratiques d'hôpital permises en lieux gratuits?

Vous savez par expérience combien vous êtes exposés aux erreurs? La longue pratique seule du malade donne le coup d'œil au médecin; ce qu'il fait dans les hôpitaux lui est plutôt nuisible dans la vie active.

Pourquoi, alors, ne pas prendre l'électricité comme agent de secours et de protection, puisqu'elle constitue le seul élément d'une innocuité indiscutable?

Ainsi, dans la vieillesse, jamais vous ne penserez à la faire intervenir. Votre « clinique » vous accule cependant à cette nécessité de dire au vieillard de prendre patience, de vivre avec son mal! C'est bien quand vous n'avez pas dépassé les limites éducatives de l'école; les organes usés ne peuvent, en effet, vous permettre de réaliser les modifications multiples auxquelles vous les conviez avec votre médicament. Mais l'électricité n'a besoin d'aucun secours, elle va, dans cet organisme usé, solliciter quand même les muscles des vaisseaux; elle ne peut faire autrement, c'est sa destinée, et elle apporte chez le vieillard les mêmes modifications que chez l'enfant. (*Voir page 27.*)

Le colonel G... a 72 ans quand, éploré, il vient me confier ses souffrances; la prostate est hypertrophiée et le médecin ami lui conseille de s'accoutumer à souffrir. Quelle monstruosité! de quel nom appeler une école qui conduit à une telle fatalité, et comment, messieurs, ne vous êtes-vous pas révoltés depuis longtemps contre le cynisme de pareilles sentences? J'interviens (entendons-nous bien, j'indique au sujet de se mettre un pôle à la nuque et de s'asseoir sur l'autre, d'employer un très faible courant). Le colonel me déclarait après quelques semaines que tout avait disparu.

Plusieurs années se sont écoulées et mon malade ingambe, en possession « *d'une santé parfaite* », me bénit plusieurs fois par an! Il a soixante-seize ans!

Dans le mal de mer, où les ébranlements physiologiques sont successifs et désordonnés, le cerveau, l'estomac, le cœur prennent ombrage l'un de l'autre ou l'un par l'autre ; l'électricité, « le chien de berger de l'organisme », court au plus pressé, préserve individuellement l'organe en danger et donne mathématiquement la victoire attendue.

J'ai vu des sujets ayant mal compris les avis que je donne dans ce cas, et appliquant le courant après les premiers vomissements, tomber après quelques minutes dans un sommeil profond pendant quatorze à seize heures consécutives, sommeil sauveur momentanément et réparateur, quand, tout autour d'eux, la mer et ses malheureuses victimes faisaient rage! Messieurs, ce sont des faits! et quand je vois certains de vos collègues parler de fauteuils trépidants, tristes épaves, vieux décors des metteurs en scène Charcot et autres maîtres, je me demande vraiment par quelle mentalité ces hommes sont amenés à accorder ainsi tout au hasard, sans réflexion, sans connaître même la cause, puisqu'on la discute toujours. Je crois bien que le jour où quelque farceur affirmera que le salut du malade est dans le naufrage du bateau, oui, je crois bien qu'ils n'hésiteront pas! Tout est à craindre d'une telle incohérence!

Le mal de mer congestionne ou anémie les organes; les uns accusent un violent mal de tête, d'autres d'estomac, d'autres ressentent des palpitations angoissantes.

L'un des sujets ci-dessus rend par la bouche et le nez des caillots de sang noir, ce qui démontre bien l'anémie du cerveau envahi ensuite par un flot sanguin excessif.

APPLICATION DE MES PRINCIPES

§ 22. L'électricité n'a pas d'influence sur le microbe en général.

L'électricité a un rôle autrement important et simple sur le microbe, que celui que les maîtres de jadis voulaient bien lui reconnaître. Elle modifie simplement la muqueuse, l'état morbide de l'organe et le remet dans son état primitif et normal indemne de toute implantation microbienne.

Une fois de plus on peut constater combien il est facile, avec un principe exact, d'expliquer les choses les plus obscures et d'éliminer les interprétations défectueuses !

Tous les phénomènes économiques sont commandés par la circulation sanguine, et l'électricité, Galvani l'a montré, est l'agent par excellence d'excitation du flux sanguin par son action merveilleuse sur le tissu musculaire de tous les muscles de l'économie. C'est, par conséquent, le plus actif modificateur des éléments physiologiques, tendant toujours à les reconstituer dans toute leur perfection, état grâce auquel ils sont indemnes de toute influence morbide.

APPLICATION DE MES PRINCIPES

§ 23. L'agonie : Garnier, Delamare disent période de transition entre la vie et la mort caractérisée par un affaiblissement de la circulation entraînant une irrigation cérébrale insuffisante et la diminution ou l'abolition de l'intelligence.

Il me semble n'avoir rien à ajouter à une telle description; les auteurs n'insistent-ils pas eux-mêmes pour inciter l'esprit observateur à utiliser l'électricité (*voir* § *3*, *page 25*).

Pourquoi cette intervention n'est-elle jamais venue à l'esprit d'aucun partisan de l'électricité?

Pourquoi? mais toujours pour la même raison : on ne sait pas exactement à quoi peut bien prétendre l'électricité, et si on l'utilise sur le sujet ordinaire il ne vient pas à l'esprit de l'utiliser dans l'agonie.

D'Arsonval s'étonne lui-même, quand il s'aperçoit qu'il peut guérir l'artério-sclérose!

Son associé répond à un de mes malades auquel j'avais annoncé la réponse de celui qu'il croyait une autorité scientifique : « Notre méthode diffère de celle de Chardin en ce que le courant est plus fort... » Le pauvre donna ses cinquante francs et court encore!

Pourquoi, puisque le rôle de l'électricité n'a jamais varié depuis Galvani, lui préférer ces injections sous-cutanées, les médicaments chimiques, puisque l'organisme est reconnu impuissant? (Du moins c'est la raison que l'on doit donner à ces insuccès constants.)

Pourquoi d'Arsonval n'a-t-il pas encore songé à ce cas? Il est intéressant, fréquent; il y a bien chaque jour une bonne petite agonie au moins! Il s'octroyerait là un bien beau rôle!.. et que de surprises!

On n'aurait pas à déranger le malade dans ses méditations dernières; on ne profanerait pas par des pratiques multiples et sans issue les moribonds déjà par fatalité sujets de ce monde nouveau inconnu et idéalisé par le respect de la société moderne...

L'électricité (application générale; *(voir fig. 1469, page 50)* est de plus facile emploi que les injections. Enfin, l'électricité incomprise offrirait un inconnu plus acceptable que la réalité de ces interventions macabres faites sans conviction et sans espoir.

M. *Casimir Perier* meurt d'une angine de poitrine, soigné par de grands médecins(?) Ont-ils du moins pensé à faire intervenir l'électricité? D'Arsonval s'est-il présenté dans ce cas sensiblement le même que celui dont il s'est tant vanté?

Ce sujet, « malade depuis longtemps », n'aurait-il pas dû être soumis aux courants électriques raisonnés? le cœur aurait repris sa marche normale; les vaisseaux, leur élasticité naturelle. C'est aussi mathématique, aussi précis qu'un exercice gymnastique. Pourquoi ces abstentions?

Et Berthelot, cet homme qui souffre d'une maladie de cœur! Il est donc des lacunes dans de tels esprits? Comment Galvani ne s'est-il pas présenté à sa mémoire? comment ces hommes d'élite n'ont-ils jamais remarqué en cette force naturelle un appoint à notre humanité si fragile?

Pasteur lui-même n'y vit rien !

Il est considéré comme grand homme parce qu'il a su donner à la science quelques formules pour la destruction de l'ennemi; combien n'eût-il pas été plus méritant, si, s'attachant à comprendre l'électricité, il était parvenu (ce n'est pas douteux) à préserver l'humanité du microbe!

Que les ombres de ces majestueuses intelligences dorment tranquillement quelques années encore sous les masses granitiques qui leur servent de demeures, l'esprit actuel est trop préoccupé d'idées frivoles ou matérielles, du *struggle for life* en un mot, pour condescendre à discuter les constatations et les idées de Galvani, et encore moins à écouter le petit électricien qui produit tant de merveilleuses guérisons, avec son simple bon sens. Mais il n'est pas douteux que le jour approche où l'électricité, débarrassée des parasites bruyants qui gênent son essor, reviendra vers son premier prophète, et Galvani, visiblement oublié avant même d'avoir été compris, dominera tous les savants dans l'immense apothéose de la reconnaissance humaine envers l'électricité.

En effet, il aura fait pour la santé du monde ce que tant d'autres n'ont fait que pour son progrès matériel.

UNE PAGE RÉCONFORTANTE

L'électricité dans son rôle préventif.

Ce chapitre intéresse tout ce qui vit, et veut vivre toujours!

Nos mœurs, notre ignorance, celle de nos médecins, constituée par des vieilles routines absurdes, nous tiennent éloignés pour des siècles encore, peut-être, de cette merveilleuse ressource.

Raisonnons un peu, en attendant :

Les éléments vitaux s'usent chaque jour; témoin l'artério-sclériose qui n'est qu'une usure, qu'une fatigue des muscles vasculaires, datant de notre première minute, ai-je dit par ailleurs. Que fait-on contre cet effet naturel? Rien!

Des perturbations nombreuses, les unes insignifiantes en apparence, mais toujours intéressantes pour l'esprit observateur... qui les prend avec raison pour des avis discrets de l'organisme, d'autres, se traduisant en tumeurs, cancers, etc., se produisent dans l'économie.

Que fait-on encore?... Rien! On attend l'opération!

Les viscères se fatiguent, la fatigue amène une paresse circulatoire indiscutable; de là, les affections de l'estomac, de l'intestin, du cœur, du cerveau, qui trouvent nos grands maîtres si ridiculement armés.

Que fait-on pour en arrêter l'évolution ? Rien ! toujours rien !

Supposons que l'on fasse quelque chose, que ce quelque chose éloigne la maladie... C'est en vain, n'est-il pas vrai, que l'on cherchera le moyen de mourir ! Il faudra recourir au suicide ou à l'assassinat par complaisance !

Ainsi donc, si l'on voulait être logique, raisonnable, les formules de politesse sociale seraient bouleversées.

« Eh bien, mon cher, comment va ?... — Ne m'en parlez pas... trop bien ! ! J'ai été légèrement indisposé il y a quelques jours, j'espérais quitter cette terre dont j'ai décidément assez... Ah ! bien oui ! Ce satané Chardin me tient comme une pieuvre... — Cessez les applications de son courant !... — C'est impossible, elles apportent dans l'être humain des sensations si douces, un bien-être si inexplicable, chaque organe manifestant par des sensations de repos et de complaisance si extraordinaires, que l'on ne peut y échapper .... Les passions connues : opium, tabac, alcool, etc., ne sont rien à côté. » Et les voilà vivant malgré eux !

Et en effet :

Tous mes malades qui ont voulu écouter mes principes, et mes idées « révolutionnaires », s'entendent dire : « Enfin, que faites-vous donc? C'est extraordinaire ! vous rajeunissez ! ! ! »

§ A. M... (artério-sclérose très grave, page 58), me dit : « J'ai trente ans ! » Il en a 67.

§ B. M. L..., de Vincennes (pauvre désespéré...): « Je ne suis jamais fatigué ! » Il doit avoir 62 ans !

§ C. Mme V..., directrice d'hospice parisien : « De toutes mes douleurs, il ne me reste rien !... et je me sens plus jeune ! »

§ D. Le fils du Dr S... : « Étonnant, mon cher monsieur... Mon père a vingt ans de moins ! ! ! Son asthme, sa toux constante, énervante, inquiétante même, tout a disparu ! »

§ E. Et cette confidence...., trompant l'observateur de quelque dix ans sur son âge.

§ F. Et ce médecin, sauvé par moi quand toute la médecine le condamnait. Il continue assidument ses applications. Il écrit à l'entrée de son cabinet :

« *Si on meurt ici, on ne vieillit pas!* »

« *Il avoue n'être pas encore initié comme moi aux secrets de la vie sans fin.* » (*Lire p. 96 son observation.*)

Quand on veut se donner la peine de réfléchir, ces résultats sont tout logiques.

Qu'on les obtienne avec ce que l'on voudra, cela m'est bien égal ! Toutefois, il est encore bien évident qu'il ne faut rien demander à l'économie, autrement le rendement pourrait être illusoire.

Il est clair que lorsque nos pauvres médecins viennent vers nous avec leurs médicaments d'autant plus exigeants, d'autant plus nocifs envers les organes (1), qu'ils sont accidentels, qu'ils surpren-

1. En pleine chaire de Faculté, les maîtres accusent 98 % d'intoxiqués par les drogues. C'est coquet!!!

nent l'organe, il est clair que tout en soulageant momentanément, ils ont usé, détérioré d'autant le ou les organes appelés à contribution.

Tout cela est même tellement clair, qu'il n'y a que buse ou médecin qui ne puisse le comprendre. L'un, par destinée ; l'autre, par éducation

Toutefois le silence donne au premier sujet une supériorité incontestable et il est ainsi défendu contre cette idée fâcheuse qui pourrait germer dans un esprit réfléchi : qu'il est, en somme, l'ennemi de la santé publique.

En attendant que l'on vienne m'offrir un autre élément que l'électricité pour vaincre la fatalité, étudions mon électricité et ses effets.

Ainsi considérée, il faut laisser à l'électricité toute sa liberté (le *Précis* explique pourquoi), il ne faut pas lui demander en dix, quarante, cent jours un résultat, il faut attendre l'événement amenant près de soi un ami, un parent... « Mais que fais-tu donc? Tu ne vieillis pas ! » s'écrie-t-on. Alors le témoignage est irrécusable... L'effet obtenu est, qu'on le sache, « un effet profond » dont l'épiderme et les organes expressifs de l'être humain n'ont que le reflet :

M. S..., cité plus haut § D, n'a pas vu son père depuis un an... Il est ébahi, il a rajeuni de vingt ans, dit-il joyeux ; mais, après quelques heures de contact, il ne voit plus rien ?... C'est que son père a retrouvé les allures, le mouvement, le caractère, de vingt années auparavant. Un travail intellectuel se fait chez le fils à son insu, et il revoit son père comme il le connut jadis.

M. M... § A, me déclare qu'ayant des rapports intimes avec son successeur, il lui prend des « emballements » vis-à-vis du personnel ouvrier, qui stupéfient son ami. « J'ai trente ans!! comme vivacité d'esprit et d'activité! » telle est son excuse.

Mais de même que l'on ne demande pas, le jeudi, à la bouchée de pain du dimanche ce qu'elle a bien pu produire, en compensation de la peine relative qu'elle a donnée pour participer à l'état général, de même il ne faut rien exiger du courant électrique dans ce cas.

Les effets de l'un et de l'autre sont extrêmement minimes et l'intéressé, qui se voit, se palpe, se questionne chaque jour, ne peut vraiment s'apercevoir des progrès.

Je voyais autour de moi, les amis de ma famille, campagnards, vivant au grand air (que l'on croit à tort suffisant pour tous), montrant des visages émaciés ou bouffis à l'excès, des téguments flasques, envahissant des terrains abandonnés par leurs congénères atrophiés et donnant au visage des expressions particulières ne permettant pas au souvenir, de se reconnaître.

Et toujours : « Mais que faites-vous donc? Nous sommes vieux, laids, finis, à côté de vous!! Vous ne vieillissez pas! »

Conclusion : On ne peut concevoir la pitié, la colère retenue que m'inspire l'humanité!

La pitié reste dominant tout, quand je songe qu'enfin je ne demande à mes contemporains qu'un peu de réflexion et que le néant de leur cerveau me la refuse :

Vieillissez, mourez donc! tristes épaves de l'humanité! Ne vous plaignez pas (1)!

Car je vous offre pour vivre toujours, un moyen :

d'une *innocuité parfaite;*
d'une *simplicité extraordinaire;*
d'une *logique réconfortante;*
d'un *emploi sans sacrifice;*

supprimant toutes les indispositions naturelles ou accidentelles;

Donnant la vie idéale, en somme; guérissant toutes les maladies (2).

« *L'électricité est le chien de berger de l'économie humaine.* »

Tel est mon dernier mot, et il n'est déjà pas nouveau!

☞ Nota bene. — A ceux qui s'intéressent à leur santé et à leur existence, je demande une « lecture attentive » de mon *Précis*, travail consciencieux, réfléchi, basé sur l'expérience, le bon sens et les faits... à cet égard, unique en thérapeutique.

1. Tous les personnages, médecins et particuliers, peuvent être donnés comme références; toutefois, je considère comme indignes ces gens indécis qui conservent toujours l'intention absurde « d'en parler à leur docteur!

2. L'électricité ne peut être indéfiniment un moyen rétroactif; il est des états anciens contre lesquels elle ne pourra lutter que par le maintien du *statu quo*... Combien s'en contenteraient!

Une observation extraordinaire

Découpée dans un ouvrage de 1905

Lettre 7309 du Docteur C..., à G..., *actuellement à Montpellier. — Vingt ans de service médical aux colonies, état de santé tellement mauvais que mes confrères me regardent avec épouvante et se retirent de moi. Hypertrophie du cœur, dite par les uns insuffisance des valvules mitrales, par les autres de l'aorte, bruit de souffle à la pointe, cœur bondissant comme un lièvre à propos de tout et de rien. Puis mou comme une chique, ne permettant pas de trouver le pouls radial. Avec cela, essoufflement épouvantable, asthme cardiaque. Anémique, albuminurique. Après avoir été un fort gaillard, me voilà au coin du feu, incapable de satisfaire ma clientèle, avec six enfants, leur mère et pas de fortune. La vie m'est bien lourde, et pourtant je dois vivre pour remplir mon devoir.*

Je sens que ma santé est dans votre livre. J'ai lu la première partie et je suis fixé.

(Suite) Lettre 7451. — *J'ai épuisé toute la pharmacopée officielle, mais je n'en peux plus! Le magnétisme et la suggestion dans le cours de M. James Kemsey, de New-York, les ceintures électriques, les barres aimantées de Deroille.*

J'avoue mon ignorance en électricité, mais j'ai constaté et je crois.

(Suite) Lettre 7697. *22 janvier 1905. — Mon cher Maître, laissez-moi vous appeler ainsi, parce que c'est bien de vous que je reçois les premières notions d'électrothérapie.*

(Suite) Lettre 7784. *26 janvier 1905. — Je suis heureux de constater une amélioration considérable de ma santé. J'ai supprimé tous les médicaments que j'absorbais journellement, mes idées sont plus nettes. Vos conseils sont pour moi des ordres.*

(Suite) Lettre 7824. — *Je vais toujours de mieux en mieux. Je reviens à la vie. J'ai retrouvé mon énergie morale, et cela après onze jours de traitement. Je respire à pleins poumons, et cela malgré la suppression complète de toutes mes drogues. Je commence à percevoir mon pouls radial. Je suis heureux parce que mon espoir n'a pas été déçu.*

J'oubliais de vous dire que j'étais tout enflé, j'avais de l'œdème général, de l'anasarque, de l'albumine.

Aujourd'hui (11e application), ma peau ride partout, ma figure, mes mains, mes jambes sont complètement désenflées, et mon urine est débarrassée. Je fais mes repas du midi et du soir sous le courant, et mon estomac ne me donne plus cette sensation de plénitude et de tension qui m'était très pénible. J'ai quitté le régime lacté mixte; je mange tout ce qui me fait plaisir et je digère parfaitement.

CHAPITRE VI

Conclusion.

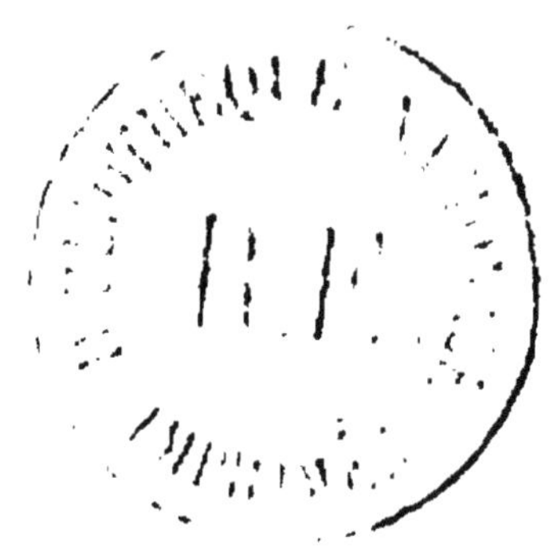

CHAPITRE VI

Conclusion.

Ce n'est pas sans une appréhension mimée que j'entreprends ce dernier chapitre!... Nous sommes en présence d'un cataclysme!

Voyez plutôt ce qui ressort, en effet, de cet exposé :

Tout diagnostic est inutile;

Toute intervention active, plus inutile encore, puisqu'elle peut être nuisible, en détournant l'électricité de son but inéluctable, en principe.

Quel sera le sort du médecin?... Eh bien mais..., il s'imposera par l'expérience, les conseils, l'autorité (1). N'ayant plus à redouter ces erreurs si fréquentes de diagnostic, que le public considère ironiquement, il acquerra une notoriété parfaite. Il s'imposera par ses judicieux pronostics (2).

1. J'ai consulté cette année plus de cinquante médecins pour leur propre santé.

2. Jamais je ne me suis trompé et je ne suis qu'un profane!

Il s'imposera par cette puissance inexprimable que possède l'homme sûr d'un principe et de lui-même.

N'a-t-il pas l'exemple de ces ingénieurs pour qui tout est possible avec l'électricité comme agent?

Quoi de plus admirable que ces hardiesses humaines dans la lutte contre la nature?

L'effort sera complet, quand le médecin aura franchi ce pas, si facile cependant, toutes les sciences seront au même niveau et l'avenir appartiendra à l'humanité (1).

Et tenez, mon œuvre sera peut-être le point de départ du bouleversement de la médecine.

Pourquoi pas la médecine comme en Chine? dit-on en plaisantant!... par abonnement à la santé?

Dans l'état actuel, en Chine comme en France, c'est marché de dupes. Mais avec mes principes!

Le médecin fait un abonnement, l'appareil est imposé, l'application déterminée.

Le médecin disparaît pour trois mois. A ce moment, le résultat du traitement est palpable.

Sinon :

Il y a mauvaise foi ou négligence de la part du malade.

En dehors des moyens de contrôle que le médecin possède :

La pile, qui dure 26 mois en service très actif, est hors de service en 6 mois de repos... C'est donc un contrôle de premier ordre.

1. Songez, messieurs les médecins, que pendant vingt ans j'ai dû lutter contre l'indifférence et le parti-pris, la routine du médecin. Le présent me donne raison! M'écouterez-vous aujourd'hui?

Quoi de plus simple avec ce « chien de berger », gardien des intérêts du médecin?

Celui-ci pourra rester impunément dans son rôle multiple : l'inspection de ses abonnés à la santé (1) pouvant être confondue avec ses « tournées » administratives ou politiques.

ARGUMENTS CONCLUANTS

On meurt seulement parce que l'on se laisse mourir, *page 816 du précédent Précis, n° 3351.*

On meurt, en effet, par habitude, par routine, et quoiqu'un certain nombre de gens trouvent ce moment désagréable, l'égoïsme rend l'humanité inconsciente.

Il n'y a plus d'espoir, dit le médecin qui, mathématiquement, par état, par habitude et par pseudo-érudition, attend la fin du moribond... et immédiatement les soins cessent... le malade est abandonné!

1. On peut voir, par les documents publiés, que je soigne avec le même succès les malades de la Chine ou du Japon et le Parisien.

C'est bien... dans les hôpitaux où le lit attend un autre sujet; mais chez un chef de famille, le médecin est rétribué pour lutter pour la vie d'une créature, est-ce vraiment à lui de jeter le cri d'alarme qui anéantit le courage et le dévouement? J'en suis un exemple bien frappant. Le Docteur ami m'avait abandonné, il avait fait ses adieux aux miens... c'était fini, j'étais dans le coma de la fièvre typhoïde. Mme Chardin, d'une énergie peu commune, continua le traitement et elle me sauva.

Il est juste de remarquer que l'esprit frivole de notre époque a bien vite mis au point l'événement et ses conséquences : existence nouvelle parsemée de quelques larmes, c'est entendu ; toilettes spéciales, faire-parts ou, pour être plus exact, billets de réclame où l'on accumule tous les titres... cherchant et trouvant dans cette circonstance des parents partout, pourvu qu'ils aient une distinction... multipliant les invitations, les avis, le Bottin et les journaux aidant... « Il y avait tant de monde à cet enterrement! » dira-t-on après la cérémonie. Quelle preuve, en effet, de grande estime que toute cette affluence de gens qui viennent là par devoir, causant de leurs affaires et se moquant de leurs hôtes, de leur vanité, de leur douleur plus ou moins sincère et de leurs manières! Et si... si le moribond revenait à la santé, serait-il assuré d'un accueil sympathique? La scène est tellement éloquente, que le médecin lui-même doit trouver sa conscience bien tranquille! Je m'étonne que quelque observateur n'ait pas encore écrit quelque chose comme « la comédie de la mort ». Je sais bien qu'un poème de Théophile Gautier existe sous ce titre, mais il n'a aucun rapport avec mon sujet.

On meurt seulement parce que l'on se laisse mourir.

L'électricité, je l'ai démontré, employée dans l'hygiène, nous sauvegarderait d'une foule de maladies. Or, comme on meurt toujours d'une maladie (qu'elle soit longue ou foudroyante), on ne mourrait pas, c'est clair !

La nature, dans ses admirables combinaisons, a tout prévu, c'est entendu, le mécanicien de précision prévoit lui-même toutes les conséquences de l'arrivée de la vie dans les organes inertes dus à son génie, et cependant celui auquel il confie son œuvre est prévenu de venir à son secours par certains moyens déterminés.

Pourquoi la Nature nous place-t-elle dans une atmosphère électrisée? Pourquoi ces orages gigantesques, ces traînées angoissantes de feu dans l'espace, ce fracas qui trouble les plus indifférents, si ce n'est pour nous faire comprendre l'importance de l'électricité? Et pourquoi cette même Nature nous montre-t-elle en nous-mêmes ces phénomènes fluidiques? Pourquoi cette expérience inspirée à Galvani, si ce n'est dans l'intention d'utiliser les ailes de son génie pour porter dans le monde la sublime vérité? Pourquoi toutes ces manifestations si ce n'est pour, mécanicien génial, nous inviter à considérer l'électricité comme un agent préservateur, préventif, éloignant toute intervention dangereuse comme un « bon chien de berger », comme un agent lubrifiant venant au secours de toutes les défaillances de l'organisme et comme un élément rénovateur de nos forces productives ?

Je vise, par ces observations, la réclame des journaux politiques concernant l'artério-sclérose et je fais échec aux prétentions de leurs auteurs.

Leur conclusion, comme le reste d'ailleurs, n'est qu'un plagiat (*voir la Postface de mon Précis*, n° 3351). Leurs prétentions sont, comme toujours, irréfléchies, inexactes, puisqu'ils imposent des moyens dont l'encombrement et le prix sont hors de portée du plus

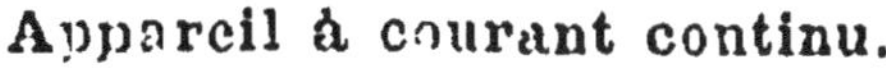

Appareil à courant continu.

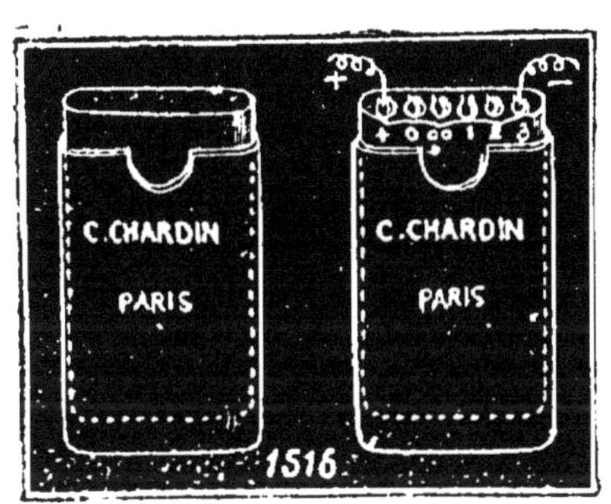

Cette figure représente mon appareil-trousse auquel des milliers de malades doivent la santé et souvent la vie!

grand nombre. Peut-être certains membres de la société aisée mourront-ils moins qu'autrefois (1), mais les autres, à coup sûr, mourront davantage..., car ils ajouteront aux raisons connues la rage, le désespoir et la haine du monde pour ses injustices si flagrantes et si révoltantes!

Il ne vous appartient pas, messieurs, de prétendre à la reconnaissance de l'humanité, et il faut vous con-

1. Illusion! Le traitement est déjà jugé. *(Voir page 40.)*

tenter d'un autre résultat qui se devine dans cet appel impondéré à la croyance humaine et à sa naïveté.

J'ai toujours fait de la science et de la philanthropie J'ai voulu établir ici que je n'en ai jamais dévié.

Revenons à notre thèse!

Verrai-je jamais mon appel entendu? Aurai-je un jour la satisfaction d'avoir, nouvel Hercule, foulé aux pieds l'hydre de la routine, cette œuvre des siècles?

Conçoit-on, dira-t-on de moi, ce « trouble-deuil » qui se permet d'apporter à une famille un moyen simple de sauver un malade dont l'heure n'a peut-être sonné qu'à une horloge fantaisiste d'indifférence et d'irréflexion?

La fatalité de la dernière heure est établie avec des éléments anciens; n'est-il pas évident que les principes actuels sont susceptibles de modifier cette lugubre légende? Mais comment?

La mère qui voit mourir son enfant bien-aimé admet qu'on le perce, qu'on le mutile sous couleur de le sauver, et cela parce que l'habitude en est prise; elle a vu pratiquer ainsi pour des parents, des amis... qui ne s'en sont pas mieux trouvés, hélas!... Mais quoi! pour néfastes qu'ils aient été dans le passé, les résultats de la routine sont oubliés. Et je la vois ayant à me permettre d'intervenir par l'électricité! Quels cris! quelles révoltes! Ne devient-elle pas folle? Ne va-t-elle pas, devant l'élément sauveur, se transformer en Furie?

Ah! misérables gens! oui, misérables, qui accepteriez l'inutile sacrifice d'un bras, d'une jambe, qui verriez sans sourciller les souffrances endurées par suite de l'introduction dans l'économie d'immondes solutions dont la réputation ne se discute plus et qui refusez un moyen si simple, si logique, je dirai même si respectueusement scientifique! (*Voir page 87.*)

Misérable femme, oui, car vous puisez dans votre esprit léger et fugace un élément de doute que vous auriez dû étudier, mûrir, avant de jeter à la face de la fatalité ce racontar de concierge ou de bavarde mondaine, une calomnie ou un mensonge de votre médecin!

Misérables, oui!... et j'espère que ces lignes, en tombant sous vos yeux, vous donneront le remords éternel! Soyez maudite, vous qui, d'un mot que vous ne comprenez pas, arrêtez le Docteur votre mari dans un élan qui devait être le salut de l'enfant en danger! (*Lisez, page 32, le fait du Docteur Rlory*) (1). Soyez maudite!

Ma réflexion n'est pas sans d'affreuses rêveries, et je crois bien que, sans moi, le moribond sauterait longtemps encore la ligne de démarcation de la façon classique... mais j'en ai vu bien d'autres! Quand je songe que, pendant dix ans, le médecin, pour toute réponse à mes offres d'électricité, me répondait d'un air courroucé : « Me prenez-vous donc pour un charlatan? » et me priait de le laisser tranquille! Pas tou-

1. Aucune situation n'est désespérée. Aucune maladie n'est incurable.

jours poliment encore ! Mais quoi ! la science endosse les imperfections sociales. Quand je me rappelle les risées, les moqueries souvent déplacées des maîtres d'alors, quand je vois encore ces jeunes gens sortant de l'école et se permettant de juger, en ricanant, l'électricité, pour, quelques mois après, émus par leur impuissance, venir humblement prendre mes conseils, je me sens bien fort ! J'avais raison alors, j'ai raison aujourd'hui, l'Avenir me donnera raison ! C'est écrit !

Je puise une vigueur toujours nouvelle dans le sentiment de mon apostolat, et c'est toujours avec une nouvelle force que je veux tenir en mains le drapeau d'avenir portant ces mots :

« Sus à la mort avec l'électricité ! »

A propos de ma campagne contre le triste rôle du médecin dans l'agonie ou dans le coma.

Lettre 11140. 22 avril 1908. — Un fox-terrier arrive chez moi avec des symptômes d'auto-intoxication. Il est perdu ! Cependant je fais mettre le courant à demeure. Cinq jours après, il prenait des rats dans l'écurie. Plant, vétérinaire, 20, rue Bayard.

Un dentiste n'ayant jamais pratiqué l'électricité m'adresse — et je l'en remercie — une longue liste de guérisons remarquables, dont un « Coma consécutif à une typhlite ». Trois médecins présents sont stupéfiés du résultat.

Ce fait rappelle le « Coma diabétique » du docteur *Riorg* : après quarante-huit heures de courant, le malade « fumait sa pipe sur la place du marché ! » *(Voir page 141.)*

L'agonie est condamnée, de par une habitude d'indifférence et d'inconscience prise dans les hôpitaux. Cette indifférence devient une supériorité intellectuelle vis-à-vis du public hypnotisé. Songez donc ! quel génie ! quel homme !... qui, devant toute une famille en larmes et qui espère encore, vient déclarer froidement le sujet perdu ; or, le balayeur pourrait en dire autant. Cependant le médecin dit, avec raison, dans certains moments lucides, que « là où la vie existe, il y a toujours espoir ». Saura-t-il jamais, cet infatué par slavisme professionnel, que la méthode *électro-cinésique vasculaire* est toute indiquée ?

CHAPITRE VII

Les Électrodes.

MODES DIVERS D'APPLICATION DU COURANT ÉLECTRIQUE.

CHAPITRE VII

Les Électrodes.

Je conclus, *page 51*, une seule série de rhéophores et d'électrodes suffit pour toutes les interventions ». Il est donc intéressant de les rendre parfaits.

L'avenir d'un régime dépend souvent du plus petit détail : la bonne nuit que l'on s'était promise de savoureux sommeil et de délicieux repos peut être troublée, gâtée, anéantie par un rien, un petit point noir invisible presque, qui sautille dans l'appartement et s'impose en intrus et en maître, ennemi à la fois ridicule et formidable quand on considère son incommensurable disproportion avec l'appartement qu'il s'est choisi. Mes applications de courant de nuit, qui sont si parfaites comme résultat, trouveront cependant des récalcitrants, à cause de l'électrode mouillée qui s'impose... Petit détail, on le voit, mais bien important, puisqu'il gêne le sommeil pour plusieurs raisons.

J'ai déjà remué tout un monde d'idées pour obvier

à cette objection. Mes dernières plaques métalliques me paraissaient parfaites, et je voyais déjà le bonheur de l'humanité. Je n'avais pas remarqué que, chez moi, l'abondance de la sudation venait offrir au courant une porte toute ouverte de mon économie et les premières observations sur des escarres inattendues me trouvèrent fort embarrassé; — jusqu'au moment où, localisant la question, je trouvai la cause réelle.

Je crois présenter maintenant une solution intéressante.

Les électrodes ne sont vraiment gênantes que par leurs dimensions

Ces dimensions sont-elles utiles? j'ai toujours démontré qu'elles étaient indispensables, et tous les électriciens ont adopté mes bains locaux (pieds et mains), mes grandes plaques feutrées... sans discussion; je puis même dire : sans réflexion: c'était prudent.

Mais aujourd'hui, l'observation que je fais à la page 29, au sujet de la baignoire et de l'inutilité d'une grande surface d'apport du courant si l'électrode réceptrice est de volume considérable, me permet de réduire la dimension des plaques et de les rendre plus faciles d'application : les masses sous-cutanées sont, en effet, des surfaces actives toutes trouvées

Je puis donc sans arrière-pensée réduire les surfaces de mes électrodes.

En protégeant ces électrodes, comme je l'ai fait dans les applications au mal de mer, au moyen d'une feuille de caoutchouc qui garantit de leur contact les objets environnants, j'obtiens une humidité plus prolongée sans les ennuis et la sujétion de tout mouiller autour de soi.

J'offre donc une nouvelle série de plaques rectangulaires en feutre, au dessin 1671.

MODÈLES 1907

Pour applications prolongées, évitant de mouiller les objets environnants et l'épiderme dans les points hors du courant.

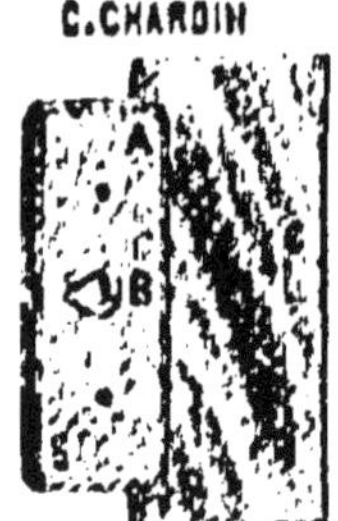

PLAQUES EN STOCK :

N° N 405 6/4 centimèt. N° N 407 12/4 centimèt.
N 406 9/4 » N 408 14/4 »

LÉGENDE de la fig. 1671. — A, plaque active en feutre permettant de toujours placer la couture suivant la loi d'écoulement du liquide ; C, caoutchouc, très souple, protégeant les objets environnants contre l'humidité du feutre. (*Il se rabat sur B*)

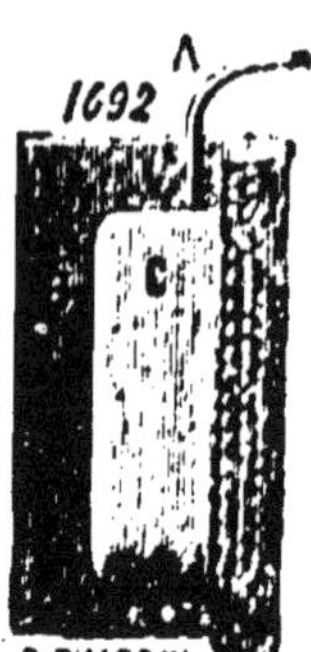

FIG. 1692. — Partie de la plaque s'appuyant sur l'épiderme.

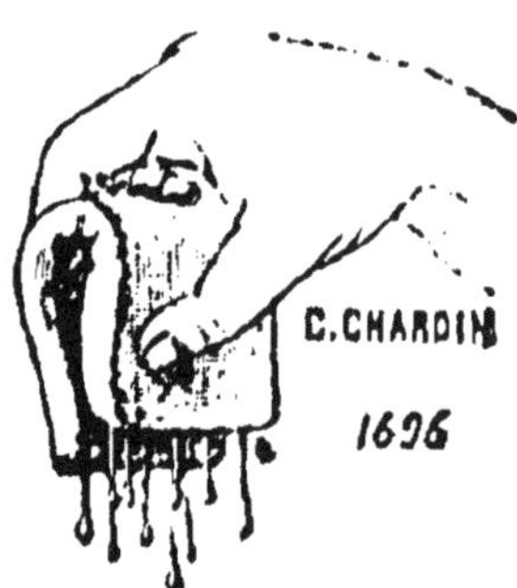

FIG. 1696. — Enlever l'excès de liquide.

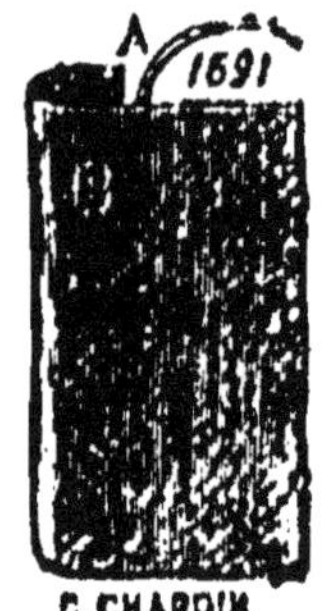

FIG. 1691. — Plaque mise en place : le caoutchouc B sert d'isolement.

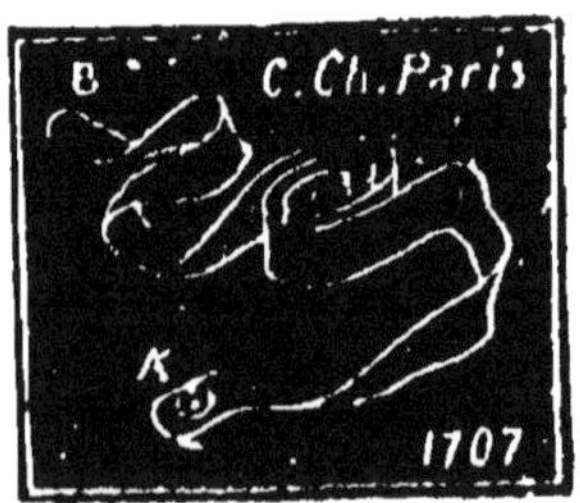

FIG. 1707. — Ceintures diverses pour tenir en place les électrodes ; elle se pose comme un turban. Le grippement du caoutchouc la rend d'une stabilité parfaite. Le trou A sert à la suspendre au repos.

Il ne faut pas perdre de vue que je ne vois dans ces moyens que l'application de courants très faibles, de ma méthode « électro-cinésique vasculaire ». Je reste convaincu que les électrodes doivent être proportionnées aux courants employés, non pas à cause de leur circulation dans l'économie, mais à cause du contact de l'épiderme qui a plus de chance ainsi d'être mieux réparti.

Application des électrodes.

OBSERVATION TRÈS IMPORTANTE

J'indique généralement, dans les figures de démonstration, la nuque pour l'application d'une électrode dans un grand nombre de cas; on s'est souvent plaint de cette situation pour le repos horizontal. Il faut que l'on se rappelle bien l'observation de la baignoire *page 29*: « Les éléments sous-cutanés de l'économie sont si bons conducteurs que l'apport du courant en un point permet à celui-là de s'étendre presque à volonté. » Donc l'on peut sans crainte considérer la région et non le point déterminé pour l'application, mettre l'électrode contre les côtés du cou (sur les pneumo-gastriques), excellente situation d'ailleurs. Les nouvelles dimensions de plaques ci-contre rendent très faciles ces combinaisons.

☞ *Les pinces et pitons des connexions étaient accusés d'oxydation; je les fais maintenant en argent, les électrodes présentant une seule pince.*

LA SYPHILIS ET L'ELECTRICITÉ

Cette question qui paraît centralisée dans un certain milieu... scientifique?... m'appartient plus que toute autre; et comme ma génération a été de beaucoup la plus éprouvée par ce fléau, ma philanthropie me pousse vers elle tout naturellement !

1° L'envahissement de l'affection amène *l'anémie.*

2° Le traitement mercuriel est profondément *déprimant* (1).

3° L'économie perd promptement *sa tonicité, sa résistance.*

4° De là ces accidents de *gommes, les pléiades ganglionnaires* (2), *furoncles, douleurs aiguës*, etc. ;

5° Les *douleurs consécutives* sont passibles du courant électrique.

1. Car c'est le lot de la pauvre médecine chimique de causer généralement plus de dégâts immédiats ou lointains... que de bien !

2. Littré écrit : On observe de petites masses, irrégulières et dures, produites par le pelotonnement des veines dans lesquelles la fibrine du sang s'est concentrée *« faute de circulation.* » Retenez bien le mot, et il vante ensuite les empiriques : Bonnet, Philippeau, Rigaud, Vidal, qui interviennent avec des produits chimiques... Pourquoi ?.... ils n'en savent absolument rien... au petit hasard ! N'est-il pas vrai que tous ces petits grands hommes, Littré en tête, sont à mille lieues de la vérité ?

Or, l'électricité, je l'ai prouvé dans l'exposé de mes principes, est le meilleur mode contre l'*anémie*;

Contre *l'action déprimante*, pour ramener la *tonicité de l'économie*, pour la débarrasser des éléments morbides, *conséquence d'accumulations sanguines et d'irrégularités dans le fonctionnement de l'irrigation.*

Il est donc bien entendu que je ne guéris pas la *syphilis*, ainsi que me le font dire les reptiles ordinaires qui n'ont jamais compris que, le voulant même, je ne pourrais pas me mettre en défaut avec mon principe, mais après avoir démontré la nécessité de l'intervention de l'électricité pendant l'évolution spécifique, je dis à ceux qui sont guéris, ou qui croient l'être : Défiez-vous ! faites de l'action préventive. L'ennemi peut être dissimulé dans quelque mystérieux recoin de l'organisme et peut surgir à un moment donné, si l'économie lui en offre l'occasion. (1)

Les douleurs fulgurantes spécifiques que jamais on n'a expliquées, et qui sont produites par l'atrophie musculaire des vaisseaux irrigateurs du périoste, trouvent leur résolution dans l'action du courant... c'est de toute logique, et si l'on veut suivre le précédent enseignement, je garantis toute quiétude à cet égard.

1. Inutile de dire que les maîtres, depuis Fournier, Vidal et autres, ne connaissent absolument rien de cette partie de la question; leurs affirmations sont donc nulles et prématurées... ainsi le Dr T., voit, disent tous ceux qui l'entourent à Lariboisière, de la syphilis partout !.... De la science, cela ?.... oh ! non ! du pur gâtisme.

En un mot, appelez au plus vite le « *chien de berger de l'économie* » ; défiez-vous de l'âge qui modifie les échanges vitaux; dites-vous, syphilitiques, que vous avez en vous-mêmes un ennemi vigilant, dont les attaques sont toujours brutales et vives : lancez le « *chien de berger* », sans compter, dans l'économie, vous éviterez au *cerveau* et au *cœur* ces accidents terribles qui sont la conséquence de leurs efforts anémiants et de l'action spécifique combinés.

Vous resterez « avarié », c'est entendu; mais vous vivrez heureux, à l'âge où l'avarie n'a plus lieu d'être mise dans la balance... des plaisirs sexuels et des joies familiales, où un seul rêve vous est logiquement permis si vous êtes un sage : la tranquillité ! !

Docteur B.... à L. (Hérault). — *J'ai un malade de 50 ans qui est paralysé du côté droit et surtout de la langue. La syphilis en est cause, je vous demande conseil. J'attends votre réponse avec impatience.*

Un second malade suit un traitement anti-syphilitique, j'attendais suivant les errements que vous connaissez, que plusieurs mois se soient écoulés .. Comme c'est logique!

Docteur L. à M. (Seine.) — *Je vous adresse une malade ; dégénérescence du nerf facial, par une gomme spécifique.*

Docteur C. à L. (Seine). — *Je vous adresse un malade pseudo-tabes sans spécifité, mais dont les signes tabétiques sont tellement nets que je ne vois d'amélioration possible que dans votre traitement.*

L'électricité peut toujours intervenir sans médecin, sans conseil, quand on respecte la sensibilité.

Le médecin. — La douleur. — L'agonie.

La mort.

La maison dite de santé.

Dans mon *Précis 3351*, je me suis occupé de la douleur et j'ai démontré l'influence heureuse de l'électricité sur cet élément si fâcheux, que nous retrouvons chez tout être vivant, en démontrant que la douleur par son origine circulatoire, est un spasme pour lequel l'électricité fait tampon, comme il est d'un doigt placé sur le trajet d'un balancier de pendule, le balancier ne s'arrête qu'après avoir frappé plusieurs fois l'obstacle, chaque contact amortissant une partie de l'élan !

De quelque nature que soit la douleur, l'électricité doit la vaincre... C'est la conséquence de mes principes.

La douleur n'est pas remarquée du médecin ; son éducation médicale, son impuissance, lui font une routine de l'indifférence à la douleur. Il n'a que quelques drogues dangereuses à opposer à la douleur, et il a encore assez de conscience dans ce cas, pour n'en pas abuser ; il sait que l'élimination de ces drogues est laborieuse, il a peur d'intoxiquer son malade, car, en effet, il se heurterait encore à l'impuissance pour le remettre en état !

Je vois de malheureux malades, gémissant d'énervement et d'impatience dans leur lit de douleur, sans évoquer chez le chirurgien le moindre sentiment de pitié !... Que peut-il à cet état, d'ailleurs?.. C'est ainsi que le *Dr R.*, 19310, directeur d'une maison de santé, ému par les principes de mon *Précis*, se prit un jour du désir de le mettre à l'essai sur deux malades... Ce furent deux succès dès la première nuit... L'un des malades, à l'insomnie rebelle aux manifestations cardiaques, entraînant l'impossibilité de se mettre dans aucune position autre que le décubitus dorsal, dormait d'un sommeil paisible, profond et prolongé, et se remuait dans son lit « comme une souris ».

Quand donc ma voix sera-t-elle entendue ?

Vous avez le respect des morts, c'est bien, l'Europe entière vous envie, mais n'est-il donc pas digne d'intérêt, ce moment tragique (je l'ai connu deux fois), qui va voir partir dans l'éternité l'être nécessaire ou aimé ? N'est-il donc pas intéressant de l'éloigner, ce moment, ou, du moins, d'en alléger les angoisses?.. et rien n'est fait pour cela... Ah si ! les injections ! Dérision du sort, monstruosité dans le moment. Allons donc, messieurs, apprenez donc au moins à respecter le moribond !

C'est au public à réagir lui-même ; l'éducation du

Le malade ne doit pas chercher sa maladie. Il doit être assuré qu'elle est curable : les maladies données dans les textes ne sont que des exemples généraux.

médecin, élevé dans un milieu où la souffrance paraît nécessaire, où l'on dépense des sommes énormes (1) pour des opérés auxquels la vie est défendue de par leurs mutilations ou des récidives qui en sont les conséquences, plutôt que de soulager des malades qui peuvent encore avoir des prétentions à la vie, et auxquels la douleur, l'abandon, amènent fatalement la neurasthénie, l'ennemie mortelle de tout être en mauvais état de santé.

Le public doit réagir, avons-nous dit, et en effet, dans certaines affections, le médecin ne fuit-il pas le combat? Tel prostatique cité dans mes ouvrages, s'entend dire : « *Que voulez-vous, cher ami? il faut vivre avec cela.* » Or, depuis 5 ans, « *son existence est idéale* », grâce à moi...; d'autre part, la mère d'un phtisique s'entend conseiller l'abstention, alors qu'en trois semaines, mon traitement lui donne des résultats inespérés.

Madame K.... vient, toute éplorée, demander mes secours pour son mari, cardiaque, condamné par le grand pontife H., (question d'heures, dit-il). Elle ne peut croire ses oreilles quand j'affirme sa guérison, et M. K... vit encore.* (Voir observation n° 15475).

1. Dans une maison « dite de santé », une famille veille un camarade auquel on a ouvert tout le cou : plaie affreuse, souffrances inutiles; une personne de la famille, en présence de plusieurs bouteilles de champagne, marque « Doyen », demande pourquoi l'on cherche à prolonger une aussi affreuse situation : « C'est notre manière à nous, lui est-il répondu de comprendre l'humanité! » Évidemment de grandes réformes s'imposent!

La Liberté du 19 novembre 1908 publie la note qui suit :

« *Le professeur Huchard vient d'inaugurer une* « *clinique libre des maladies du cœur... Mon but,* « *a dit le savant... est d'organiser des leçons pour* « *les médecins et les étudiants qui voudront s'ins-* « *truire.* »

Excellente réclame pour le maître et surtout, probablement, très économique ; ce qui, une fois de plus, démontre bien la nécessité de supprimer aux professeurs la faculté d'exercer, de pratiquer ; ils accaparent ainsi « l'os » de leurs collègues. *(Voir p. 137).*

Et le bon public, que devient-il? Eh bien mais il ira en foule vers le grand Pontife !

Que peut donc apprendre aux jeunes gens, ce maître qui condamne un malade auquel je promets et donne la vie ?... Nous en sommes là !

La belle science, en vérité, qui conduit à de telles conclusions ; le beau titre... qui vient qualifier de telles maximes !

Ne semble-t-il pas qu'il y ait place à cette observation : les pontifes connaissent les organes et ne savent pas les guérir. Je les guéris sans les connaître! Toute la gloire revient à mon principe.

Le savant, me disait un jour un homme de bon sens, est un accumulateur ; quand il a donné ce qu'il a pris sur les autres, il est vidé... Car, ajouterai-je, de même

---

L'électricité seule, a le pouvoir de chasser les éléments nuisibles de l'économie.

que l'inventeur rencontre plus de difficultés à modifier (1) qu'à inventer, de même le savant, le médecin, dans notre cas, est plus fermé à l'idée du dehors que l'homme le plus indifférent à sa science.

La science acquise est un bouchon à l'entrée du cerveau (2)... et dans le cas précis du médecin, nous devons encore amoindrir le qualificatif de savant, qui nous échappe, car le médecin apprenant au plus vite tout ce qu'il lui faut pour sortir des bancs et exploiter la clientèle, ne retire même pas de ses études l'expérience des maîtres.

Or, l'accumulateur vidé ne peut de lui-même se reconstituer. C'est un objet inutile que le temps mettra même promptement hors de service. C'est ainsi que je vois le médecin ignare, tenir constamment en main le roman nouveau, plutôt qu'un livre de médecine, et que ses pauvres malades passent par les excentricités d'un cerveau sans frein ; pendant une saison, nous n'entendons parler que de *varices internes*; la saison suivante, ce sont des *reins flottants*. Toutefois, la question commerciale, comme la moisissure de l'accumulateur, vidé et abandonné, envahit le cerveau et n'est plus que le seul but de cette existence incohérente !...

1. Je lisais dernièrement que *Bell*, l'inventeur du téléphone, convenait qu'il n'était nullement électricien, et ajoutait que, comme tel, il n'eût jamais rien inventé.

2. Le même homme de bon sens, disait un jour à *D'Arsonval* : « Vous êtes un grand homme, monsieur, vous tenez un rang envié dans la société, eh bien, vous n'inventerez jamais rien » ! Et de fait, sans le savoir-faire du savant, qui sait si bien faire oublier *Tesla* et tutti quanti, son bagage d'inventeur serait des plus modestes !

Écoutez plutôt. Cardiaque moi-même, j'ai multiplié les expériences, m'abandonnant pendant plusieurs semaines à deux médecins amis, les docteurs *B*.... et *J*...., lesquels pouvaient facilement constater le dévergondage de mon cœur quand je suspendais mes applications d'électricité, sa bonne tenue quand je les reprenais. Actuellement mon cœur est tout à fait docile ; et, de cette amélioration, je conclus sans optimisme, puisque c'est de la logique pure, que je le guérirai complètement ! N'est-il pas compris d'ailleurs dans le traitement préventif, dans l'hygiène électrique pratiquée comme l'autre, chaque jour, ou, pour être plus exact, chaque nuit ? Ne suis-je pas encouragé dans cette voie par ces réflexions de Docteurs amenés dans mes bureaux par le vulgaire commerce :

« *Il y a neuf ans je vous donnais 6 mois à vivre* « *et 80 ans ; vous étiez vidé, fini. Aujourd'hui* « *je vous reconnais 40 ans et une santé par-* « *faite.* »

« Et cet autre :

« *Je vous trouve toujours le même !... Et savez-* « *vous, ajoute-t-il, qu'il y a au moins 30 ans que* « *nous ne nous sommes vus ?* »

Ce qu'il faudrait, cher maître, c'est apprendre à ces jeunes gens comment on peut guérir le cœur !... Au premier abord, cela doit vous être facile puisque logiquement toute chose connue doit être soumise par fatalité.

Ce principe n'est pas vrai, dans l'espèce. Le maître «accumulateur», retenons bien cela, ne peut dépasser les limites de sa charge. Il est fait pour étudier l'organe; donc il est fermé à ce qui intéresse la guérison de cet organe, du moins aux moyens qui font irruption dans son esprit saturé des moyens prônés par des auteurs qui l'ont amené où il en est! Il fera du médicament chimique tant qu'on voudra; de l'électricité, jamais! Il ne peut être une pile primaire et secondaire en même temps, pas plus que l'accumulateur commercial. Tout homme qui accepte ce rôle inférieur « d'accumulateur » réduit son intelligence à la servitude et ses œuvres à la banalité. *Constantin Paul* et tant d'autres ne sont même plus consultés, nous attendons nos maîtres actuels... qui ne savent pas guérir... alors que leur destinée de praticiens doit envisager seulement cette perspective et que leurs contemporains attendent impatiemment de leur réputation surfaite la guérison de leurs maux.

Dans le cas n° 15475, alors que je disais à cette pauvre veuve, par anticipation : « Je sauverai votre mari! » j'ajoutais pour la convaincre, car elle hésitait à se confier à l'appareil et à mon principe: « *Le pontife H... connaît ou prétend connaître le cœur, mais il ne sait pas le guérir. Moi, je ne le connais pas et considère de moins en moins qu'il est nécessaire de le connaître, mais je sais le guérir!* » Au public qui

---

Le praticien qui s'en remet aux milliampères est un fruit sec qui ne comprend pas ce qu'il fait : on doit s'en défier.

veut, autant que faire se peut, ne pas mourir, à choisir son conseil.

Non, messieurs, non, vous ne pouvez être tout! la parole et l'exposé sont un don; la réflexion, la guérison en sont un autre. Vous savez occuper les esprits par vos périodes étudiées et éloquentes, vous n'aurez jamais la faculté nette et précise de guérir. D'ailleurs cela ne vous intéresse pas; vous ne le dissimulez pas, et, véritables racoleurs des conscrits de la mort, vous parcourez crânement leurs rangs décimés pour la plus grande gloire des principes vétustes d'une école dont on dit: «il faut des réformes profondes», sans jamais les réaliser.

Au contraire, je ne vois, moi, dans le malade qu'une occasion de démonstration de la puissance électrique et mon esprit n'a qu'une seule idée en dehors de celle d'humanité, que rien n'a pu altérer, qu'un seul but : sauver le sujet pour l'électricité. Et alors que vous vous appuyez sur d'autres malades (1) offrant les mêmes symptômes et dont vous oubliez la fin fatale, je me confonds en raisonnements, je m'efforce de discerner ce qui peut ressortir de la lutte entre le sujet actuel et mon élément. Je fais mon courant modeste, circonvenant, habile, caressant même envers l'organisme,

1. Le public ne se doute pas qu'il est le jouet de la manie du médecin qui ne voit qu'une occasion d'appliquer les utopies de l'école. Un exemple, le docteur C..., observation 19356, se confie à ma méthode, parce que ses maîtres d'hôpitaux ne s'accordent pas dans leur diagnostic et ne peuvent lui indiquer de traitement! C'est typique! En 8 jours de mon traitement, il se montre déjà satisfait.

Le jeune médecin fait du diagnostic à tour de bras, considérant le malade non pas dans sa guérison mais comme une occasion d'appliquer les principes dont il est gavé. Il est vrai que l'avenir, les erreurs et les insuccès calment cette ardeur, dont le bon, l'excellent public est la bienheureuse victime.

je l'introduis dans la place sans bruit, sans pompe j'en fais le « cheval de Troie » de l'économie, et quand la maladie s'aperçoit qu'elle n'est plus souveraine, que sa souveraineté sapée par la base s'écroule sur son éphémère puissance (1), il est trop tard, je suis vainqueur.

Alors que je bondirais vers vous si je pensais trouver un élément intéressant pour la guérison de mon sujet, vous gratifiez d'un hypocrite et incrédule sourire la théorie du modeste électricien !... Le professeur est tout excusé... c'est « l'accumulateur », mais le praticien est-il honnête (2) vraiment ? Et voilà comment je puis rendre l'espoir et assurer la guérison et la donner malgré les imprudentes et absurdes affirmations du maître, alors que le naïf public paie et meurt sans y rien comprendre.

Le professeur *Germain Sée rend à Jéhovah* son âme vermoulue et pourrie de mercantilisme et d'exploitation innommable ; et il bat l'air de ses mains crochues et amaigries, ne rencontrant qu'indifférence, mépris et impuissance ; cependant, malgré tout, il est de ses complices qui voudraient peut-être par pitié intervenir ; il est condamné de par les grands principes ! Eh bien, mon principe, ma méthode *électro-cinéstque*

1. De plus en plus le médecin m'adresse ses malades désespérés : il n'y a pas de jour que je ne reçoive des cas extraordinaires. Il y a donc un grand nombre de braves gens dans le public médical modeste qui veulent avant tout sauver leur sujet et gagner honnêtement leurs honoraires. Ces exemples n'existent pas en haut lieu. Un monsieur titré s'abaisser à prendre un bon conseil, allons donc ! Ce serait méconnaître le fatal orgueil de ces potentats et la bêtise du malade.

2. Nouvelle preuve à l'appui du non-sens de la promiscuité de l'enseignement et de la pratique.

vasculaire, permet dans ces moments suprêmes plus qu'une illusion ; elle peut non seulement ramener la nature égarée mais encore modifier les exaltations du cerveau et donner au moribond une appréciation des événements qui l'amènent vers le but terminus, avec le calme du philosophe et non l'exaltation d'un coquin !

Cet homme, qui, avec le salycilate, a ruiné tant de santés, abîmé tant d'existences, méritait-il tant d'égards? Les amis et complices sont restés muets : pour moi c'était un moribond, et à ce titre je l'aurais secouru !

Le public est toujours flagellé, s'écrie-t-on ! dites-lui au moins comment il peut distinguer celui à qui il doit s'adresser.

Voyons, vous n'allez pas chez le professeur d'agronomie pour avoir du pain ! et cependant il connaît le pain mieux que le boulanger. Mis au tableau noir tous les deux, m'est avis que le dernier ferait triste figure ! Faites de même pour votre santé : fuyez les professeurs et les agrégés, donnez-vous la peine de vous renseigner. Un exemple : je conseille des sujets, en Chine, au Japon, dans la brousse de tous les pays en exploitation. Comment donc ces gens-là m'ont-ils connu ?

Et puisque j'en suis aux conseils amicaux, fuyez les Instituts, aujourd'hui Académies (le mot institut ayant comme drapeau des hécatombes de victimes).

Si le public pouvait se douter de la composition de ces « Académies » !

A Marseille, une pauvre femme se suicide de désespoir, d'avoir cru en la parole d'un Directeur d'Académie d'électricité qui est venu, après ce forfait, en créer une autre à Auteuil.

A Paris, prenons un exemple parmi toutes ces officines, repaires de médecins véreux « français » mais plus souvent étrangers, auxquels le Barnum impose l'oubli de toute dignité, de toute indépendance. Se permettrait-il, le pauvre médecin ainsi déclassé, de vouloir par exemple employer ma méthode qui guérit vite et sûrement, que la porte s'ouvrirait, le privant de son pain, de l'aumône du cerbère !... Ces entreprises constituent un terrain préparé pour « la vache à lait » qu'est le bon et naïf public.

C'est souvent une entreprise à gros capital (1) qui doit fournir les intérêts d'un matériel inutile, et dangereux même pour la santé, mais qui en impose aux imbéciles toujours prêts à s'offrir en holocauste !

Lettre 17064, du 10 décembre 1908. — On m'écrit : *« Qu'est-ce que c'est donc que le dernier bateau : l'académie d'électricité, 25, rue de C... ? Y guérit-on des malades ? Ou n'est-ce qu'une vaste exploitation ?... »*

Docteur V..., à C. (Aisne)

La médecine nouvelle (anciennement rue de Lisbonne et maintenant cachée en province pour un autre genre d'exploitation), les médecines des simples (sans jeu de mots) ; la médecine moderne et les Instituts, les académies, les laboratoires, etc... tout ce qui, s'occupant de la santé, porte une enseigne, peut sans hésitation être placé sous le qualificatif du docteur. « Vaste exploitation ». Véritable caméléon pour un

1. Comment un médecin honnête peut-il accepter un rôle dans une entreprise dont le nom du Barnum est universellement connu par le bruit de ses nombreuses dupes ? M'est avis que les médecins dont je me suis occupé au début de ce chapitre trouveraient là une ambiance à leur goût. Je puis leur donner l'adresse.

public nigaud qui ne disparaîtra qu'avec le monde!

Il est vrai que le public est souvent dégoûté des maîtres!

Ainsi j'ai vu s'éterniser les malades chez *Guyon* : la nature seule eût fait mieux que le maître. Jamais cet « accumulateur » n'a considéré l'électricité que pour, lâche et injuste apache, la mettre entre des mains mercenaires et serviles, qui devaient multiplier les insuccès pour la faire condamner (électrolyse).

Je raconte par ailleurs l'enthousiasme d'un médecin littérateur, dégoûté de la médecine et ne pratiquant pas, entendant un voyageur du même compartiment que lui, vanter un succès d'*H*... dans une affection de l'estomac... De grâce, Mons..., de grâce les noms et adresse de ce phénomène, que je me précipite vers le maître... oh! avec ménagements, soyez sûr, car jamais il ne voudra croire qu'il a guéri quelqu'un. Et ce bon *Debove* n'en est-il pas toujours au même point de ses interventions pour le même cas!

H...., *(voir lettre n° 15475)* condamne un cardiaque à mort (le colleur d'affiches aurait pu en faire autant, avouons-le). J'affirme que je sauverai le malade, il vit et il vivra!!

J'ai vu *L*... électriser une brave dame pendant des mois et des mois, question de note, sans doute (la dame est éditeur de musique), et cela sans aucun succès. Jamais les appareils ne furent assez forts, les muscles devaient danser! Il a lu *Duchenne*; « accumulateur » il est saturé, et fermé à toute autre combinaison du courant! et de l'affection! Il joue actuellement de la haute fréquence, mais, comme l'enfant la toupie, sans savoir ce qu'il fait, puisqu'il n'a pas vu le danger avoué par d'Arsonval!

Berger, sur mon conseil, me prie d'opérer avec lui une dame, à la poitrine mouchetée d'un grain de couleur orné de quelques poils. Est-ce par science, sympathie ou conviction? nullement, mais par dépit, car le sujet le plaisante. Elle trouve et non sans raison qu'un maître dans une science qui ne connaît plus d'obstacle, devrait la débarrasser de ce grain insolite, objet de sa désolation. L'« accumulateur » est saturé ! les principes sont au pied du mur et quel mur!! Il fut mon docile élève, le résultat en fit l'homme le plus heureux. Pensa-t-il jamais plus tard à l'électricité? non, non, il vécut comme il était à ce moment-là!

Prenons tous ces personnages l'un après l'autre : l'observation ne variera pas.

Que peuvent d'ailleurs nos professeurs, artistes mondains, âpres au gain, par nécessité? A moins de devenir ramollis ou fous (les exemples ne manquent pas) ils négligent fatalement quelque chose et se trouvent constamment en présence de ce dilemme : la conscience ou l'escarcelle! Hélas! le patriotisme qui faisait les héros est disparu de nos mœurs; le professeur est sacrifié! Malheur aux étudiants!

Si encore le malade était bien soigné! on voit par les exemples ci-dessus ce qu'il peut attendre de cet accumulateur « sulfaté » par charge excessive, par irrespect de son « régime » particulier, qui suit sa carrière et la termine fourbu, se contentant souvent d'avoir donné un nom à une affection mal dénommée ou inconnue! C'est peu, il faut bien l'avouer.

Si l'on applique enfin la formule : tels maîtres, tels élèves, peut-on se montrer surpris de l'insuffisance de nos électriciens?

Comment expliquer cette décision du « Codex » qui se gratifie d'un tiers d'eau sans raison, l'avenir le prouvera! (C'est le raz de marée qui va engloutir la médecine, si le public sait réfléchir!) Comment expliquer, en effet, cette décision, sinon par l'état de ces accumulateurs scientifiques qui, vidés, n'ont même plus la faculté de la réflexion? Comment admettre que pendant 23 ans de pratique, aucun pontife, de ceux qui, dans les articles réclames, conseillent la nourriture des midinettes et des prolétaires, n'ait pas vu que ces médicaments dépassaient le but? Comment en sont-ils arrivés, le doyen de la faculté en tête, à convenir de l'intoxication de 95 °/₀ des malades, sans prendre depuis longtemps la décision actuelle?

Il y a, dit un professeur à l'Académie, de grandes réformes à opérer en médecine! M'est avis qu'un vieux bâtiment de ce genre, vermoulu, miné dans sa base, vétuste, en un mot, devrait simplement être renversé. Le public doit aider à cette œuvre saine, nécessaire, en mettant en quarantaine illimitée « la vieille *vespasienne lumineuse* » qu'est l'école de médecine, et toutes ses ramifications!

La mort! — Je n'insiste pas de nouveau sur ce point si palpitant; j'ai démontré que l'électricité s'imposait à tout moribond, quelque désespéré qu'il puisse paraître au médecin, qui juge par routine, sans pouvoir présumer même ce qu'il peut attendre de mes moyens, qui les ignore le plus souvent et qui, sans un seul retour sur lui-même, condamne son malade, un être humain, à la mort !... comme s'il s'agissait d'un corbeau ou d'une grenouille !

Qui utilise même ce moment fatal, pour se faire une auréole (rien n'est négligé, commercialement parlant). Qui,.... Mais pourquoi en dire davantage ? Cela ne servira à quelque chose que le jour où le public s'affranchira de son respect pour le titre de docteur qui souvent, hélas, pourrait même se traduire : « ennemi de la santé publique ».

LA MAISON « DITE DE SANTÉ »

Nous n'envisagerons pas toute cette question intéressante ; nous nous contenterons d'en choisir une parmi les réputées. La conclusion sera ensuite bien facile ; nous y aiderons d'ailleurs le lecteur.

Dans la maison dite « de santé », où le maître paré et masqué, attente à la vie des gens, comme les classiques seigneurs et brigands d'antan à la bourse du riche, le service des morts est admirablement installé ! Sur un boulevard, un mur ; dans ce mur, une porte continuant les ornements de la pierre et, de ce fait, invisible (1) ; c'est la sortie des morts ! des ascenseurs, chemin de fer à voie étroite, font un service des plus actifs ! C'est la maison du grand opérateur, chez lequel toutes les opérations « réussissent sans exception. » Les pompes funèbres y sont représentées de façon permanente et les parents sont incités à prendre engagement alors que l'opéré pourrait encore espérer que la dépense faite et les émotions supportées lui donnent droit à la vie. La maison de la mort ne connaît pas de petits bénéfices, d'abord, et ensuite il semblerait, contrairement à la réclame faite de temps en temps, que l'individu touché est marqué pour la mort (2) : Ainsi donc, public niais jusqu'à la bêtise, vous êtes toujours sûr d'en sortir et au plus vite, balancé dans les ascenseurs et roulé (oh ! combien !) en wagons plombés..., et tout cela lestement ; la matinée seule pouvant amener un encombrement ! Et c'est le grand opérateur à la mode, le « doyen » des artistes dans le genre... Que se passe-t-il donc chez les autres... qui ne réussissent pas à tous les coups et qui ne sont

1. J'entends, en sortant de cette petite porte, accompagnant une victime d'une opération fort bien réussie, un ouvrier qui s'écrie : « Ah bien mince alors ! déjà, à c't heure (il est 6 heures 45'). J'passe plus par là, non mais tout de même, c'est pire qu'au Père Lachaise. »

2. Dans un cas où j'étais particulièrement intéressé un engagement fut imposé à une personne incapable de le prendre (son mari râlait), et il dut être payé un dédit pour rendre « l'affaire » à l'entreprise qui me plaisait, à moi, payant ! C'est extravagant !

L'électricité peut toujours intervenir sans médecin, sans conseil, quand on respecte la sensibilité.

pas masqués? Comédie, comédie! C'est bien dans le genre réclame que ces « accumulateurs » sont inépuisables !

A un malade fort riche (1) et par conséquent fort... naïf, auquel je ne pouvais faire croire que le chirurgien lui-même accusait 75 % d'opérations inutiles, je disais :

« Ce n'est pas le maître qu'il faut aller voir, mais le gardien de la susdite petite porte : avec un louis, tout le monde parle ; vous vous rendrez compte de l'activité de ce service. Ah! il ne chôme pas ; et tout en causant regardez les gonds de cette petite porte, la rouille ne les ronge pas ! On dirait que l'immense science (on n'est pas toujours là pour la contrôler) des savants architectes, démolisseurs du squelette et autres, s'est appesantie sur la perfection du service macchabétique. Demandez à voir... comme le gourmet qui passe près de la cuisine avant de s'engager à fond avec ses hôtes.

« Vous serez certainement heureux d'être sous la

1. Il ne faut pas croire que le riche soit plus sot qu'un autre ; j'ai dit plus naïf, c'est qu'en effet il ne peut se résoudre à voir autre chose en son docteur qu'un être désintéressé pour lequel sa santé est un souci constant. Il ne peut s'imaginer qu'au point de vue affaires le médecin, comme l'avoué, dans un autre ordre d'idées, est son premier ennemi qui l'éloignera du soulagement et de la guérison avec un soin méticuleux ; il croit et dit volontiers qu'il a tout intérêt à s'adresser à un homme qui a fait des études spéciales. Certes, si ces études étaient sérieuses, mais que sont-elles, grand Dieu!! Il croit la bonne parole ; la cravate blanche et la redingote le subjuguent. « Ah! mon cher et bon docteur... quelle nuit! qu'allez-vous me donner pour les éviter ? Songe donc, malheureux, que ton bourreau mijote son « os », et que cet os c'est toi ! »

---

protection de ce « père coupe-toujours » (1) qui vous débarrassera élégamment et scientifiquement, sinon économiquement, de tout ce qui vous gêne. Or, dans votre cas, le cerveau étant malade et le grand homme ne voulant en aucune façon se substituer à « l'homme rouge », il trouvera bien moyen de vous faire une entaille qui vous conduira au même but... Vous n'avez donc à redouter qu'une chose, c'est de sortir affaibli, vanné, après plusieurs semaines de séjour, par la grande porte... Peut-être la joie de l'exception, l'orgueil d'une résistance surhumaine compensera-t-elle les dégâts causés sur votre santé générale par cette main tant vantée devenue une main amie !

Je lisais dernièrement, dans un journal du matin, une réclame précédée du fameux homme masqué ; ne vient-il pas faire croire qu'il peut par une injection (2) agir préventivement sur ses contemporains. Depuis longtemps cette idée est mienne, mais elle est basée sur un principe inattaquable dont le principal objectif est de reconstituer avec le temps certaines activités

1. Un jour, en province, je suis entraîné par un médecin : « celui qui ouvre le plus de ventres du département », dit-il, et son assistant... « Où en sommes-nous ? — Mais, cher maître, c'est le quatrième ce matin. — Quelle heure ? Dix heures... » Sautant à la glace comme un fou... « Emile, du 80 !! Jamais, dit-il en se laissant retomber sur le coussin, nous n'arriverons à la douzaine ce matin ! » Combien y a-t-il de jours de ce genre ? Et l'on veut bien croire que ces forcenés opèrent avec soin. Oui, certes, devant la galerie ou le cinématographe ; mais quand ils sont seuls !.. Ah ! les bandits !... Et le public ne comprend pas cela ; il préfère, comme dit notre hurluberlu, être débarrassé tout de suite, à un traitement *Chardin* par exemple.

2. Ce mode d'introduction est d'un homme pratique et profondément commerçant. N'est-il pas marchand de vins en même temps que faiseur de macchabées ? Il connaît la manie de la seringue et il en joue... jusqu'à nouvel ordre !

latentes de l'économie. J'introduis dans l'économie un élément de l'économie même, je ne puis donc en rien la surprendre. Mais une saleté quelconque prenant d'assaut l'économie, demandant brutalement à cette économie le travail nécessaire à sa diffusion sans savoir si elle peut se l'assimiler. C'est vraiment trop de cynisme!... Mais nous n'en sommes plus à compter avec cet élément dans ce monde spécial mercantile et fou.

Dans une société de médecins : « Eh! messieurs, puisque nous sommes bien entre nous, permettez-moi de vous dire, qu'il faut avant tout sauver notre os... » — Rien n'est plus exact. « Public, préserve ta peau du médecin! » Tu l'as bien compris!

Le « principe » économique de l'électricité et de son application est immuable : courant très faible respectant la sensibilité du sujet.

La Médecine et le Magnétisme.
L'Électricité et le Magnétisme.

Le rôle de chacun de ces éléments, leur action réelle, leurs destinées.

Ce chapitre a été supprimé pour être remplacé par des observations plus utiles.

Nous devons en retenir ceci :

« Qu'il n'y a aucun rapprochement à faire entre l'électricité et le magnétisme. C'est un peu comme si l'on voulait comparer l'action de la ligne méridienne sur une usine de lumière électrique. »

Nos Agrégés. — Nos Professeurs. — Le Milliampèresmètre.

Plusieurs fois, dans l'arène éléctrothérapique, il m'est arrivé de distribuer des coups de flamberge à ces dieux de la science. Peut-être m'a-t-on donné tort (le pot de terre contre le pot de fer!) « Attendons! attendons! disais-je alors, laissons faire les événements; leur confusion n'est pas loin! » Car je pensais: « De par quelle autorité sont faits ces agrégés? Par d'autres agrégés professeurs, leurs devanciers, qui en savent moins qu'eux sur la question, ayant déjà oublié les théories apprises par cœur comme tout ce qui n'est pas exact! »

Et le premier de ces agrégés? Ce furent sans doute les *Gariel*, les *Hayem*, les *Debove* qui l'interrogèrent, et quand il eut collé son maître en physique en lui répondant sans hésitation « *que le trou d'une clef fixé attentivement est conique et non cylindrique* », il fut reconnu à l'unanimité comme absolument digne de répandre le fluide électrique sur le monde et de recevoir le titre d'agrégé (1). *(Voir (1) page 331)*.

C'est ce premier qui fit les autres! Et on comprend le Docteur de la lettre n° 14564 quand il dit : « *Votre opuscule m'a remis avec l'électricité que m'avaient*

1. La confusion est telle parmi tout ce monde savant que nous avons vu et voyons encore de ces grands esprits devenir alcooliques comme s'ils voulaient échapper à cette suralimentation du cerveau!

travestie et rendue presque odieuse les indigestes et incompréhensibles élucubrations des électrothérapeutes. » Que l'on ne prenne pas pour critique ce que je dis des *Bergonié*, des *Castex*, des *Foveau*, des *Rivière*, des *Guilloz*, des *Bordier*, des *Lacaille*, des *Doumer*, etc., etc.

Je plains ces pauvres hères, s'ils ont vraiment un bagage digne de leur nom ou de leur réputation ; le cabanon les guette... C'est hors de doute !

Ne voient-ils pas déjà les choses à l'envers quand, dans leurs feuilles de choux, ils viennent nous raconter les nouvelles cures de l'électricité, alors que nous en sommes, nous pauvre petit électricien, à rechercher un cas, un seul, dans lequel l'électricité n'a pas trouvé d'emploi ?

Comme dans la lune, l'électricité sur terre est née avec tous les pouvoirs et tous les honneurs, et si on la voit si simple par ma méthode *électro-cinésique vasculaire*, c'est que jamais on n'a pu la prendre en défaut ! Chaque action d'éclat lui a valu la suppression d'un titre ; actuellement, nue comme la *Vérité* même, elle défie le monde ennemi ou ignorant, comme la vérité le crime et l'obscurantisme !

Mais où donc voulais-je en venir ? Ah oui ! le milliampèresmètre œuvre des d'*Arsonval* et autres irresponsables !

Car c'est le milliampèresmètre qui constitue la

Avec l'électricité, plus d'incurables, mais seulement des gens ignares ou intéressés qui ne savent pas ou ne veulent pas guérir.

méthode officielle. C'est le milliampèresmètre qui est la base de l'édifice équilibré, et nous voyons un docteur *Rtory*, observation n° 17821, arrêté net dans son élan de bienfaiteur de l'humanité, par un collègue *Baissas*, de la belle école officielle, qui vient lui opposer le milliampèresmètre ! Songez donc, la belle aventure !

Eh bien, messieurs, savants agrégés et érudits routiniers, répondez à ma question :

Qu'est-ce qu'un milliampèresmètre (1) ?

Je prends *Bordier* (qui entend une cloche entend toutes les autres, dit encore *Bezançon*, page 146.)

D'abord, si quelqu'un au monde peut comprendre quelque chose ou se faire une idée du rôle de l'instrument par ce qu'il lit, je veux être pendu ! Et cependant, *Bordier* est un grand électricien ! il dit : *avec l'un quelconque des galvanomètres (qu'il décrit), l'intensité sera mesurée très facilement et très exactement.* Bravo, *Bordier*, un cultivateur en dirait bien autant !

Le maître sublime ajoute : *La force électromotrice est bien moins facile à mesurer. L'unité de force électromotrice étant le volt, les appareils qui servent à mesurer les forces électromotrices s'appellent voltmètres.* Bravo, bravo, *Bordier* ! Quelle science, cher maître !

Et il cite une belle et profonde pensée du professeur *Bergonié* (qui a mis deux ans à lui apprendre ce qu'il vient d'écrire). « *Il est utile de remarquer que la*

1. Si ma mémoire ne me fait pas défaut, c'est à une commission spéciale que nous devons le milliampèresmètre, ce qui prouve qu'il y a plus sot qu'un agrégé d'électricité médicale, comme on dit vulgairement... avec confirmation de *Bezançon*.

résistance des tissus étant incomparablement plus grande que celle des circuits métalliques, la plupart des voltmètres dont la résistance ne dépasse pas 1.000 ohms ne pourront pas être utilisés en médecine. »

Pourquoi, cher maître ?

Quelle influence peut avoir la résistance humaine sur la résistance métallique?

Agrégé *Castex*, répondez ! Vous ne savez pas ? N'en ayez pas honte, ne rougissez pas : Tous vos collègues en savent autant que vous. Il en est de cela comme de tout le reste

Demandons à *Gariel !!* Professeur *Gariel !!?...* Le savant n'entend même pas ; le principe du trou de la clef l'a vidé ! Vous avez bien lu, messieurs qui vous dites savants et vous autres qui ne vous en vantez pas?

Eh bien, le **milliampèresmètre**, qui devrait mesurer la quantité, l'intensité du courant, est muet à cet égard (1) !

Et comme il mesure quelque chose puisque l'aiguille l'indique, qu'en électricité il n'y a que deux facteurs : la *quantité* et la *tension*, il en résulte qu'il pourrait bien être le voltmètre que *Bordier* cherche encore tout en s'en servant tous les jours !

Eh bien non ! l'instrument fameux, la base de l'école, la merveille des trouvailles de ces génies volcaniques,

1. A moins qu'il n'y ait quantité et quantité, comme il y a neige et neige ! Tous ces officiels, créatures politiques pour la plupart, sont bien étonnants ! Simyan ne fait-il pas passer un courant de 60 ampères dans un fil de 0,09/100 de millimètres ?... Cela donne évidemment à réfléchir sur la variété infinie de nos courants ou de la bêtise humaine.

le milliampèresmètre, est moins que tout cela ; il mesure le courant qui le traverse, sans aucune prétention sur ce qui se passe dans le corps humain !

Allons, *agrégés*, *électriciens*, *professeurs* de *tous genres*, pendez-vous !! l'électricité sera sans vous, malgré vos menées complexes et anti-scientifiques. Brave électricité ! elle me donne des jouissances philanthropiques et humanitaires qui me font une existence olympienne. Mais il faut avouer, messieurs, que je le lui revaux bien. (1)

Ainsi sont contrôlées mes précédentes constatations qui affirmaient l'ignorance des *Fort*, *Albaran*, *Lacaille*(2), lesquels depuis vingt ans pratiquent l'électrolyse sans avoir remarqué qu'ils n'en font pas, ni compris qu'ils ne peuvent pas en faire.

C'est ainsi que je me trouve autorisé à proclamer bien haut que tous nos électriciens sont des « *bluffeurs* », que leurs prétentions sont absurdes, leur pratique criminelle, puisqu'ils ne savent pas ce qu'ils font !

Le milliampèresmètre (*Bordier* écrit ainsi, je suppose qu'il connaît au moins l'orthographe et je n'aurai pas ouvert son livre pour rien) mesure donc la quantité, l'intensité du courant !

1. Certain pseudo-ennemi, devenu ami de force, prétendait en souriant que j'aurais un monde fou à mon enterrement. Et comme je restais interrogateur... « Vous avez tant d'ennemis intéressés à vous savoir bien mort. » Depuis ce jour, les ans me pèsent moins ! Avoir un bel enterrement ! l'église pleine, des discours peut-être... mon existence est un long délire !

2. « N'allez pas à son cours, dit-on devant moi, vous y perdriez votre temps, on n'y comprend rien ! » Comment pourrait-il en être autrement ?

Eh bien, prenons un milliampèresmètre, plaçons-le avec une résistance de 1,500 ohms (ou sans résistance) dans le circuit d'un galvano-cautère, dont la pile divisée en lames successives, baignant dans le même liquide, forme un élément de « quantité » variable à volonté. Prenons la lame de charbon de gauche et la plaque de zinc immédiate, le milliampèresmètre nous donne 4 degrés.

Introduisons successivement toutes les autres plaques de zinc en maintenant notre rhéophore à la première plaque de charbon, et le pauvre instrument témoin de tant de brillants exploits des maîtres, reste pitoyablement à 4.

Prenons les lames extrêmes et plongeons l'élément dans le liquide 4!! Relevons-le... 4!! toujours 4!! chiffre fatidique sans doute ! et alors que la quantité a varié de 1 à 50!!

Ah ! messieurs, si vous n'êtes pas satisfaits, si votre science, votre expérience ne trouvent pas là une consécration, vous êtes bien difficiles !

Et toujours cette pensée *obsédante* : Comment des gens aussi éminents, peuvent-ils pendant des années utiliser un instrument sans le connaître, sans même avoir l'idée de le contrôler? Comment un M. *Baissas* ci-dessus se permet-il même de prendre la parole pour critiquer ce qu'il ne connaît pas, condamner même (1) ma méthode en s'appuyant sur cet instrument, qu'il

1. C'est par une fessée (scientifiquement parlant) que l'on devrait donner une leçon de retenue et de bon sens à ces fruits secs de l'électrothérapie ; leur inconscience n'est-elle pas un danger !

tient en main comme l'enfant un joujou et qui lui inspire une boutade infiniment grotesque.

C'est un simple galvanoscope, un peu mieux équilibré, et voilà tout! Mais sans aucune autre prétention que l'indication du courant. Il va falloir refaire son baptême à cet oiseau rare : Au moins en serais-je le parrain? La science me doit bien cela!

Et combien ma méthode *électro-cinésique vasculaire* se montre-t-elle dans toute l'importance d'une chose étudiée, quand elle supprime d'abord le galvanomètre!

Ce n'est pas fini, messieurs les électriciens, et, si déjà je puis par cet exemple démontrer que vous n'êtes que des fumistes... dangereux, je mijote une autre argumentation qui, sans valoir celle-ci, qui s'attaque à votre base, qui ruine votre édifice orgueilleux et trompeur, n'en sera pas moins un vigoureux soufflet à vos erreurs et à vos forfaits!

On m'accusera sans doute d'employer moi-même ces mesures ineptes. Dame! comme bien d'autres, j'y suis allé de confiance, et puis, l'on ne peut être compris de l'enfant qu'en foulant aux pieds les principes académiques... Et puis, enfin, je n'avais pas de raisons d'étudier un instrument dont je ne me sers pas! Il a fallu une question d'un médecin néophyte me mettant dans le plus grand embarras pour m'obliger, moi qui ne me contente pas, comme nos maîtres, de phrases et de mots sonores sans portée, à pénétrer dans l'abîme creusé

---

par le pédantisme classique? *Vous avez encore le mérite plus rare, m'écrit encore le docteur M..., lettre 14564, de démasquer le vide qui existe dans le bagage scientifique de gens qui en imposent aux simples et aux vulgaires avec leur outillage et leurs phrases creuses!* Docteur M... et tutti quanti (suivant *Besançon*), vous serez contents de moi! Je fais, je crois, de la bonne besogne!

Et maintenant, larmoyant public, et vous, médecins consultants qui paraissez tenir à la santé de votre malade, allez chez l'agrégé, vous aurez des milliampères pour votre argent!

Le médecin jugé par lui-même.

Dans le dîner que *Rivière* crut devoir offrir à ses collègues (moyennant 15 ou 25 francs par tête), payés au contrôle, dans l'intention de couronner l'œuvre gouvernementale qui le faisait chevalier de la Légion d'honneur (pourquoi??) le docteur *Besançon* eut une inspiration qui réclame la postérité. Il dit en substance: « Tous les médecins sont fabriqués par le même mécanisme et lancés dans la clientèle munis du même pneu; cette uniformité, on en viendra bientôt à l'uniforme, nuit incroyablement à notre profession; les malades n'ont même pas la ressource de changer de médecin; qu'ils en consultent trois ou qu'ils en consultent dix, c'est toujours la même ordonnance... »

Cinquante, soixante médecins, je ne sais pas au juste, ont acquiescé, par leur silence, à cette observation d'une sévérité sans exemple!!! Il faut des réformes!!

Écrit le 1er janvier 1909... C'est une belle étrenne pour les électriciens et l'électricité, cette dernière trônant enfin sur la confusion de ses ennemis.

Il n'est pas de moment pour l'application du courant, l'affection comme le secours étant invariables.

OBSERVATIONS INTÉRESSANTES

N° 3725. — *Le docteur L... apprend qu'on opère un de ses vieux amis de l'***appendicite.** « *Je veux y être* », *se dit-il à lui-même, et c'est ainsi qu'il se présente aux opérateurs et rabatteurs déjà tout prêts pour leur mauvais coup : refus d'abord de ces braves gens, mais force reste à l'amitié et on commence. L'appendice apparaît à notre docteur dans un état parfait... il est cependant coupé : « Permettez ! dit-il au Maître intègre qui vient de commettre le crime. Mais cet appendice est parfaitement sain. — C'est possible, répond le maître impatienté. S'il est sain il guérira plus vite !* »

Allons, allons, bon Public... Venez me trouver, je vous y conduirai... A tous coups l'on gagne... une opération !!

Lettre 6024. — Cette lettre *d'un Juge de paix guéri et devenu médecin-électricien* sans diplôme mais guérissant les malades....

Personnellement : **amélioration générale** et dans les **douleurs rhumatismales.** « Il me semble être rajeuni de dix ans ». Effets très remarquables du côté de la vue sur le trijumeau dont les oscillations sont calmées, sur les douleurs rénales disparaissant dès la première application.

Ainsi des **affections du larynx.** Travail sous le courant comme à vingt ans. « *Je considère mon appareil comme un compagnon inséparable* », *écrit-il.*

Je ne cesse de recommander autour de moi l'emploi de l'électricité, dont je constate l'efficacité permanente et la complète innocuité en suivant vos principes. Mais, hélas, que de préjugés et d'indifférence, même de la part de ceux qui souffrent !

D'autre part, impossible de compter sur les conseils du médecin, tous butés dans leur mauvais vouloir.

Par mes fonctions je suis tenu à la plus grande réserve, afin de ne pas me créer d'ennemis personnels parmi ceux qui remplissent un rôle politique; *aussi, est-ce par le pharmacien (que j'ai acquis à la cause de l'électricité) que je vous adresse les adeptes qui se font trop rares.*

Mais passons aux autres partisans de votre école :

1° Notre rhumatisant *de... se trouve toujours très bien de ses applications quotidiennes, tantôt générales, tantôt partielles... Ce n'est plus le même homme d'il y a six mois.*

2° Grossesse. Bébé. *La jeune maman, dont je vous ai entretenu déjà, possède le plus beau bébé qu'il soit possible de voir, plein de vie et de santé.. Au bain, elle lui applique le courant. La mère, aussi, conserve toute sa force et toute sa fraîcheur par des applications fréquentes et judicieuses.*

3° Une autre personne, Mme D., *souffrant des* poumons *à la suite d'une* pleurésie, *a renoncé aux pointes de feu, depuis qu'elle a ressenti les bons effets du courant.*

Maladie du sommeil. Son mari est tout à fait acquis à l'électricité *dont il a fait une application parfaitement*

Les soins électriques se présentent aux ignorants comme supplémentaires et ennuyeux... Pourquoi se débarbouiller, alors ?

réussie à l'un de ses ouvriers atteint d'une invincible somnolence (1) *qui n'a plus reparu à la suite de quelques interventions d'assez courte durée.*

3° *Un* vieillard, *abandonné des médecins, M. B..., se maintient depuis un an.*

Signé : H..., Juge de Paix.

Lettre 6084, du 10 octobre 1907... **Ma méthode.** *Je suis stupéfait !* **Voilà cinq appareils que je fournis à des malades** *avec le traitement que vous avez indiqué pour chaque cas. Cinq guérisons ! quatre d'entre eux avaient épuisé toute la science des médecins de la ville.*

Laissez-moi vous dire toute mon admiration.

R... à A... Électricité industrielle et domestique.

P.-S. — Je me demandais si vous étiez sérieux sous votre masque moqueur en disant : « Je ne me trompe jamais ! » qui s'accorde si peu avec votre air « bon enfant »... Je commence à croire que vous ne dites même pas tout ce que vous pensez !

Lettre 6085 du 20 octobre 1907. — **Artério-sclérose, suivie d'ischémie cérébrale avec parésie des membres inférieurs.** — *Dans la nuit du 3 au 4 septembre, en pleine santé, je me réveillai vers les deux heures du matin, sans*

1. Les Allemands vont faire des études dans le pays du sommeil. L'idéal *Koch* a trouvé là un élément de commerce, sans doute ; car, au point de vue réel, qu'a-t-il rapporté ? Il est vrai que ses contemporains, en hommes pratiques qui veulent s'imposer par tous les moyens, l'avaient récompensé avant ses débuts. Ce sont des metteurs en scène de premier ordre et leurs mœurs spéciales nous font assister souvent à des faveurs inexplicables autrement. Quels fumistes !!

Et l'électricité, illustre pourvoyeur de la mort ?... Vous préférez vos drogues : la spéculation est, il est vrai, moins limitée.

pouvoir me rendre compte où je me trouvais; j'étais en proie à un vertige effrayant. Quoique dans le décubitus dorsal, tout tournait autour de moi, j'avais seulement conscience que j'étais encore dans mon lit. Je voyais les portes et les murs agités d'un mouvement incessant. Je croyais avoir 20 kilos de plomb dans ma tête qui ne pouvait tenir sur mon épaule, s'en allant sans cesse de l'une à l'autre et d'avant en arrière. Tout effort musculaire était impossible ; les membres inférieurs incapables de soutenir le corps et d'obéir à la direction que ma volonté voulait leur imposer.

J'eus presque de suite l'idée de faire intervenir le courant continu d'après les principes de Chardin. Je fis des applications de 6 heures par jour, front et pied. Après trois jours, ma tête était moins lourde, le vertige moindre et, avec beaucoup d'attention, je pouvais imposer à mes jambes une direction. Quarante jours après, je marche sans aide mais non sans soutien. Actuellement (deux mois après), mes forces générales sont revenues et, après avoir redouté une paralysie et un dénoûment fatal, je me reprends à espérer la vigueur, non de la jeunesse, mais celle que trouvent tous les vieillards de mon âge (74 ans).

C'est donc incontestablement aux principes de Chardin : « Secourir la nature dans toutes ses défaillances, par des courants continus d'action prolongée et respectant la sensibilité en s'attaquant à l'état général », que je dois ce résultat, et si je me décide à parler de moi, c'est dans l'espérance que d'autres pourront suivre mon exemple et en profiter.

Dr B., en son château de Frileuse (Eure).

La santé générale profite toujours du courant : c'est elle qui entraîne l'état local.

Lettre n° 6242. — **Mes œuvres.** — « *Je trouve la « lecture de votre excellent livre plus amusante que celle « de la plus belle œuvre littéraire.* »

Capitaine B...

Lettre 6303, du 4 novembre 1907. — **Névralgie faciale ancienne et rebelle.** — *Toutes mes amies me font des compliments de ma bonne mine. C'est à vous que je dois une reconnaissance éternelle.*

26 novembre 1907. — **Rhumatisme. Douleurs.** — *Ma mère constate déjà une grande amélioration. Elle joint sa reconnaissance à la mienne. Ah! que nous regrettons de ne pas avoir connu plus tôt cette merveilleuse électricité!*

T. H..., à Ch.-s.-M.

Très important.

Lettre 6306, 4 novembre 1907. — **Mes principes commentés. Tabes.** — *Du reste, vos doctrines ne sont-elles pas la logique même? Vous avez toujours été d'accord avec vos principes. Vous êtes d'accord avec la physiologie, et à ce titre on n'a plus le droit de vous accuser d'empirisme. Vos raisonnements sont scientifiques et moins que jamais je ne puis comprendre l'obstruction systématique opposée à vos idées.*

Vos notions d'électro-physiologie sont cependant bien séduisantes et quand vous dites :

« *Le corps humain est sans contredit une suite de petites « usines électriques dont les pôles varient à l'infini,* » *et ailleurs :* « *L'intervention extérieure doit par conséquent « se rapprocher de cet état,* » *vous êtes en somme d'accord avec les données scientifiques. Vos conclusions, qui sont les assises de votre méthode, sont d'une logique absolue.*

Je ne m'explique pas plus que vous l'inconséquence de l'électricien dont les applications sont contraires à la physiologie et par suite illogiques, voire même incohérentes.

Vous êtes heureusement de ceux que rien ne décourage.

. . . .

Docteur M. C., à C. (Rhône).

P.-S. — Tout mon entourage trouve que je vais mieux (tabes). *Je le crois, malgré mon scepticisme de médecin. Je fais scrupuleusement votre traitement, merci !*

Lettre 6314 du 3 novembre 1907. — **Ma critique approuvée.** — *Combien vous avez raison de dauber ces faiseurs, électriciens spécialistes, qui visent à isoler l'électricité, en la rendant inaccessible aux malheureux, alors qu'elle est l'élément par excellence de tous, puisqu'elle est la base de notre organisme et que l'on peut si facilement l'appliquer chez soi et sans surveillance !*

Docteur P. ., à M. (Ardennes).

Lettre 6315, du 4 novembre 1907. — **Albuminurique, Neurasthénique.** — *Je m'empresse de vous féliciter pour les bons résultats que j'ai pu obtenir chez un* **albuminurique neurasthénique,** *grâce à votre méthode de courants continus.*

Docteur M. à Ch. (Seine-et-Marne).

Lettre n° 6478. — **Piles et appareils.** — *Vos petites piles portatives, sans entretien, ont fait fortune ici. Envoyez-moi donc....*

Docteur D..., Maison d'aliénés (Guadeloupe).

Lettre n° 6493, du 5 novembre 1907. — **Mes œuvres.** — *J'ai donné quelques instructions (basées sur votre* Précis *que j'ai lu attentivement et que je feuillette toujours) à mon masseur électricien. En quatre jours, il a obtenu des résultats surprenants, comme il me dit : Je fais une belle réclame ici, car vous devez savoir que plusieurs médecins d'ici, allant parfaire leurs études à Paris, sont revenus en déclarant, sur les affirmations de leurs professeurs,* « que vous êtes un adroit charlatan ! » *Soyez sûr que je vous ai bien défendu, et que je suis arrivé à les persuader qu'ils doivent faire changer de rôle aux « titulaires ».*

C.., Inst. de chirurgie à K... (Égypte).

MM. les Professeurs, vous avez la première manche. *(Voyez ma réponse, p. 139).*

Lettre 6524, 12 novembre 1907. — **Sciatique, Vessie.** — *Je possède vos petites pochettes que j'ai achetées pour mon usage personnel pour une sciatique. Je m'en suis très bien trouvé, car, non seulement la sciatique a disparu, mais mes urines qui contenaient du sable et qui laissaient un sédiment rouge autour des parois du vase sont devenues normales. L'analyse constate qu'elles sont bonnes ! l'excès de phosphate a disparu.*

Aug. N..., à N.-s.-M. (Seine).

Le 24 nov. 1907. — **Action préventive du courant.** — *Mais, mon cher Chardin, depuis cinq ans que je ne vous ai pas rencontré* (voir page 10,) *vous n'avez pas changé ! me dit-il, et après quelques plaisanteries : « Chaque nuit, lui dis-je confidentiellement, je fais des applications de ma méthode... » Il sourit et me quitte en pensant : « Pauvre Chardin ! »* Quelles gens ! Rien n'a de prise sur eux, pas même le fait reconnu, saisi par eux-mêmes en dehors des absurdités routinières de l'École !... C'est la fondrière dans toute son horreur ! *(Voir page 124 deux observations analogues).*

Lettre 6588, 15 novembre 1907. — **Mes actes.** — *Je vous remercie, mon cher maître, des indications que vous me donnez, de la sollicitude avec laquelle vous suivez les plus simples appareils qui vous sont commandés.*

Les personnes qui les possèdent m'expriment leur reconnaissance.

L., Juge de Paix, à C...

Lettre 6656, 18 novembre 1907. — **Action préventive du courant.** — *Point n'est besoin de la lecture de votre ouvrage pour me convaincre, moi qui ne suis jamais malade parce que j'use de l'électricité.*

A. C... Papeterie Ch.

Lettre 6833, 27 novembre 1907. — **Mes critiques approuvées.** — *Vous faites œuvre saine en révélant au public ces grossières lacunes de l'instruction de nos modernes Esculapes. Vous avez mille fois raison de leur décocher quelques bonnes boutades qui portent en plein, car vous savez manier l'esprit aussi bien que l'électricité... Je vous applaudis des deux mains lorsque vous flagellez ces bons docteurs faisant leurs tournées administratives et politiques. Comme si la politique pouvait laisser le loisir d'étudier, de perfectionner et surtout de se dévouer ! Cette néfaste politique annihile plus de cerveaux à notre époque que Bonaparte n'a consommé de vies humaines . . . .*

Et quand on réfléchit que vous leur ouvrez une si belle voie, si passionnante ! Ah ! si j'étais médecin, je me mettrais tout de suite à la besogne et je piocherais dur et ferme sur le terrain que vous venez de déblayer.

Je vous félicite donc de votre travail : je vous loue encore davantage de dire tout haut ce que d'autres pensent tout bas et de porter un jugement droit, sûr et loyal, sur ce corps de médecins et de spécialistes dont leurs confrères les bouchers et les charcutiers ne sont qu'une pâle copie.

R. de la G..., Enregistrement des Domaines.

Lettre 6890, du 29 novembre 1907. — *Je voudrais plusieurs exemplaires de votre Livre d'Or.*

Pour votre livre d'Or futur. — **État général.** — *Ma fille, âgée de 22 ans, guérissait à peine des* **oreillons** *qui l'ont retenue 6 semaines au lit, que nous nous aperçûmes qu'il lui était impossible de mettre un pied à terre, encore moins de s'appuyer sur la jambe, et elle devait être demoiselle d'honneur d'une de ses amies qui se mariait le 17 courant. Je reçus votre appareil le 14, à midi, et fis une séance de six heures, et ainsi matin et soir. Le 17, elle assistait à toute la cérémonie et dansait toute la nuit.*

E. Ch., Pharmacien à P. C.-s.-M.

Pourquoi n'avait-il pas demandé l'appareil plutôt et appliqué le courant aux oreillons même? Tout simplement parce que ces braves gens ne peuvent concevoir que le courant est d'application universelle (voir page 16). N'y a-t-il pas un médicament, sinon vingt, pour chaque cas ?

Lettre 6898, 29 novembre 1907. — **Mon œuvre.** — *Monsieur F... m'a confié votre ouvrage que j'ai lu avec beaucoup d'intérêt. Je vous propose de le publier par fragments dans une série successive de numéros de ma publication, dont le tirage dépasse aujourd'hui 10.000 exemplaires.*

E. F..., Bruxelles.

Alors qu'un apothicaire français, indûment propriétaire d'un journal de médecine qui lui sert pour le lancement de ses produits organiques, trouve *que je dis trop et injustement du mal des médecins*... Changera-t-il d'avis à la lecture du chapitre page 139 ? D'ailleurs au fond je m'en moque ! L'œuvre d'assainissement que je poursuis me met bien au-dessus de ces pourvoyeurs de la mort par un mercantilisme éhonté !

Lettre n° 7015 du 6 décembre 1907. — Critique de Le Duc. — *Comme vous avez raison de traiter de rôtisseur le sieur L..., le fameux spécialiste! J'ai eu le malheur d'aller le trouver et j'ai été édifié! De vive voix, je vous dirai des choses singulières que j'ai recueillies pendant les cinq séances dont une a duré 50 minutes à 50 m.-a. Moi aussi j'ai eu des escarres et toute la partie électrisée a pelé.*

Je n'aurais jamais cru qu'un professeur dans une école de médecine pouvait recourir à de tels procédés de réclame.

A. C... Médecin à M.-V.

Et dire que cet halluciné se base exclusivement sur l'intensité du courant qu'il traduit en milliampères ! Les observations de la page 139 et suivantes donneront une fois de plus raison à mes sévères réflexions sur la folie de cet intrus et celle de plus fous encore, docteurs ou malades, qui s'emballent à la seule vue d'une réclame de presse.

L'électricité préventive s'admet difficilement ! Pourquoi, puisqu'elle ne prétend qu'à se substituer à celle de l'économie, qui logiquement s'épuise chaque jour !

Lettre 7018 du 5 décembre 1907. — **Mon œuvre.** — *Je profite de la présente pour vous remercier de l'envoi de votre dernier ouvrage. Je ne puis qu'admirer votre courage et la loyauté des explications que vous donnez des lois simples formulées dans votre* Précis. *Vous êtes évidemment dans le vrai en prescrivant des courants faibles.*

Bruxelles. S. T., Ingénieur-Électricien.

Lettre 8021. 10 décembre 1907. — *La jeune femme* cardiaque *reprend les soins du ménage abandonnés depuis plus d'un an.*

J..., Magistrat à L...

Lettre 8046 du 16 août 1907. — **État général. Neurasthénie.** — *L'amélioration survenue dans ma santé m'a permis, en effet, de prendre un chemin très différent de celui de la France.*

L. M., ingénieur,
Long-Long-Son.

Lettre 8162, 15 décembre 1907. — **(État général mauvais ; hémiplégie, rides.** — *Tout va bien ! Les rides du visage ont aussi beaucoup diminué.*

B..., Capitaine à C...

Lettre 8190. — 15 décembre 1907. — **Rhumatisme. Arthritisme. Goutte.** — *Je vais très bien et ressens de moins en moins de douleurs dans les articulations. Je fais de 8 à 10 heures de courant par semaine.*

A... F..., Voyageur.

Lettre 8201. 12 décembre 1907. — **Goutte.** — *Sous le coup d'une attaque de goutte qui dure généralement trois à quatre semaines très douloureuses malgré l'intervention de* *la liqueur Laville, je rends visite à M. Chardin, séduit par ses théories*(1) *et dans une double intention. Le soir, enflure sérieuse. Deux heures un quart d'électricité. A six heures, répit dans la douleur.*

Électrisation de dix heures du soir à quatre heures du matin dans le lit ; douleurs atténuées. Je dors bien.

Vendredi. — *Pied enflé; malléole externe beaucoup moins sensible. Marche assez difficile. Je continue toutes mes occupations. Après-midi. — Douleur très atténuée. Amélioration très sensible. — A trois heures, douleur presque disparue. Je m'électrise en travaillant à mon bureau. Quatre heures et demie, douleur presque nulle. Je monte à pied les Champs-Élysées. Gonflement diminué.*

Samedi. — *Courant de 9 heures à 2 heures du matin en plein sommeil.*

Dimanche. — *Je ne souffre plus; deux heures et demie de courant. — 16 décembre. Je marche normalement; le pied est presque complètement désenflé; les douleurs ont laissé la place aux démangeaisons. C'est la fin !*

Et plus fort encore, s'écrie-t-il : « Mon petit garçon se plaignait d'une rage de dents ; *cinq minutes d'application suffirent pour la faire disparaître. »*

Plaut, vétérinaire, 20, rue Bayard, Paris.

1. Le sujet est un grand admirateur de *Le Bon* : il a remarqué la similitude de nos théories; vos principes, dit-il, sont une consécration palpable... si mes résultats sont exacts! Il est maintenant convaincu! Il m'adresse encore une note copiée dans *A. Bain de la Force nerveuse*), qui me démontre le bien-fondé de toutes mes observations : nos agrégés spécialistes n'ont jamais lu ces auteurs... ou ne les ont pas compris... cela ne fait pour moi aucun doute maintenant.

M. Chardin est à la disposition de tout le monde comme guide du traitement.

Lettre 8402, du 23 décembre 1907. — **Mes principes. Prostatite, Varicocèle. Approbation de mes critiques.** — *S'il est permis au principe pensant de Galvani de voir les choses terrestres, il doit tressaillir d'aise en vous entendant discourir de si belle façon sur l'objet de sa trouvaille qu'il a léguée à la postérité à l'état rudimentaire et dont pas un seul homme, excepté vous, n'a remarqué son utile loi au point de vue médical.*

Je vous ai acheté un appareil pour une prostatite et un varicocèle dont je souffrais depuis longtemps. J'ai montré la voie à suivre à « votre chien de berger » et il m'a rapporté ce que j'attendais de lui, la guérison.

Mon obscur personnage se permet de vous crier : Courage !... dans vos critiques, dans vos recherches et dans vos conseils !

P... Retraité de l'Octroi de Paris.

Lettre 8440, 24 décembre 1907. — **Mon œuvre.** — *Votre précis m'a d'autant plus intéressé que j'ai dû reconnaître l'exactitude de bien des appréciations que ma pratique de 30 années n'a fait que confirmer, à côté de nombreuses exceptions...*

C... M... Pharmacien (N...).

Lettre n° 8486, du 19 décembre 1907. — **Névralgie du trijumeau.** — *Je vous annonce que M. C..., le photographe que vous avez soigné pour une névralgie faciale, est guéri... La douleur s'est manifestée dans une jambe. (Il s'agit du malade ci-devant n° 7015).*

G..., opticien, Oran.

Lettre 8641, 4 janvier 1908. — **Mes appareils.** — *L'appareil de même modèle que j'ai acheté en 1879 a duré jusqu'à présent, soit 28 ans.*

Docteur C..., à P... (Suisse).

Lettre 8672, 6 janvier 1908. — **Mes critiques approuvées.** — *Je dois avouer mon trouble en lisant votre Précis. Quelle furia!... Tout ému, j'en parlai à un médecin ami. « C'est très bien, me dit-il, Chardin est un observateur et un réformateur, nous devons, dans notre intimité, le reconnaître ».*

B..., industriel, à Paris,
maintenant propagateur convaincu.

Lettre 8673, 8 janvier 1908. — **Méfaits de la médecine.** — *La médecine chimique offre bien des déceptions! J'ai guéri une femme* (1) *avec un produit... Je me suis cru autorisé à l'employer sur un enfant qui en est mort, et l'on m'accuse aujourd'hui d'avoir essayé sur l'enfant un médicament nouveau!!*

Dr M.., à L...

Lettre n° 8675, du 9 janvier 1908. **Estomac.** — *C'est à ne pas croire. Un agrégé, en consultation avec moi, déconseille l'électricité dans une affection de l'estomac, alors que j'en ai guéri des quantités. C'est inouï.*

L.... M.., Masseur à L...

Mais, mon cher monsieur, quand, en présence d'une guérison miraculeuse de sa sœur, par une intervention électrique, un jeune agrégé vient dire au collègue: « C'est bien, je vous félicite, mais rappelez-vous que l'*électricité est la négation de la médecine,* » je crois qu'il faut tirer l'échelle! C'est le gâtisme à la mamelle,

1. N'ai-je pas démontré le danger et l'inconnu des remèdes chimiques? Cet enfant qui jadis ne fut nullement indisposé de l'absorption de 12 pilules de strychnine!! n'est-ce pas à tous points de vue monstrueux? Le simple bon sens ne devrait-il pas tenir le malade en respect? Et le « codex » que l'on transforme en lac!

l'orgueil et la fatuité bavant de tout l'individu. La médecine! quand le chirurgien camarade de banc hausse les épaules devant la nullité et la sottise du médecin!... quand le médecin lui-même, s'il est sincère, reconnaît son impuissance, quand les catalogues des pharmaciens en gros, contiennent à l'infini des drogues descendues du pinacle dans un oubli méprisant! Non, vraiment, ces comédies de nos agrégés, dépassent les bornes. Et l'humanité est à la merci de tels sauteurs!

Lettre 8746. 10 janvier 1908. **État général. Neurasthénie.** — *Depuis 1 mois de traitement (état général mauvais), transformation complète, voilà deux ans que je suis malade! Bon appétit, bon somme, plus de nerfs. (Le sujet était hystérique). Ce n'est qu'un cri d'admiration de mes amis. J'aurais voulu que vous puissiez voir le placard de drogues dont je viens de me débarrasser. Je soumets mes enfants au traitement : c'est merveilleux.*

Toute ma reconnaissance.

Mme B..., Paris.

Lettre n° 8800. 3 janvier 1908. — **Mes principes.** — *Veuillez excuser mes nombreuses demandes, mais c'est justement que j'entends l'électricité comme vous. Et justement j'ai même comparé le Précis de Bordier et celui de Castex 1907, et j'ai été vivement impressionné que, dans beaucoup de cas, Castex et d'autres auteurs cités dans son* Précis *recommandent des séances longues et quelquefois des faibles intensités. Je vois bien par là qu'ils approchent de votre principe, que je trouve absolument rationnel.*

Docteur J. T..., Alexandrie (Égypte).

Que peut-on bien entendre par des « intensités faibles » ? et ne voit-on pas dans cette expression l'ânerie de nos maîtres ? Sur quoi est basée cette intensité ?.... Sur l'emploi de deux milliampères, de trois ou quatre éléments, me souffle-t-on

Bien ! mais le malade, ses impressions, sa constitution, sa sensibilité en un mot ; est-ce donc quantités négligeables ? Vous vous en moquez, je le sais, mais c'est peu scientifique ! et que ferez-vous, ô savants, quand votre malade se montrera rebelle à votre intervention ?... Vous le ferez « gueuler »... c'est vrai !... je ne pensais pas que votre science est sans limites. Car vous lui accorderez 3, 4 milliampères, alors que je vous démontre que 1 ou 2 quarantièmes de milliampères suffisent.

Faites de faibles courants, dit un jour le professeur *Raymond*, de la Salpêtrière, à un malade... *On en dit beaucoup de bien*... Mais, illustre maître, cet avis n'est-il pas un peu vague ? Si votre malade a été soigné par un non moins illustre maître, le trop fameux *Leduc* (1), qui le gratifia de 40, 60 piles, jusqu'à le rôtir *(le titre de rôtisseur lui est resté)* il pensera qu'en en prenant 6, par exemple, il sera dans le vrai !

Si au lieu d'employer une expression vague, d'une nullité navrante, suivant votre habitude d'homme prudent (on se trompe si souvent en médecine), vous parliez de faire la méthode « électro-cinésique vasculaire » votre sujet serait alors renseigné. Le mot vous

1. Lire compte-rendu de la Société de chirurgie, bulletin n° 33, du 17 novembre 1908, qui dépose Leduc sur le vase qui lui sert de piédestal utile, dans sa classe infantile.

brûle, cher maître, son origine vous affole ! Il serait cependant prudent de vous y habituer.

Eh mais, messieurs, vous oubliez donc la sensibilité physiologique de votre sujet ?

Vous paraissez ignorer ce contrôle invulnérable, merveilleux, que la nature a mis en nous pour vous faciliter ces interventions, comme ces lieux publics, théâtres ou autres, auxquels on impose des échelles scellées aux murs, en prévision de malheurs possibles. Vous ignorez la sensibilité dans son rôle régulateur !!!

Tenez-en compte même sans parler de l'innovateur de ce principe ; il n'a pas besoin de votre canal pour sa bonne renommée et il fait volontiers le sacrifice de sa gloire... pour l'électricité.

Et alors vous pourrez parler en maîtres dans toutes les circonstance où vous y serez incités, alors que vous vous contentez de la plus banale impuissance, que dis-je ! alors que vous n'osez même pas intervenir (affections cardiaques) ! (1)

Allons, grands enfants aux titres pompeux : Professeurs, agrégés, acceptez donc mes principes, si vous voulez sortir de votre bourbier et vraiment soigner vos malades dans le but de les guérir... Mais ce but, il le faut sincère... Il ne faut pas que les intérêts

1. Voir l'observation n° 15475, un cardiaque, condamné par le maître H..., la médecine a perdu tous ses droits, dit-il doctoralement, alors que j'affirme la guérison et tout au moins, la vie sauve et que mon malade, après une crise terrible, conséquence d'un état abandonné depuis trop longtemps aux moyens connus, revient chaque jour à la santé. L'illustre maître lui accordait quelques heures à vivre ; nous comptons déjà des mois !

Est-il utile d'ajouter que dans le cas où l'illustre maître voudrait des preuves, je les tiens à sa disposition ?

matériels emportent le plateau... Il faut que le malade soit autre chose qu'un « os à ronger ». *(Voir p. 137).*

Téléphone 8871, 4 janvier 1908. — Goutte. — *Je souffre tellement depuis six semaines, que je me rends! Expédiez appareil... Quand puis-je avoir un répit?*

Ma réponse. — Répit après six ou huit heures d'application; sans douleurs, le lendemain matin; marche pénible le surlendemain; le 4e jour guérison.

Ainsi fut fait!

R..., chimiste, Pharmacien à Lille.

Lettre n° 13256, 16 juillet 1908. — Succès de ma méthode. — *Étant possesseur d'une de vos piles qui me donne de brillants succès, veuillez m'adresser...*

Docteur C..., à E.

Lettre n° 13350, 23 juillet 1908. — Artério-sclérose vieillesse. — *Mon artério-sclérose, mes fatigues constantes, ma neurasthénie, ma vieillerie, (71 ans), tout a disparu. Je ne tiens plus en place. C'est merveilleux.*

M. H... Paris.

Lettre n° 13402, 23 juillet 1908. — Ma méthode. — *Mes clients viennent peu à peu à votre méthode et guérissent souvent.*

*L'*ozone *donne des résultats très remarquables dans certaines formes de* tuberculose, *et aussi dans la* coqueluche.

Docteur T., à L...

L'installation de mon traitement demande au maximum 5 minutes. Qu'est ce sacrifice, s'il conserve l'énergie et la santé?

Lettre n° 13474, 28 juillet 1908. — **Mentalité du médecin.** — *Maintes fois j'ai l'occasion de vanter vos appareils, mais c'est souvent le prix qui arrête les gens; d'autre part, les médecins ne veulent pas en entendre parler, ou bien alors ils les fournissent eux-mêmes et savez-vous quoi? Un appareil d'induction... ils ne connaissent que celui-là... et huit jours après, l'appareil est relégué au grenier.*

A. H., pharmacien à C...

Lettre n° 13489, 29 juillet 1908. — **Attaque de cécité.** — *Du soir au lendemain l'œil était comme paralysé, faisant tout voir double (78 ans) avec vertiges et étourdissements. Après deux séances très longues, tout est revenu normal.*

Affection cardiaque. — *Le monsieur qui ne pouvait s'allonger dans son lit, parce qu'il étouffait, respire presque librement; il se couche comme tout le monde et n'a plus les pieds enflés ainsi que les jambes, quand il est debout.*

V. R., négociant, Paris.

MM. les oculistes emploient l'électricité comme un élément insignifiant, dans le but d'amuser le malade; petites électrodes pour soigner un point déterminé, séances de 2 à 10 minutes.... etc... C'est navrant! Quand on pourrait tant!

Point n'est besoin d'avoir fait de grandes études médicales pour guérir les affections graves et délicates en même temps. Le négociant en nouveautés ci-dessus obtient ces deux guérisons avec l'aide exclusive de mon *Précis.*

Lettre n° 13512, 5 août 1908. — **Grossesse.** — *J'appliquerai le courant à mon nouveau-né, car je me trouve très bien de votre traitement.*

Mme L. D., à A...

Lettre 13521, 29 juillet. — **Les maîtres jugés par les faits.** — *Plus je me sers de vos appareils, plus je vois combien nos grands spécialistes ont émis d'opinions de fantaisie : Un jeune homme de 28 ans se présente avec une contracture du masséter ; impossibilité absolue de l'alimenter, excepté avec des liquides.*

Après 15 jours, le malade joyeux venait m'ouvrir une bouche énorme.

Docteur L... à P...

Non seulement nos tristes spécialistes électriciens ne soignent pas une contracture, mais ils la redoutent, ce qui prouve qu'ils en donnent ; *Duchesne de Boulogne* en signalait la fréquence sans pouvoir s'en préserver. On lui pardonne, au « pôvre » ! il avait bien assez de répondre aux quolibets des maîtres d'alors, qui traitaient l'électricité de « *musique à Duchesne* » ; mais, étant donné le progrès de la question, tous ces croquemitaines doivent tomber dans l'oubli !

Le progrès! Hélas, ce progrès est illusoire, superficiel, nos agrégés électriciens en savent moins que *Duchesne*, car la critique, l'insuccès et les accidents glissent sur eux alors que *Duchesne* les considérait avant tout ; ils jouent de l'appareil, ces grands bébés, et croient faire de la médecine électrique parce qu'ils font du bruit ; ils confondent l'inventeur du tramway avec le wattman, il se croient le premier quand ils sont le second, et encore !!! *(Voir le coup de massue, p. 139).*

Lettre 13649, 4 août 1908. — Névralgie de la tête. Découragement. Idées de suicide. — Triomphe de ma méthode. — *Je ne sais si vous vous souvenez de la malade (névralgie de la tête) pour laquelle vous m'avez envoyé une pile minuscule, il y a quelques semaines; suivant votre méthode elle a produit un soulagement inespéré.*

La malade qui était découragée avec idée de suicide, est revenue à l'espoir; elle ne souffre presque plus, elle s'attend à guérir et je compte bien moi-même sur sa guérison.

Je suis très heureux de vous faire part de ce beau résultat, nouvelle confirmation de vos théories.

Docteur A. R., à V...

Lettre 13736, 7 août 1908. — Clous et furoncles généralisés. Estomac. Apathie. — Action générale. — *Mes aisselles sont bleues et noires, horribles... D'après vos idées, c'est un phénomène de circulation. Envoyez un appareil. J'ai tout essayé, je suis découragé (Voir résultat 14775).*

Lieutenant G..., à B...

Lettre n° 13813, 11 août 1908. — Hémiplégie. Impuissance de la médecine. Méthode Chardin incomprise. — *Attaque d'hémiplégie en 1906. Inaction en 1907, le médecin ne trouvant rien à lui donner que du iodure. En octobre 1907, emploi d'un appareil à courant continu. Résultats déplorables, « le médecin n'y connaissant rien ».*

En novembre 1907, *vient me trouver.*

En février 1908, *la main et le bras prennent du mouvement*, avec le même appareil... et mes conseils.

En octobre 1908. *Tout a repris son état normal.*

M. C., à V...

C'est un propagateur enthousiaste.

L'électricité est simple, les moyens de production et d'application doivent être en harmonie avec le principe.

Le malade croit volontiers qu'il fait *la méthode Chardin* parce que son médecin lui a fait la concession de lui faire prendre un appareil de cette marque dont il joue sans savoir, ou qu'il lui raconte que cette méthode consiste à faire simplement de petites intensitées. On voit ci-dessus le malade possédant un appareil X... qui n'opère que du jour où il se confie à moi! *(Lire la page 162).*

Lettre n° 13815, 11 août 1908. — Paralysie. — *Je pense que Mme C., vous met au courant des progrès réalisés sur son mari? M. Sarrazin, le spécialiste, a été tout surpris de voir votre trousse. Il a souri et même haussé les épaules, mais aujourd'hui il est très étonné.*

H., à A...

Encore un « possédé » de l'École sans doute, et qui joue du milliampère! Cher monsieur *Sarrazin*, qui m'êtes d'ailleurs absolument inconnu, un conseil gratuit: Ménagez-vous, suivant l'expression lyonnaise, et surtout ménagez vos épaules : vous avez tout au plus le droit au mépris de vous-même et de vos maîtres! *(Lisez les pages 130 et suivantes).*

Lettre n° 13837, 12 août 1908. — **Rhumatisme articulaire et noueux. Rhumatisme du Deltoïde. Bêtise humaine.** — Novembre 1906. *Les mains ont des nodosités, la marche est très pénible, l'état général médiocre.*

Elle m'écrit : Ayant eu le bonheur d'être guérie par votre méthode, je veux la propager. J'ai beaucoup plus de force et de courage, je ne pourrais plus me passer de ma pile. Ma mère ne se ressent plus de son épaule.

22 décembre 1908. — *Visite : elle est méconnaissable. La santé est parfaite.*

Je ne me décourage pas dans la propagande que m'impose ma reconnaissance. Mais combien c'est difficile et combien est grande la bêtise générale ! Savez-vous ce qui m'est répondu généralement ? « L'électricité !!! On ne sait jamais ce que cela peut faire plus tard ; c'est en somme très dangereux ! »

Mme A. F., Paris.

Voilà votre œuvre, messieurs les spécialistes aux usines électriques, et la tâche des ennemis de notre « fée » est rendue ainsi bien facile !... et la faculté vous arme sottement contre le contrôle et la responsabilité ! Ah ! combien je féliciterais l'homme de gouvernement ou de faculté qui rendrait vos titres moins accessibles ! Vous faites tache dans le monde scientifique, vous êtes de vils mercantis affublés d'oripeaux volés à la brocanteuse qu'est l'Académie. *(Lisez les pages 130 et suivantes).*

Lettre 13896, 12 août 1908. — **Goitre exophtalmique.** — *J'ai fait de l'électricité après des traitements spéciaux préconisés et sans aucun résultat.*

Je serais heureux, Monsieur Chardin que vous me donniez votre précieux concours en cette circonstance. *(Voir 15117).*

L..., Électricien à M...

Lettre n° 14476, 10 septembre 1908. — **Névralgie généralisée. Épuisement musculaire.** — *Merci de vos bons conseils. J'ai remonté un peu le moral à M. Janneaud. Sa tête est tout à fait bien ; il ne lui reste qu'une névralgie intercostale.*

M. Labarthe, notre fruitier, est gaillard comme à vingt

ans : il jardine toute la journée, lui qui était sans forces et sans énergie, il y a quatre mois. C'est aussi une véritable résurrection.

L., publiciste à B...

Guéri lui-même d'une névralgie faciale contre laquelle toute la science avait échoué, propagateur et consultant. Tant il est vrai qu'il n'est pas besoin d'avoir fait de hautes études médicales, quand on comprend mon Précis. (*Voir lettre 19206*).

Lettre n° 14537, 13 septembre 1908. — **Névrite. Mal perforant.** — *Recevez, monsieur, les remerciements d'une pauvre femme qui vous a une profonde reconnaissance pour le soulagement apporté à son cher mari.*

Il souffrait depuis 15 mois d'une névrite, disait le docteur, et rien ne pouvait le soulager.

8 jours après avoir mis l'appareil il a éprouvé du soulagement.

Une plaie sous le gros doigt de pied appelée mal perforant, est aussi bien améliorée.

Mon cher mari a repris sa gaîté.

Recevez donc, monsieur, l'assurance de ma vive reconnaissance.

Mme T., à L. de D.

Si le médecin n'avait pas cet esprit vagabond, primesautier, qui en fait un être absolument à part alors que c'est lui qui détient, ô logique ! la santé publique, il verrait dans une observation de ce genre un fait gigantesque, capital ! Analysons ce fait ; **mal perforant** : ulcération tendant à gagner en profondeur, déterminée généralement par une lésion nerveuse ; lésion : effet de la maladie. Pour moi la lésion est des plus facilement curables par la circulation (*voir p. 81*).

C'est donc par une action de circulation sous-jacente, que nous aurons raison de ce mal perforant... Et alors, en présence d'une telle logique, on se demande par quel miracle d'un *Lourdes* médical, les pâtes, les acides et les onguents qui sont d'usage courant chez nos médecins, peuvent donner quelquefois un résultat! C'est le cas du vieux « *Panart* » remarquant avec stupeur que c'est par en dessous qu'il boit à la pièce et que c'est par en dessus qu'elle se vide! L'ébriété de ce dernier forme une explication plus facile que dans le premier cas!...

La gangrène est exactement dans le même cas, l'électricité agit donc par élimination, rôle dans lequel elle est merveilleuse *(voir n° 1773)*, elle vient apporter dans les tissus sous-jacents une vitalité toute nouvelle.

A-t-on jamais vu un électricien proposer dans ce cas l'électricité? Non, mille fois non, parce qu'il n'en comprend nullement l'action; peut-être fera-t-il de la haute fréquence, mais dans l'intention d'une modification superficielle et non pas avec l'idée d'une action sous-jacente modificatrice des éléments vitaux. Or la haute fréquence sous un aspect trompeur n'agira pas autrement! Allez donc faire comprendre aux médecins cette action unique, qui fait de l'électricité l'agent universel! « Il y a, dit un des leurs à un malade, des cas où il faut varier les machines... Chardin est trop exclusif... » Jamais ce malheureux ne me parlerait ainsi, sans doute, car autrement le quart d'heure de Rabelais ne serait qu'un leurre!

Lettre n° 14564, du 15 septembre 1908. — **Approbation raisonnée de mes critiques. Critiques de la mentalité médicale. Abus des titres et des qualificatifs. Œuvres néfastes des maîtres presque tous ignares.** — *J'ai reçu et lu avec intérêt votre brochure. Elle a pour moi le mérite de la simplicité.*

Elle a encore cet autre mérite plus rare dans la profession où l'on encense le plus les pontifes officiels, de démasquer le vide qui existe dans le bagage scientifique de gens qui en imposent aux simples et aux vulgaires avec leur outillage et leurs phrases creuses. Votre opuscule m'a presque remis avec l'électricité que m'avaient travestie et rendue presque odieuse les indigestes et incompréhensibles élucubrations des électrothérapeutes.

Docteur M., à L...

Lettre n° 14647, 18 septembre 1908. — **Durée de la pile B 121.** — *Je vous adresse par colis postal la pile que vous m'avez fournie il y a environ deux ans.*

A. D., à G...

Lettre n° 14773, 25 septembre 1908. — **Cœur. Affection cardiaque. Ascite.** — *J'ai obtenu chez un cardiaque, que j'avais ponctionné cinq fois consécutives, une amélioration considérable du cœur, et, de plus, la disparition complète de l'ascite par l'emploi régulier des courants continus.*

Docteur J. D., à N...

Gageons que le médecin et surtout l'électricien passera sur cette observation sans y réfléchir, sans tomber en admiration devant ces mots : disparition complète de l'ascite par l'emploi des courants continus. N'est-ce pas donner un palais à des sauvages, la puissance divine à un anencéphale? Comment ne pas conclure à une autorité merveilleuse du courant, par de tels faits? Comment en être encore à douter de mes paroles, quand je donne l'électricité comme un agent universel?

Lettre n° 14775, 23 septembre 1908. — *J'éprouve un grand soulagement. Je n'ai plus vu reparaître les maudits furoncles, j'apprécie l'influence du courant sur mon tempérament; j'avais des douleurs d'estomac, un penchant au sommeil pendant mes digestions, une certaine apathie qui me rendait le travail pénible. Maintenant, je me sens plus actif et je ne sens plus la fatigue. Votre appareil m'a été d'un précieux secours pendant les manœuvres. (Voir lettre 13736).*

Lieutenant G., à B...

Et un exemple de ce genre qui devrait être la « chandelle » de son obscur falot, ne sera même pas remarqué du spécialiste électricien; il restera dans son ornière qui lui fait soigner une douleur ou une affection au lieu d'agir sur la cause qui est toujours la circulation!! La mentalité de ces gens-là est navrante!! Car un tel agent, maître d'un tel « *coup de balai* », donne à l'homme vraiment intelligent et savant une puissance créatrice universelle. (*Voir la lettre 17064*).

Lettre n° 14883, du 7 juillet 1904. *(Rétrospectif)*. — **Prostatite, Neurasthénie, Épuisement.** — *Traité avec forfait de 2.000 francs par un spécialiste,* sans succès.

10 août 1904. *Mieux très sensible.*

30 novembre 1904. *Vient de Vincennes à pied pour me*

faire honneur, m'apportant à visiter l'appareil (100 fr.) qui l'a guéri!

8 juin 1908. *Santé parfaite, fait une grande propagande..., et toujours son courant.*

S.... Vincennes.

Lettre n° 14885, 2 octobre 1908. — **État général mauvais. Foie malade. Intestin paresseux. Affection cardiaque.** — *Traitement commencé en août. Le sujet est enchanté, vaque sans fatigue à toutes ses occupations; il lui semble qu'elle ne pourrait plus se passer de son appareil.*

Mme C., Paris.

Lettre 14886, 25 juillet 1899. (*Rétrospectif*). — **Constipation opiniâtre.** — *A consulté 53 médecins, académies et instituts : elle n'a confiance qu'en moi.*

Je lui promets la guérison pour le lendemain sans mentir.

Depuis ce temps, l'intestin a repris son fonctionnement.

Le 4 mars 1908, j'utilise mon appareil une fois par mois, par reconnaissance, dit-elle en riant.

Mme B., Paris.

Lettre n° 14904, 27 septembre 1908. — **Constipation. Paralysie du gros intestin, Hernie.** — *annonce le malade. Je m'applique depuis trois mois le courant, la constipation a disparu, et mon système nerveux, qui m'a transformé en véritable baromètre, s'en trouve fort bien.*

G., à M. (Algérie).

Lettre 14972 3 octobre 1908. — **État général, Neurasthénie, épuisement.** — *Je suis tellement enchanté du résultat que ma mère souffrant de rhumatisme je n'hésite pas à lui faire adresser un appareil.*

Je parle à tout le monde de votre méthode, je ressens un si grand bien-être qu'il me semble ne pas pouvoir me passer de mon appareil.

Madame C..., à M...

Lettre 15117, octobre 1908. — **Goitre.** — *Je suis toujours très satisfait de mon traitement. (Voir lettre n° 13896).*

G., électricien à T...

Le sujet est électricien; il connaît, dit-il, mes principes, eh bien, il trouve le moyen d'écouter des médecins qui lui racontent des guérisons imaginaires avec la drogue et il se néglige au point d'être presque désespéré! C'est qu'il a, comme tant d'autres, lu mes livres sans les comprendre et il fait de l'électricité comme tous nos grands maîtres, sans avoir aucune idée de ce qu'il fait. On ne peut cependant offrir à l'esprit un travail plus simple et plus explicite que le tableau de douze lignes placé au commencement du *Précis. (Voir lettre 10200).*

Lettre n° 15475 du 5 septembre 1908. — **Affection cardiaque, dyspnée terrible, achy-arythmie maximale, pouls se perdant fréquemment, syncopes ébauchées, cœur fou.** — *Le traitement médical est presque nul. Le professeur H..., spécialiste qui le dirige, a laissé le malade s'épuiser par l'emploi des moyens connus. C'est l'école officielle dans toute sa pédante insuffisance... C'est la mort! Le professeur a averti Madame H... que la médecine avait perdu ses droits, que pour le sujet, c'est une question d'heures... Quelle science! Pourquoi ne pas aller vers la somnambule?... elle est moins sotte, en vérité!*

Comme toujours, (ne me connaissant pas d'insuccès dans ces affections et sûr de mon principe page 34), je promis de sauver le malade qui a vu avec une santé meilleure la fin de l'année. Je crois qu'il néglige son électricité. Tant pis ! quand il peut si facilement se convaincre de son importance par la lecture de mon Précis.

R... à S. à P.

Et l'on viendra me raconter que ces professeurs sont « quelqu'un ». Allons donc ! jamais celui-ci ne voudra faire intervenir ma méthode ; il continuera à rabâcher ce qu'est le cœur et il ne saura jamais le guérir, car, en vérité, jamais il ne comprendra mon principe. Et les malades mourront toujours pour la plus grande gloire de l'école. Bravo, les gars !! Quels tyrans !... Nérons modernes issus de nos mœurs et de notre indifférence !

Lettre n° 15760, 25 octobre 1908. — **Emphysème pulmonaire. Asthme. Laryngite. Insomnies. État général mauvais, 71 ans.** — *Depuis le mois d'août, l'emphysème pulmonaire, compliqué de laryngite, dont je suis atteint depuis longtemps, a beaucoup diminué, et les insomnies accompagnées de toux ont à peu près disparu.*

Votre principe, si je ne me trompe, est appelé à un grand avenir.

Lettre, 10 novembre. — *Votre découverte est un vrai bienfait et je considère comme un devoir de chercher à la faire connaître. Les traitements soi-disant électriques que j'ai eu l'occasion de voir pratiquer étaient loin d'aboutir à de pareils résultats.*

Les applications du courant sont faites en dépit du sens commun, surtout chez les spécialistes.

Conversation, 6 décembre 1908. — *Combien il est difficile d'amener son entourage à composition! Toute ma famille me voit rajeuni, sortant par tous les temps, ayant soif d'activité, au lieu de faire la sourde oreille! Inutile; rien ne peut agir contre la routine, contre l'indifférence du sujet bien portant pour une* **action préventive** *qui peut empêcher les mauvais jours. Au besoin, on me prendrait pour un radoteur si ce n'étaient ces signes extérieurs qui s'imposent.*

Général L...,
ancien ministre de la guerre.

Lettre n° 15798. 26 octobre 1908. — **Entérite, état général.** — *J'ai encore besoin de vos conseils, mais je commence par vous dire que je me sens mieux de l'état général qui est, chez moi, en mauvais état depuis vingt ans; aussi ai-je toute sorte de désordres. Depuis quinze jours que je fais de l'électricité, vous jugerez par vous-même du résultat lorsque je vous dirai que je mange du pain, chose que je n'avais pas faite depuis 9 ans; je mange de tout depuis 8 jours.*

J'ai été soignée pendant six mois chez le docteur Apostoli et deux ans chez le docteur Gauthier où j'ai passé par tous les traitements électriques, bains électriques, statiques, faradisation, haute fréquence, et ces soins ne m'avaient amené aucune amélioration; et depuis quinze jours que je me sers de votre petit appareil la nuit, je me sens beaucoup mieux.

Madame L..., Paris.

Cette observation démontre péremptoirement l'inutilité des usines électriques appelés « cabinets de spécialistes. » La Nature manifeste simplement et sûrement, agissons de même : là est le salut!

Mettons au même rang l'« Académie » jadis « Institut »; c'est toujours la même boutique où le malade va perdre son temps sur de moelleux fauteuils et tapis... C'est le meilleur du traitement, pour lui, pauvre niais, qui confond volontiers luxe et science avec « entreprise de la traite des blancs », qui rend dociles les fermoirs de la bourse... Bien entendu, plus on est riche moins bien on est soigné, l'établissement ne pouvant sous aucun prétexte sacrifier à l'humanité ses intérêts matériels.

Lettre n° 15909, 30 octobre 1908. — Mes œuvres. — *J'ai lu et relu votre Précis d'électricité médicale; tout ce que j'y ai vu me donne la plus grande confiance pour l'essai de ce traitement dans le cas suivant :...*

A. B., pharmacien à E...

Lettre 15937, 29 octobre 1908. — Mon principe. — *Je suis en possession de votre honorée du 28, merci pour votre aimable lettre.*

Si je préconise votre appareil, c'est parce que je suis convaincu de son efficacité, ayant eu des résultats extraordinaires d'amélioration pour Mme C....

H. L., Paris.

Lettre n° 15955, 31 octobre 1908. — Mes œuvres. — *J'ai lu votre Précis d'électricité médicale n° 3753, non seulement avec intérêt, mais encore avec une grande attention; aussi je vous demande...*

Docteur M., à S...

Il n'y a pas d'heure pour l'électricité de Chardin : ni pour son application, ni pour son action.

Combien peu de docteurs peuvent en dire autant ! Habitués à leurs livres spéciaux dont la valeur scientifique est, sans exception, des plus éphémères, par défaut d'assises sérieuses, ils lisent couramment, au galop, sans arrêt, alors que nos ouvrages (sacrilèges, il est vrai, pour eux) sont vus et revus pour que chaque idée porte exactement. Une preuve !... Le public me comprend mieux que le médecin. On voit, dans les observations, des négociants, des magistrats devenir médecins-électriciens-conseils, et il est très rare qu'un malade me demande le moyen d'application dans tel ou tel cas... Il a compris une fois pour toutes. Le médecin !.. *(Voir 17064).*

Lettre 15990, 31 octobre 1908. — **Mes appareils. Mon œuvre.** — *J'ai également reçu la petite pile que je me suis décidé à employer pour mon usage personnel, mon malade se déclarant tout à fait soulagé. Vos piles sèches sont bien commodes.*

Docteur J. M., à L...

Lettre n° 16026, le 25 août 1908. — **État général. Neurasthénie. Médecine préventive.** — *Sans avoir aucune maladie définie, jamais je ne suis bien portant ; l'esprit et le corps ont des défaillances, la mémoire me fait défaut, l'entraînement au travail est souvent difficile, enfin je me crois neurasthénique.*

30 octobre 1908. *Me serrant la main.— « Eh bien ? dis-je, êtes-vous satisfait ? — Mieux que cela ! répond-il : Je suis ravi, enchanté, enthousiasmé, jamais je ne me suis si bien porté. Du reste vous avez une preuve de ma reconnaissance dans les malades que je vous envoie ! »*

Lettre du 17 janvier 1909. — **État général. Cœur. Rhumatisme. Dyspepsie.** — *J'ai bien reçu votre carte qui témoigne que vous n'oubliez pas vos clients, je suis de ceux qui ne vous oublient pas non plus et qui forment pour vous les meilleurs souhaits de bonne et heureuse année et qui vous sont reconnaissants de leur avoir fait apprécier les bienfaits de l'électricité.*

Depuis que j'applique en tant que je sais le faire vos principes, l'état général s'est amélioré d'une façon merveilleuse. L'arythmie cardiaque a disparu, les rhumatismes presque complètement, l'acidité de l'estomac et la dilatation ont suivi le même chemin .

A nouveau tous mes remerciements.

V. B., à C...
Comptable dans une usine.

Lettre n° 16067, 1er novembre 1908. — **Affection cardiaque. Impuissance des médecins, leur mentalité (touche-à-tout, sans connaître). Jugement sévère mérité.** — *J'ai une nouvelle satisfaction morale dans le propriétaire de l'Hôtel M... à Alger, auquel j'avais fait une chaude propagande et donné votre Précis à lire, alors qu'il se sentait prêt à passer la barque à Caron, après avoir épuisé les ressources de trois docteurs, dont les conseils le mirent à deux doigts du grand voyage.*

Il se trouve à merveille après un mois d'application. Les battements du cœur ne le gênent plus; aussi ce fut une effusion de serrements de mains dès mon arrivée, sa femme ne tarissait pas d'éloges de votre appareil.

Mais, par contre, le propriétaire d'un café d'Alger, à qui je faisais la même propagande, eut la bêtise d'en référer à son médecin, un habitué du café, et me présenta comme le propagateur. Vous êtes habitué à connaître la réponse de tels savants? mais je veux vous l'écrire tout du long, l'ayant entendue de mes oreilles. « C'est du charlatanisme, du pur charlatanisme ! »

Vous avez donc raison de fustiger le médecin !... Celui-ci certainement ne connaissait ni le principe ni l'appareil !... Quel crétin ! et vous n'exagérez rien en disant qu'en général le médecin est l'ennemi de la santé publique.

B., à Alger,
Représentant de commerce,

Reconnaissant à ma méthode de lui avoir rendu la santé.

Le médecin ne s'intéresse pas aux travaux sérieux et ne sait pas les lire parce qu'il est habitué au jargon sans issue de l'école. Quand il aura lu *Huchard* il se demandera : « Suis-je réellement plus avancé dans la guérison d'une affection cardiaque? » *Guyon* lui ouvrira-t-il des horizons nouveaux pour les affections des voies urinaires? Il constatera qu'au point de vue de sa pratique il aura perdu son temps.

Il lira donc simplement pour bluffer le collègue ou le malade renseigné, en ayant l'air d'être au courant des « nouveautés », et il négligera nos travaux qui, n'étant pas d'origine classique, visent un but déterminé et l'atteignent ! Toutefois cela n'explique ni n'excuse son outrecuidance qui le conduit à se permettre une opinion dans les choses qu'il ne connaît pas.

Cette manière de « touche-à-tout » constitue un vice dangereux aux conséquences fatales, terribles pour la santé publique... C'est d'ailleurs la faute du public qui veut absolument donner au médecin une essence supérieure ! Il s'entête à ne pas voir « l'os » à ronger qui devient la plupart du temps le seul but de ses efforts.

CHARDIN.

Lettre n° 10102, 8 novembre 1908. — **Hernie inguinale double. Scoliose. Tuberculose.** — *Ayant eu de beaux résultats sur des enfants hernieux, je n'hésitai pas à vous demander un appareil.*

Au bout de deux mois et demi, l'obturation de l'anneau herniaire droit était complète; celui de gauche a demandé 6 mois d'applications persévérantes.

Lettre 18 novembre 1908. — *Madame B., à Montceau, à qui vous avez envoyé un appareil, m'a amené hier sa fillette de 14 ans, atteinte de* scoliose. *Le résultat après quinze jours de traitement est merveilleux; les deux épaules sont déjà en équilibre, seule la hanche déprimée est encore un peu en état d'infériorité. Mais ce qui m'a frappé c'est que tous les signes de tuberculose pulmonaire ont disparu. Ces signes, logés à la pointe du poumon droit, sous l'épaule poussée avaient été constatés par deux médecins et par moi-même. Cela prouve qu'il ne faut pas se fier sur la certitude d'un diagnostic même à trois signatures.*

A Ch., à M.
Chef d'institution.

J'ajouterai, trouvant très logique que les symptômes de tuberculose aient disparu sous l'influence du courant « *coup de balai à l'économie* », combien j'ai raison d'associer toujours à « *l'ozone* », de réputation faite, les courants électriques... Jamais le médecin n'y songeait; même et surtout peut-être le spécialiste, parce qu'il n'en a jamais compris le rôle et le principe.

Mon correspondant m'accuse, dans une autre lettre, d'avoir jeté dans son esprit le trouble et l'hésitation, en ne me montrant pas affirmatif dans la hernie... J'ai écrit en effet que mon principe *électro-cinésique vis-*

culatre devait, dans ce cas, reconstituer la lésion en rétablissant la fonction des vaisseaux et des téguments : cela ne pouvait faire aucun doute ; mais je ne me suis jamais permis d'affirmer un fait non réalisé. Ce sera tout autre chose à présent, ma confiance en mon correspondant étant absolue !

Son observation sur le diagnostic ne trouve-t-elle pas son application 90 fois sur 100? Pourquoi conserver ce vieux jeu démodé quand on possède une méthode qui dispense de cette ridicule formalité? Le médecin perd sa dignité, la confiance du public qui le quitte de plus en plus, et amène en lui-même ce sentiment de raillerie et d'hostilité envers tout ce qui est médical. Sa conviction s'éteint, et l'observation qui fait le médecin fait place à l'idée plus exacte de voir le plus de malades possible dans le même temps ; l'intérêt matériel remplace la conscience ! Le malade devient « l'os à ronger. » *Voir page 137.*

Lettre n° 16263, 10 novembre 1908. — **Artério-sclérose. Estomac. Intestin. Entéroptose. Entéro-colite.** — *Je viens vous demander votre avis, car j'ai été à Vichy, à Châtel-Guyon, je n'ai retiré que peu de bénéfices de toutes ces saisons.*

Réponse : *L'électricité peut seule avoir une action modificatrice et réformatrice.*

Prenons le dictionnaire. **Entéro-colite :** Inflammation de la muqueuse de l'instestin grêle et de celle du gros intestin. **Entéroptose :** abaissement du côlon. Dans l'un et l'autre cas, l'électricité s'impose (voir les principes). Inflammation, p. 77, relâchement des organes, p. 78.

Une affection du corps humain doit être raisonnée comme un problème d'algèbre jusqu'à ce que l'on rencontre en elle la cause de la perturbation qui est toujours une circulation sanguine défectueuse.

D'abord tous les noms en « ite » indiquent une inflammation ; l'École, sans le vouloir, nous offre cette commodité qui, pour elle, est purement de forme.

Entéroptose est plus complexe. L'abaissement du côlon s'accompagne généralement d'éplanchnoptose.

Éplanchnoptose : relâchement des divers moyens de fixité des viscères. Donc mauvaise irrigation *(voir page 70 § 10)* et bien comprendre l'exposé.

Observations : Et nous voudrions trouver le médecin intelligent, ouvert à la vérité, quand son pauvre esprit est bourré de 5 ou 6,000 mots du genre de ceux qui précèdent, appris par cœur et retenus par nécessité. Combien, hélas, n'y résistent pas ! Combien paraîtraient ineptes, dangereux, toqués (pardon de l'expression), s'ils n'étaient couverts par leur parchemin et leur titre ! On voit (page 139, nos professeurs, nos agrégés) le cas que l'on devrait en faire si le proverbe est exact : tels maîtres, tels élèves.

Lettre 16269, 11 novembre 1908. — **État général. Insomnie. Effet du courant sur le visage.** — *Mon cher maître, — Je me sens des forces plus grandes, je me fatigue sans avoir mes fortes douleurs ; il y a une amélioration générale sensible.*

L'électricité, comme l'enseigne Chardin, ne présente ni inconvénient ni danger.

J'ai le sommeil très calme et j'éprouve un plaisir à mettre ma pile en communication.

Plusieurs personnes m'ont dit que j'avais rajeuni et que je paraissais bien portant.

O., professeur à M...

Lettre n° 10281, 10 novembre 1908. — **Mes œuvres. Le spécialiste. Approbation du Précis.** — *Mais qu'il est difficile de combattre certains préjugés dus certainement à certains spécialistes que vous rabrouez d'ailleurs si vertement et si bien.*

M., pharmacien à C...

Lettre 10298, 12 novembre 1908. — **Albumine.** — *J'ai fait l'analyse de mon urine et je constate qu'au lieu de 2 grammes d'albumine, j'ai en ce moment 0,25 centigrammes, ce qui est une diminution sensible.*

M., à N...

Lettre n° 10359, novembre 1908. — **Neurasthénie. État général.** — *Depuis que mon appareil ne fonctionne pas, je souffre davantage, je prétends qu'en continuant votre principe, cela me soulagera comme avant, c'est vous dire que j'en suis satisfait.*

C., à U.. (Algérie).

Lettre n° 10385, 14 juillet 1908. — **Aucune maladie. Médecine préventive.** — *Novembre 1908. Ce n'est pas content, c'est très heureux, enchanté que je suis; jamais je ne me suis si bien porté et, fréquemment, je suis interpellé pour mon air de bonne santé qui frappe ceux qui m'ont connu.*

De G...., Paris.

Lettre n° 16415, 17 novembre 1908. — **Ma méthode appréciée.** — *Très cher monsieur Chardin, c'est un de vos admirateurs qui vient à vous avec toute la confiance que vous avez su lui inspirer par vos écrits si pleins de bon sens.*

Votre méthode est si simple, si parfaite que je n'ai eu aucune peine à me l'assimiler.

C., à T...

N'est-ce pas étrange de voir le médecin, sauf un, n° 19206, ce qui est peu, rebelle à ces principes et ne pas les comprendre !

Lettre n° 16445, 17 novembre 1908. — **Succès général. Sommeil parfait. Douleurs. Migraines.** — *Pendant 18 mois, je me suis servi de votre appareil composé de 6 éléments, et durant ce laps de temps je n'ai eu que des satisfactions.*

Je suis arrivé à obtenir bien des petites améliorations, mon sommeil était plus calme et les douleurs que j'avais dans les genoux étaient très amoindries; mes migraines, elles aussi, me revenaient moins souvent, je désire recommencer à me servir de l'électricité.

G., à L.

Quand donc le malade sera-t-il assez intelligent pour penser qu'il ne devrait jamais abandonner son courant? Il faut bien considérer que la manifestation de l'organisme ne se produit souvent qu'après une dépression constante et prolongée. C'est logique! Donc, quand on intervient, on se trouve en présence d'un sol mauvais dont la douleur est promptement chassée il est vrai, mais qu'il faut reconstituer ; sinon, il se montrera toujours prêt à favoriser le retour de cet élément... en tous cas il ne sera jamais rendu à son état normal!

L'application du courant demande pourtant un si minime sacrifice! Mais la routine veille!!

Lettre n° 16462, 18 novembre 1908. — Insomnie. — *Je suis heureux de vous certifier que c'est à l'usage de vos piles que Madame K. doit de pouvoir dormir la nuit, car, depuis environ 6 mois, on comptait ses bonnes nuits.*

K., à le B...

Lettre n° 16534, 19 novembre 1908. — État général. Douleurs articulaires. — *Depuis que je fais usage de votre appareil, je trouve que, tout en souffrant encore de mes douleurs, elles sont plus supportables, et surtout mon état général est beaucoup mieux; je dors mieux, je digère mieux.*

G., à Toulouse.

Lettre n° 16573, 20 novembre 1908. — Paralysie faciale. Obstruction intestinale. Hémiplégie. Amyotrophie. — *J'ai lu votre nouveau Précis avec beaucoup d'intérêt; je suis depuis longtemps partisan de votre méthode et de vos petits appareils et j'ai obtenu quelques beaux succès.*

1° Paralysie faciale guérie en un mois.

2° Obstruction intestinale abandonnée par le chirurgien.

3° Hémiplégie droite rapidement améliorée en 3 mois.

4° Je fais électriser en ce moment un malade atteint d'amyotrophie qui en retire un bénéfice considérable.

Docteur M., à E.

Tout cabinet, toute « Académie », lisez : « boutique » présentant de grandes machines et de grands effets, doit être regardé comme dangereux.

Lettre n° 16576, 25 novembre 1908. — **Douleurs. Cœur. Affection musculaire. Respiration pénible.** — *Tous les remerciements de la famille; grâce à vous, nous obtenons de meilleurs résultats.*

Ma fille était au lit depuis 4 jours; élancements violents dans l'aine donnant des hauts-le-cœur au moindre attouchement ou mouvement, violentes douleurs en urinant, couchée en chien de fusil la jambe droite sur la gauche; cela n'allait pas du tout.

Ma jeune fille, qui a un fond de gaieté, riait fort de mes caoutchoucs, « de la pile et des électrodes », désillusionnée depuis le temps qu'on la soigne.

La jambe droite commence à s'allonger : « Ah! mon pauvre papa, tu ranges ta batterie de cuisine », s'écrie la malade dans un bon rire. La maman, elle aussi, a le sourire. Je quitte la chambre, mais à peine si j'ai mis le pied dehors que ma femme me crie : « Monte de suite, on veut te faire voir quelque chose. » La malade est cachée dans les rideaux, lesquels sont brusquement écartés, et dans un hurlement de joie, je la vois, assise sur son lit, gigoter des deux jambes! Ça, c'est un succès!

L'urine s'écoule sans douleur; elle est claire et en quantité normale, la fillette s'habille et la voilà trottant.

Il restait une grande gêne dans la respiration (ceci existant depuis plusieurs mois), on entendait un véritable sifflement. Avec 8 applications, tout a disparu.

Encore une fois, monsieur Chardin, merci de tout cœur et croyez à ma vive reconnaissance.

D., à L. L. M...

Voilà donc un particulier opérant une guérison qu'aucun médecin au monde n'aurait pu obtenir.

Ch.

Lettre n° 16599, 22 novembre 1908. — **Mes œuvres.** — *Votre méthode claire et simple m'a séduit et j'ai décidé de me soigner et de soigner les miens au moyen de vos appareils.*

. C. à, B...

Combien peu de personnes sont assez sages pour raisonner ainsi! Un appareil électrique d'une certaine puissance pour appliquer même le lavement électrique si nécessaire à 90 pour 100 des femmes! et permettant les applications de faible intensité, (*ce type existe, bien entendu, voir n° B125, catal. 3743*) serait la sauvegarde de la famille! Son application peut toujours être faite quand on a compris mon principe (voir les 13813, 17064, le public en connaît tout autant que le médecin au début de sa conversion à ma méthode (Dr Cancel, page 245).

Lettre n° 16619, 22 novembre 1908. — **Mon œuvre incomprise.** — *Je viens de recevoir votre Précis 3753 que j'ai parcouru avec grand intérêt, étant donné que je fais du courant continu dans mon cabinet depuis plus de deux ans en suivant vos principes.*

J'ai obtenu d'assez nombreux résultats dans des cas très variés.

De la lecture de votre Précis, je conclus sans difficulté que j'ai employé trop souvent des courants trop forts et ai trop abusé des séances d'ozone.

Docteur L.., à K...

Cette observation est fort remarquable, le docteur n'emploie que quelques piles. Que penser des *Guilloz*, *Bergonié*, *Rivière*, *Lacaille*, etc., qui utilisent des courants de secteur et qui montrent (les bluffeurs !) des centaines de piles servant à leurs études (?!) dont ils préconisent l'emploi. *Bergonié* emploie 80 milliampères dans la névralgie du trijumeau quand j'emploie 1 ou 2 quarantièmes de m.-a. Tous ces gens-là sont des inconscients : leur titre les fait irresponsables : c'est un crime de lèse-humanité, une faute impardonnable de la Faculté. Il faut des réformes !! Mais faites-les donc, braillards sans conviction !

Lettre n° 16632, 23 novembre 1908. — **Mon œuvre.** — *J'ai l'honneur de vous annoncer que mon malade va de mieux en mieux; il n'a fait marcher que les courants très faibles; doit-on toujours continuer ainsi?*

Docteur C., à N...

Lettre n° 16696, 24 novembre 1908. — **Sciatique. Neurasthénie.** — *J'avais une sciatique qui est complètement guérie en m'électrisant d'après la manière que vous préconisez. J'espère voir bientôt finir mes souffrances.*

Dans deux ou trois mois je rentrerai à Paris; je vous ferai de la propagande.

Madame C., à D...

Lettre n° 16702, 25 novembre 1908. — **Ozone.** — *Il n'y a pas encore assez longtemps que je soumets quelques malades à votre traitement d'ozone; cependant j'observe de l'amélioration dans deux cas.*

Docteur Q., à G...

Voici donc un traitement qui devrait être répandu partout, si vraiment la médecine était logique et dévouée au malade.

Ne voit-on pas cette simplicité à côté des sirops, des

régimes imposés par routine?... La médecine, dans les cas plus graves, devrait écouter la parole du grand Professeur de Madrid : *Il est de nombreux cas, dit-il, dans lesquels la médecine a tout intérêt à ne pas intervenir.*

Lettre n° 16803, 28 novembre 1908. — **État général. Douleurs. Élancements.** — *Je ne vais pas plus loin comme marche : 200 mètres ; c'est si nouveau ! mais le peu de distance est franchi plus librement, je me tiens plus droite, m'appuie moins sur ma canne et pas du tout sur le bras de la personne qui m'accompagne.*

J'éprouve un calme parfait, un repos complet des nuits depuis le traitement avec 00. (1 pile et 1000 ohms de résistance).

Voilà plus d'un an que le premier effet de la position allongée ou de la chaleur du lit me causaient des souffrances telles que je disais : « Je ne sais comment je suis appelée à finir ! » Et la veille de votre traitement électrique je faisais encore venir des cachets calmants, lesquels me calmaient mais ne me guérissaient pas : Élancements terribles du mollet gauche à l'aine, dans tout le membre ; névralgie aiguë des cuisses.

Malgré la gelée blanche je ne souffre plus, je me sens calme ; je dors bien ; c'est absolument remarquable et indéniable.

Oh ! si j'arrivais à guérir, à recouvrer la liberté des articulations, à me baisser, quelle cure !

Dites, monsieur, l'espérez-vous ? Oui, votre bienveillance à mon égard en est l'affirmation.

Mlle R., à C...

Ma réponse : « J'en suis sûr ! ! »

Toute application qui entraîne une sensation désagréable est d'un ignorant et d'un sot.

Lettre n° 16810, 30 novembre 1908. — **Mon œuvre.** — *Je vous prierai de m'envoyer aussi une petite pile n° B 121, ayant laissé la mienne à Lyon, à une amie; elle s'en trouve si bien qu'elle ne peut plus s'en passer.*

Mlle N., à N...

Lettre n° 16811, 1er décembre 1908. — **Goutte.** — *Avec votre petit appareil, j'ai soigné avec succès ma goutte du pied droit.*

De M., à G...

Lettre n° 16866, 1er décembre 1908. — **La médecine ordinaire jugée.** — *Depuis 36 ans que j'exerce la médecine, j'ai éprouvé bien des désillusions avec tous ces remèdes qui apparaissent chaque jour pleins de promesses pour retomber ensuite dans l'oubli. Si j'obtiens des résultats, je les proclamerai bien haut, je vous l'assure.*

Docteur M., à T...

Voyez l'observation du *Docteur Bezançon*, page 146. Pour comprendre la conséquence d'un tel aveu, et l'Académie en est à dire par la bouche d'un Professeur : « *L'électricité est la négation de la médecine.* » Dans un sens, oui, parce qu'elle guérit tout sans diagnostic, sans médecin, et qu'alors c'en est fait de leur malhonnête escarcelle !

Autrement ne devrait-elle pas être accueillie comme un sauveur ? .. Quand elle se présente avec la simplicité de la drogue que l'on peut prendre à domicile sans redouter le moindre danger ; il est vrai que les grandes boutiques électriques dont l'ineffable d'*Arsonval* fait périodiquement la réclame en haut lieu, font croire autant qu'elles le peuvent que le matériel forain de son associé est indispensable à un bon traitement, quand il en est l'antipode ! (*Voir lettre 19096*). L'Académie de médecine, je l'ai dit par ailleurs et le docteur Y... lettre 16944, le rappelle à propos, est une réclame constante ; elle ne sait plus distinguer le savoir-faire du vrai mérite. C'est une honte ! — Voir la communication du 25 janvier 1909. Note du Dr Moutier ??... ce qui est le comble des combles !!

Lettre 16902, 1er décembre 1908. — **Atrophie musculaire très prononcée. Sciatique variqueuse datant de 2 ans. Insuccès de l'électricien officiel,** *qui ont résisté à tous les traitements, massage, pointes de feu, bains de vapeur et de boue, eaux thermales.*

Depuis un mois que je fais votre traitement, je me trouve bien mieux ; je puis marcher plus longtemps sans que la douleur se produise. Mon état général est très bon.

Dans un établissement d'électrothérapie de Montpellier, où j'ai fait du courant continu pendant 25 jours du mois de juin dernier sans résultat appréciable, on m'appliquait le courant de 60 milliampères.

G., à C... (Hérault).

Pourquoi la destinée de l'Électricité la porte-t-elle ainsi vers des esprits bornés et des mains sacrilèges ? les spécialistes, les académies, les instituts, quelle misère !

On se demande encore pourquoi cet engouement pour la ville d'eaux ? J'entends m'occuper seulement des gens qui écoutent leur médecin et vont chercher

---

D'Arsonval reconnait enfin la haute fréquence comme très dangereuse, que peut-elle être chez tous les autres ignorants ?

dans ces repaires un adoucissement à leurs maux. Quoi de plus illogique, en effet, qu'un régime excentrique qu'on introduit de force dans l'économie et pendant un temps déterminé, toujours court, qui paraît être basé sur une observation sérieuse quand il n'est en somme que le résultat du « bluff » des intéressés? Je crois qu'il est impossible de trouver dans le monde une comédie plus bouffonne que le principe des villes d'eaux!... et en réalité si l'on comptait les insuccès parmi les naïfs de ces rendez-vous mondains, on serait édifié! Il est vrai que ces « fontaines de Jouvence », aux eaux plus ou moins dégoûtantes, ont adopté l'électricité comme adjuvant nécessaire. C'est la preuve absolue de leur faiblesse et de leur absurdité.

A tous ceux qui veulent aller aux eaux je conseille d'essayer ma méthode, et s'ils partent aux eaux ils iront pour s'y amuser, leur appareil leur évitera en réalité un traitement coûteux et peu agréable.

Lettre n° 16903. 2 décembre 1908. — **Mon œuvre. Critique de ma mentalité, ma réponse.** — *J'ai reçu votre Précis d'électricité médicale, je l'ai lu av[illegible] attention quoique médecin (non célèbre encore, il est [illegible] et pas spécialiste en électricité). Il m'a vivement int[illegible] abord; j'avoue qu'il a bouleversé les notions d'électricité médicale que j'avais apprises, c'est bien quelque chose cela et puis j'ai fait connaissance avec vous qui êtes un combatif et un croyant. Je sais bien qu'on pourrait écrire aussi bien agressif que combatif, mais le second terme, le mien, puisque je l'emploie, est de meilleure tenue et de meilleure compagnie et peut-être plus intimement vrai que le premier. Ne conviendrez-vous pas en effet que, tempérament combatif,* *s'il vous arrive de hausser le ton jusqu'au delà de la bienséance et de vous mettre, à tort, assurément, au diapason aigu d'un parlementarisme sans éclat, c'est que vous êtes poussé par l'ostracisme, d'ailleurs plus apparent que réel, dont vous vous croyez frappé par le monde médical en général et les spécialistes en particulier.*

(Lire, dans la lettre n° 17710 du même, sa conversion à mes idées et ses succès, son opinion définitive n° 19206.)

Docteur G..., à M.

La connaissance que le Docteur a cru faire de ma personnalité est incomplète ! je suis le je m'enfichiste le plus parfait. Mais si le docteur *Verut* (lettre 17064) me reconnaît le pouvoir de *J. de Nazareth*, il ne m'en reconnaît pas les vertus ! Or je réponds à tous les coups et je veux la ruine de principes et d'idées qui sont la perte d'une science que j'admire, et l'École, nouvelle *Messine*, n'aura de repos que lorsque je la verrai anéantie sous le ridicule dont elle paraît se faire une loi. Lisez, mon cher Docteur, le document de la page 139 ! Ce n'est qu'un début, et déjà la vieille mégère claque des dents et prépare son bilan ! Ah ! nous verrons bien ! car s'il vous plaît de prendre mes arguments pour du parlementarisme sans éclat, avouez que vous rencontrez souvent dans cet exposé des collègues et des indépendants qui ne se gênent pas pour me trouver parfait !! « Le louis d'or seul plaît à tous ! »

Lettre n° 16944, 3 décembre 1908. — **Critique de la médecine officielle. Appréciation sévère du rôle de l'Académie. Approbation de ma méthode. Critique de ma mentalité. Réponse.** — *Je viens de lire avec satisfaction votre petit traité d'électricité médicale. Cette* *lecture, sous bien des rapports, m'a fait réfléchir ; je suis depuis longtemps las de toutes les méthodes nouvelles lancées à grands efforts de réclame même par des membres de l'Académie de médecine et qui ne guérissent et soulagent que juste le temps pendant lequel les journaux font de la réclame. Il y a beaucoup de bon et de vrai dans ce que vous dites, mais franchement quel est le praticien qui pourrait s'engager à fond à votre suite sur le seul vu des appréciations sévères que vous portez contre tous ceux qui, au point de vue médical, ont un nom ; et les lettres élogieuses signées Docteur X, Y, Z ?.. les pilules Pink et la tisane des Shakers n'offrent pas de meilleures références...*

Docteur Y., à M...

Ma réponse. — C'est peu reconnaître, mon cher Docteur, mes trente années de dévouement à la cause de l'électricité. C'est peu considérer une réputation intègre malgré la combativité de mon caractère et le nombre d'ennemis qu'il m'a créés.

Vous avez réfléchi ? Non ! vous l'avez cru ! Car, en présence d'un principe si simple, la question doit être tranchée par bon ou mauvais !... Le reste est misère pour un esprit posé !

Votre collègue de l'observation 17064 m'a demandé des masses de références ; il m'a tenu six mois durant sur la sellette ; et cela à ma grande stupéfaction, les lettres particulières comme celle n° 16599 étant légion ! Il a gémi des premières applications qui ne lui donnaient aucun résultat, surtout sur lui-même. Voyez où il en est.

Les pilules et autres médicaments constituent un commerce avec ce qui l'accompagne, réclames, promesses, affirmations, sans conséquences ; je n'ai jamais sollicité de personne au monde le moindre certificat...

L'un de vous m'accuse, page 214, de les fabriquer moi-même. C'est un polisson ! Je suis toujours à la disposition de tous, docteurs et malades, pour leur compléter par l'adresse un document qu'ils veulent contrôler.

Lisez donc les lettres 16903 et suite. C'est typique ! Et vous trouverez peut-être comme moi que, mieux que la critique, serait la pratique immédiate d'un procédé si éminent.

Note numéro 16950, 14 novembre 1900. — Journal la Nature n° 1850, ce qu'est en réalité la presse dite scientifique.

Jamais le rédacteur, le Docteur Cartaz, n'a fait un article sensé sur l'électricité. Je lui ai adressé mon *Précis* ; fi donc !!

Il en est à raconter et presque conseiller le traitement des *douleurs rhumatismales, sciatiques*, par la piqûre d'abeille ! et à rappeler (mon Dieu, quand on fait preuve de gâtisme, on ne saurait s'arrêter) le temps de l'acide formique qui s'imposa par une réclame suggestive et malhonnête, puisque pas exacte.

Comment le public est-il assez niais pour emboiter le pas aux *Gauthier (Emile), Cartaz*, et tant d'autres qui rougissent même quelquefois de mettre leur vrai

---

L'enfance, comme la vieillesse, ont tout à attendre de l'électricité ; elle apporte l'orientation chez le premier, le renfort chez le second.

nom à ces monstruosités quand il peut voir qu'ils passent leur vie entière à le tromper grossièrement !

J'ai vu un paysan, le lendemain d'un article «*Gauthier, Emile*» acheter douze litres de jus de raisin, de peur d'en manquer ; et pourquoi ? pour guérir des furoncles qui, malgré six mois de traitement, ornaient indiscrètement tout son individu !

Et cela, au vingtième siècle !

Conversation n° 17025, 12 décembre 1908. — **Migraine chronique. Opinion d'un médecin sur les drogues. Appel au public.** — *Vous êtes toujours le même !! et cependant voilà au moins 30 ans que nous ne nous sommes vus.*

Docteur M., à T...

Si l'on savait lire, on remarquerait combien souvent revient cette pensée de retour de jeunesse, de conquête de la santé, et nul doute que les adhérents se fassent plus nombreux. Il n'est pas un être vivant, en effet, même parmi ceux qui ne peuvent me comprendre, qui ne soit accessible à ce sentiment, soit qu'il se mire dans une glace ou dans la pure fontaine des bois ! D'ailleurs, le visage est le reflet de la santé ; et la santé, dit-on, malheureusement souvent sans en peser l'importance... la santé est le plus grand des biens !

Le docteur M... prend un appareil pour lui-même, de santé précaire et migraineux depuis 25 ans ; « j'étais dégoûté de tous les remèdes, dit-il, et je m'abandonnais » ! Excellent Public, prends donc des remèdes et crois naïvement ton médecin s'il en est toujours là !

Lettre 17064, 7 décembre 1908. — **Mes œuvres font faire des miracles.** — Le docteur *Vérut, « St-Thomas »* de race, m'a tenu sur la sellette pendant sept mois consécutifs, voulant savoir le pourquoi de toute chose, et consulter tous mes correspondants : confrères et malades. Je lui écris un certain jour : *Je suis fourbu et le temps me manque en saison !*

Il s'est plaint des premières applications qui ne lui donnaient pas les résultats attendus.

Et toujours de lui répondre : Prenez patience, ne faites rien de votre crû, car il ne peut, je le sais bien, se résoudre à une telle simplicité de principes... et cette manière de mettre en jeu la machine statique, l'induction, m'annonce des discussions futures importantes, sinon sérieuses... car je suis à l'abri de tout ! enfermé dans ma forteresse inexpugnable.

Il m'écrit enfin !

Continuation des émerveillements ; *avec une vieille machine statique que j'ai sortie du grenier, un vieil appareil au chlorure de zinc, mon appareil à chariot, mes deux petites piles B 121..., et les deux principes : L'électricité est une... Respecter la sensibilité du sujet, aidés de l'observation, je fais des* miracles.

Vous m'avez écrit un jour (14 juillet dernier) : « Je m'attends à ce que des méthodistes comme vous et quelques-uns, dépassent en peu de temps mon misérable bagage scientifique... Eh bien ! je crois que vous avez le don de prophétie et que les temps sont proches ! Je vous avais dit que le docteur Bonnefin était Jean-Baptiste le précurseur et que vous étiez J. de Nazareth, je crois bien que je me suis trompé, que vous êtes simplement un Prophète et que J. de Nazareth..., c'est moi ! ! *Allez dire à Jean que les aveugles voient.*

L'électricité est d'une innocuité absolue,
quand on respecte la sensibilité du sujet.

Après tout, vous êtes peut-être tout de même J. de Nazareth, et moi un de vos apôtres, alors! ne leur avait-Il pas repassé son don de guérir ?

Docteur Verut, à Charly (Aisne).

Voilà donc un homme qui possède chez lui tout ce qu'il lui faut pour répandre la santé et qui relègue tout au grenier parce qu'il n'a trouvé personne dans tous les professeurs, agrégés, académiciens et autres qui puisse lui indiquer le moyen d'en tirer parti!.. Il fallait le *Précis de Chardin* et ses conseils!

On dira mais *Chardin* nous montre toujours des médecins de situation scientifique modeste. Parbleu!. Les autres opèrent mal, ne songent qu'à leur «os», se moquent du malade et croiraient à la perte de leur parchemin s'ils consultaient le maître. N'y en a-t-il pas qui condamnent ma méthode? parce que sans résultat entre leurs mains ignares!

Tous sans exception, ne croient-ils pas en leur «bibelot» dit milliampèresmètre? (*Voir p. 139*).

Le Docteur *Besançon* n'a-t-il pas dit: *L'instruction du médecin est telle qu'en en consultant un ou dix, on a toujours la même ordonnance.*

Donc l'opinion d'un médecin, et dans l'espèce celui qui s'est bien documenté est plus savant que l'autre, l'opinion, dis-je, d'un médecin peut être considérée comme le reflet de toutes les autres.

Il est seulement bien regrettable que lorsqu'il s'agit de la vie dont ils sont, moyennant finance, les protecteurs, on trouve des médecins assez orgueilleux, indélicats, criminels même, pour chercher à se sauver d'un enlisement qui les conduit droit au mal public. Ma méthode est connue partout; elle m'a servi de massue pour frapper l'École. Pourquoi les Pontifes ne la mettent-ils pas à l'essai pour leurs malades et même pour ma confusion, si je suis, comme ils le proclament, vraiment un bluffeur? N'y aurait-il plus de conscience dans ce monde spécial?

(Voir la lettre 17705, pour comprendre à quoi tient notre sort dans ce milieu routinier).

Lettre n° 17094, 8 décembre 1908. — Sciatique. État général. — *Je profite de ce mot pour vous dire que je suis très heureux du résultat obtenu; je me trouve* beaucoup mieux *depuis l'emploi de ma pile.*

D., entrepreneur, Paris.

Lettre n° 17168 (*Rétrospectif*). — Métrites. — *Depuis que vous m'avez engagé dans la voie de l'électricité, avec une mise de fonds de 135 francs j'ai guéri plus de cent métrites.*

Docteur C., à S...

Lettre n° 17201, 11 décembre 1908. — *La malade pour laquelle vous m'avez envoyé un appareil, il y a trois semaines, suit le traitement que vous avez indiqué et je suis heureux de vous dire que son état s'est amélioré d'une façon très notable.*

Docteur L., à J...

Lettre n° 17259, 13 décembre 1908. — Mes œuvres. — *Toujours content de vous lire et d'appliquer vos principes.*

Docteur B., à G...

Lettre n° 17266 *(Rétrospectif).* — **Télangectasie monstrueuse du nez.** — *Ayant résisté à tous les traitements, je commence à espérer la guérison entièrement complète.*

Docteur D., à C...

Lettre n° 17270 *(Rétrospectif).* — **Neurasthénie. Impuissance.** — *Après quatre ans du jour où je l'entrepris, j'ai, me dit-il, depuis deux ans repris mes anciennes habitudes de noces et plaisirs, et je m'en trouve très bien ; je n'ai même pas la crainte de revenir au point où elles m'avaient conduit. Neurasthénie et surtout, oh! surtout, impuissance, car je me soutiens par le courant que j'applique plusieurs fois par semaine, j'ai l'existence la plus parfaite du jeune homme qui aime à s'amuser.*

Vicomte de V., Paris.

Lettre n° 17286, 1er décembre 1908. — **Goutte. Neurasthénie. Rhumatismes. Mal perforant. Impuissance.** — *Nous nous trouvons contents du traitement. L'autre jour, une crise était imminente et mon mari avait souffert de son orteil jusqu'à 4 heures du matin. A ce moment nous avons mis la pile et, à 5 heures et demie, cela avait cessé complètement, et il s'électrise ; son mal perforant va beaucoup mieux.*

Il faut aussi que je vous dise que depuis que mon mari s'électrise, il est devenu amoureux comme à vingt ans si ce n'est davantage, et à mon âge, après 28 ans de ménage (j'ai 49 ans), cela me rend malade et me fatigue beaucoup.

Mme C., à C...

On n'est jamais parfaitement content ; dire que je conseille des milliers de malades qui pleurent et se lamentent de ne pouvoir reconquérir leur ancienne gloire! Heureusement les succès sont nombreux! (*Voir à l'impuissance, et lire les relations dont l'une tient en effet du miracle!*)

Lettre n° 17455, 18 décembre 1908.— **Vessie (affection de la).** — *Je viens vous exprimer toute ma reconnaissance pour l'amélioration obtenue dans mon état, par l'application de vos principes. Le résultat qu'il importait d'obtenir, celui d'empêcher la stagnation de l'urine, a été obtenu très rapidement et avec plein succès. Je vous remercie infiniment de vos conseils; vous pouvez me compter désormais au nombre de vos adeptes.*

Recevez, Monsieur, l'expression de ma plus vive reconnaissance.

J., négociant à L...

Conversation n° 17456, 18 décembre 1908. — **Mes œuvres. Estomac.** — *Je fais toujours votre méthode des petits courants et votre dernier Précis 3753 me rend encore plus exclusif.*

Nous avons deux spécialistes aux grandes installations avec nombreuses machines (Haute fréquence, rayons, etc.) et il m'arrive fréquemment des sujets les ayant fréquentés venant à moi qui, avec moins d'embarras, leur donne satisfaction.

Tout dernièrement, un estomac rebelle à toutes les excentricités de mes collègues spécialistes se remettait en trois séances de courant de faible intensité.

Docteur H., à C...

Tous les remèdes appliqués sur la peau sont absurdes: les affections venant toujours des parties sous-jacentes (principe du volcan).

Lettre n° 17458, 18 décembre 1908. — **Tumeur utérine. Surdité.** — *Depuis la nouvelle application, ma femme s'est mieux trouvée, la tumeur est moins grosse; la malade enfle moins au moment des règles qui ont encore trop de durée et d'abondance; l'état général est meilleur; toujours heureux de suivre vos conseils. Ma surdité déjà ancienne a cédé à plusieurs mois d'application. Agréez mes sincères remerciments.*

B. L., à Bordeaux...

Lettre n° 17502, 18 novembre 1988. — **État général. Douleurs articulaires.** — *J'ai le plaisir de vous annoncer que, malgré le peu de temps que je me sers de votre appareil, j'en ressens déjà les effets, mon état général est meilleur.*

Une chose m'a frappé; tous les matins en me levant, je ressentais une grande douleur dans les jambes, cela a presque entièrement disparu.

Henri C., Bruxelles.

Conversation n° 17533, 15 décembre 1908. — **Mon œuvre. Ses effets.** — *« Comment, mon cher, dit le Docteur C..., depuis si longtemps que nous ne nous sommes vus?*

Quelle mine, quelle santé! vous êtes toujours le même, et plus ardent à la lutte que jamais.

— C'est bien simple, lui dis-je. Je fais mon courant continu toutes les nuits.

— Cher monsieur Chardin! répond le docteur, d'un air protecteur, toujours l'électricité! » Et la physionomie complète l'observation.

Docteur C., Paris...

Toujours la même incrédulité, la même parole de condamnation, sans savoir pourquoi... Je voudrais leur triturer la cervelle à ces infatués officiels!.. La pratique, (car ce docteur fait de la haute fréquence), ne lui a rien appris, il fait joujou avec cette puissance ainsi que tous ses collègues, sans la comprendre, puisque jamais ils n'ont vu les dangers que d'Arsonval vient d'avouer ! Or celui dont s'agit a failli tuer un pharmacien ami, mais quoi, ce n'était qu'un malade ! Le courant électrique s'emploie pour épater et exploiter le malade, d'où le succès de la haute fréquence de la radiothérapie, etc. Quant à connaître les propriétés du courant, à chercher un point d'appui pour leur raisonnement, ils n'en ont cure. Quelle tristesse !

Lettre n° 17702, 22 juin 1908. — **Diabète. Immobilisation d'un bras. Neurasthénie.** — *Mon mari vous remercie ; il est très heureux de penser qu'il pourra guérir.*

Lettre, 13 juillet 1908. — *Le Docteur n'a pas fait d'ordonnance ; il a seulement conseillé de se frotter avec du baume de Fioraventi.* Sucre 38 grammes.

Si ce n'est pas malheureux de se moquer ainsi du malade, de lui faire un traitement externe, quand le mal est profond, général ! Vraiment la médecine est pitoyable !!

Lettre, 11 août. — *J'ai le plaisir de vous adresser une nouvelle analyse ; le résultat est probablement celui que vous attendiez, au bout de trois semaines de traitement.* Sucre 3 grammes.

Je dois vous dire que ma confiance en votre science n'en est pas davantage augmentée, car elle était toute acquise depuis les services rendus à ceux qui me sont chers.

Tous les viscères obéissent au courant ;
le cœur est, de ce fait, le plus facile, le plus docile.

Mon docteur à qui j'ai soumis cette analyse a été étonné de cette diminution ; je n'ai rien dit, et il est persuadé que c'est son régime (que je n'ai, du reste, pas suivi) qui m'a soulagé.

Je commence à me servir de ma main plus aisément.

M. M. S., à B...

Cette abstention, ce manque à la vérité sont-ils d'un homme prudent et humanitaire ? Ce docteur ira partout appliquer ses régimes qui lui ont si bien réussi ; les victimes s'accumuleront ; il n'en démordra pas ! Ce malade étonnamment guéri lui servira de fanion, ceux qui n'obéiront pas seront taxés d'exception !... J'exagère, pensez-vous? Mais cet entêtement, ce parti-pris, cet aveuglement du médecin en général me permet une affirmation catégorique. Le malade a eu tort dans le mutisme voulu qu'il avoue ci-dessus. Non pas que ce médecin eût pu devenir électricien ! l'exemple brutal ne peut rien contre cette mentalité, il n'affirmerait pas moins que *Chardin* est un charlatan, mais il n'aurait pas concouru à sa pseudo-gloire.

Combien de malades paieront de leur vie cette petite légèreté ! car il l'a dit aux collègues, ce succès, et peut-être même à cette vieille académie, habituée à tant de bourdes qu'elle ne les reconnaît plus et avale tout ce qu'on lui sert !! Je suis peu respectueux, dites-vous, de l'âge et de la majesté... L'âge !! à ce point n'est plus respectable, c'est du gâtisme. La majesté !! celle d'une proxénète dont on prend les falbalas pour la marque de naissance !

Me voyez-vous présentant une méthode simple et

qui guérit aux ombres momifiées de ce « *rambuteau lumineux?* » Ma longévité garantie par l'application personnelle de mes principes (voir 17533) n'y pourrait suffire! Faire accepter un principe s'appliquant à toutes les affections de l'économie, supprimant le ridicule diagnostic et exprimé en douze lignes! ce serait le vent de la civilisation soufflant sur la momie d'antan et désagrégeant tout ces ornements; ce serait... mais non, la chose est tellement impossible, invraisemblable, qu'elle ne se conçoit point.

Mais vous auriez des honneurs, vous seriez décoré, me souffle quelqu'un. Hélas! le mérite l'est rarement et je crois en avoir un peu, je rends de grands services à la société puisque je lui donne la santé et la longévité. C'est une mauvaise note, qui fait de nombreux jaloux. La décoration va surtout à la nullité qui la sollicite sans relâche... Donc mes chances sont minimes, et puis j'ai tant de satisfaction dans ce rôle de *J. de Nazareth* que me donne le docteur V..., *lettre 17064*, et que confirment mes succès journaliers, que ces joies philanthropiques me font oublier les autres!... Mon sort est de combattre l'ignorance, la routine, les fausses doctrines, le mercantilisme. Les ennemis seront donc nombreux parmi tous les parvenus aux places et aux honneurs, esprits généralement vulgaires, versatiles et superficiels pour la plupart qui ne sauront jamais distinguer le mérite au milieu « du champ de bataille ».

Le corps humain n'est pas fait pour être troué, même par une aiguille, il possède tous les éléments nécessaires à l'absorption, la distribution, l'évacuation.

Lettre 17705. 11 décembre 1908. — **Péritonite.** — *Veuillez encore m'envoyer vos trousses de 3 éléments. Je n'ai pu donner immédiatement à mon client la pile que vous m'avez envoyée dernièrement, j'avais près de chez moi un enfant de neuf ans convalescent d'une fièvre typhoïde chez lequel s'était manifesté un météorisme si accentué que j'étais sur le point de penser à une péritonite ; une nuit d'application de votre pile a suffi pour dissiper tout malaise.*

Docteur L..., à N.

Appendicite. — Dans cet ordre d'idées, je connais une jeune femme menacée d'appendicite, au dire des savants consultés, — « quel est le médecin un peu intelligent, dit un maître belge, qui au moment du terme ne trouve pas au moins une appendicite dans sa clientèle? » *sic* — et en traitement depuis 39 jours, la malheureuse est sous des matelas de glace, à ce point qu'un amas de pus s'est formé et si l'opération de l'appendicite n'a pas lieu, une autre peut-être plus grave devra être faite.

Or l'application du courant électrique aurait, au début, débarrassé en quelques heures cette malheureuse malade.

1° La question douleur étant du ressort immédiat de l'électricité.

2° En cas de tuméfaction, résorption toute naturelle par le courant.

L'appendicite n'existe pas, en fait. M. le Docteur R..., après cinquante et quelques années de pratique, affirme en avoir rencontré un cas !

Donc l'électricité peut intervenir favorablement et doit suffire dans tous les cas.

Vous êtes le premier, *mon cher docteur L...*, j'ai eu l'honneur de vous l'écrire, qui ayez osé une telle application ! un autre docteur décidé à essayer mon courant dans une méningite, le médecin habituel de la famille s'y opposa.

Si vous-même aviez demandé l'avis de vos collègues, l'enfant était vraisemblablement perdu !

Je comprends qu'en présence d'un nouveau traitement on hésite à l'appliquer, la médecine est tellement routinière ! Mais là, quand principes, théories, méthode concordent à un effet indiscutable, je ne comprends plus ! Évidemment le médecin manque de raisonnement, de réflexion, toutes choses graves quand on se trouve en présence d'une existence humaine.

Un fait m'est particulièrement agréable, c'est votre décision de posséder un appareil de secours porté constamment sur vous ; cela me prouve que vous avez compris la simplicité du principe, vous ferez des miracles, si, l'appliquant sans réserve, vous intervenez dans tous les cas ! L'un de vos collègues m'écrivait aimablement : « Dorénavant, je rechercherai les cas où le courant électrique peut être employé ! » Je fus désolé d'une telle réserve. C'est évidemment un homme de bonne volonté, mais qui n'a rien compris à mon principe ! Il n'y a aucun cas où l'électricité ne trouve pas son emploi judicieux.

La méthode Chardin ne supporte aucune comparaison : elle est une et bien spéciale.

Enfin, mon cher docteur, comme premier en l'espèce j'espère que vous me porterez « bonheur » : j'ai dépensé depuis quatre ans plus de cent mille francs en *Précis* et diverses publications. Le résultat vous paraîtra peut-être à vous fort maigre, mais à moi qui l'attends depuis 48 mois !! Quelle aubaine !

On peut lire dès mes premiers travaux combien je conseille les interventions de l'électricité dans toutes les grandes maladies et alors surtout dans la période d'incubation qui les précède et pendant laquelle la pauvre médecine ne peut rien ! Or, dans tous les cas, la circulation sanguine est enrayée ; l'état général se rend à merci ; l'ennemi prend et fait sa place ; empêchez-le donc ! *Pasteur* dont je respecte la gloire causa un très grand préjudice au bon sens et à la vulgaire logique, il s'attacha à détruire le microbe, à déloger l'ennemi. Comment un tel génie put-il voir ainsi les choses à l'envers ! Ne pouvait-il pas, en étudiant l'électricité et ses adjuvants, protéger la place contre cette intrusion ?

J'espère, dans la mesure de mes moyens, démontrer au monde entier cette vérité déjà comprise, on le voit, des médecins et innovateurs !

La fièvre typhoïde, les fièvres de tous genres, la méningite, péritonite, etc., qui sont avec juste raison l'effroi des familles, ne devraient pas exister. Puisse l'observation ci-dessus amener chez mes contemporains de salutaires réflexions. Si chaque famille possédait son appareil et, convaincue de l'innocuité absolue de l'électricité, en faisait une application immédiate en attendant médecin ou conseil, combien de maladies seraient évitées !

Littré nous fait voir que nos savants sont, dans ce cas comme dans tant d'autres, absolument en désaccord ; on comprend l'abstention du médecin. Mais en même temps, *Littré* nous démontre que dans tous ces cas il s'agit d'inflammation. L'électricité comme je l'emploie est donc tout indiquée !

Le *docteur L...* ci-dessus fait un essai, c'est un succès !... à tous coups vous aurez des succès !!

Et la méningite du soldat ! — J'ai déjà signalé le secours de l'électricité dans le *coup de soleil* ou de *chaleur*, mais en vain ! MM. les *Majors*, dont j'ai soigné un certain nombre, ont maintenant des installations à pétarades, qui les éloignent de la logique et du bon sens, d'autant que leur éducation électrique procède des éléments civils. Ils jouent de l'électricité comme de la « grande manœuvre », prenant bruit et lumière pour de la thérapeutique électrique !... et le pauvre malade ne peut « rouspéter ».

Un dernier mot. — Je répète, pour les esprits malades ou critiques, que je n'ai jamais sollicité une observation ni un compliment ; tout ce qui précède est de pure spontanéité.

J'ai ainsi, déjà, plus de mille « pièces à convic-

Le médecin qui déclare au sujet âgé, qu'il a, de ce fait, moins de chance de succès, est un insensé ; il ne comprend pas l'action de l'électricité.

tion » (1). Un jour viendra où ce splendide recueil s'épanouira dans le monde pour la confusion des routiniers, des entêtés, des imbéciles ; je ferai remarquer que les noms et villes sont même dans leur laconisme truqués de façon à ce qu'il n'y ait aucune chance de reconnaître la personnalité ; on peut donc écrire en toute sécurité ; personne n'est autorisé à lire mon courrier.

1. On peut voir avec quelle rapidité elles s'amoncellent en supputant les dates (les numéros sont ceux de la correspondance générale) ; il n'y faudrait pas voir un « bluff », car je dois à la vérité d'avouer que je n'ai pas conseillé à ce jour plus de 5,000 personnes depuis 3 ans avec mon *Précis*.

Tous les remèdes appliqués sur la peau sont absurdes les affections venant toujours des parties sous-jacentes (principe du volcan).

Le champ de bataille

Suite des lettres et documents intéressants.

Quoique la lutte ne fasse que s'engager sérieusement aujourd'hui, les escarmouches n'ont pas été sans fournir des passes d'armes intéressantes, voire des coups de flamberge baroques, mais quand même édifiants. C'est par la contradiction que se fortifient les principes vrais. Le mien est de ceux-là. La baroquerie dans le camp de mes adversaires n'est pas faite pour m'effrayer, mais bien plutôt pour me réjouir. J'en donnerai quelques exemples.

Que peuvent, du reste, ces infiniment rares exceptions contre un volume de louanges et de félicitations? Sinon démontrer, une fois de plus, que dans toute société il est des esprits déviés du sens commun que rien ne peut ramener dans le chemin universel ?

Lettre. — 20 juin 1908. — *Anonyme* (écrite au crayon bleu, au dos de ma circulaire du mois de mai et très difficile à lire.) L'enveloppe porte le timbre de *Collioures*. — *Quel que soit mon amour pour la vérité, il m'est particulièrement pénible d'aller la chercher auprès de bluffeurs et de charlatans. Les diverses circulaires que vous m'avez envoyées, depuis plus de dix ans, ne sauraient laisser de doute à cet égard. Les citations élogieuses que vous transcrivez sur vos catalogues et portraitures, vous rendent tout bonnement grotesque ; sont-elles vraies, d'ailleurs, ou inventées?* (1) *Je suppose fort qu'il vous serait facile, d'ailleurs, de faire la contre-partie par des lettres moins flatteuses.*

Il existe, en psychopathie, une affection connue sous le nom de mégalomanie ; je souhaite qu'elle soit durable.

J'ai lu les lettres fournies par le Précis 3753 *ou* 3605.

En voilà du charlatanisme ! Nous serions vraiment dégoûtants, si ce n'était simplement idiot. Je ne suis pas surpris que votre façon d'agir ne vous ait, à côté de quelques sympathies, concilié aussi beaucoup d'animosité,

Les savants sont habituellement modestes ; ce n'est pas votre cas. (Anonyme).

Deux mots de réponse :

Allons, allons, brebis galeuse jusqu'à la honte de paraître en public, du calme, du bon sens ! Songez que vous faites exception.

Vous jugez de « chic », sans savoir ! Donc !

Moralité. — (Vous allez rire du mot) : « Méditez la parole de votre maître », car médicastre, sans doute :

« *La médecine doit subir des modifications profondes...* »

1. Grotesque ! Lequel des deux ? Vous me supposez capable de falsifier des documents, sinon de les imaginer de toutes pièces, et vous voudriez ensuite me voir publier des analyses !... Il faut vous adresser à votre collègue *Leleu, spécialiste en méninges.* Les vôtres sont en décomposition prématurée. Déjà je vous considère comme un flatteur dangereux. En effet, je me sens bien incapable de ce que vous supposez !... Je me contente de copier pour être exact.

Avis au collègue Leleu. — C'est de l' « aboulie », début de l'idiotisme. « Je ne me trompe jamais », ai-je dit modestement par ailleurs !

Et croyez, je vous prie, très aimable anonyme, à mon sincère mépris !

Lettre du Dr E. Leleu. — Maretz (Nord). — *Citoyen Chardin, tu me réclames 25 francs 20, et, de plus, tu me traites de filou, vieux loufoc !*

Je te les renvoie par ce même courrier.

(Il s'agit d'objets indûment conservés pendant plusieurs mois, ainsi que le prouve la première phrase, et cela malgré de périodiques réclamations.)

Quand je t'ai acheté ta camelote, tu ne m'as pas traité de filou ; toi, tu n'es qu'un mercanti. Je suis d'aussi bonne foi que tu peux l'être. Voilà pourquoi j'ai refusé tes traites. Vieille baderne, as-tu compris ?

Je ne t'en veux pas pour ça ; mais tâche d'électriser tes méninges pour les calmer.

Salut cordial.

Docteur E. Leleu, à Maretz (Nord.)

Pauvre médecine ! quelle dégringolade !

O École ! voilà donc ce qu'on enlève de tes bancs vermoulus et moisis ! Triste ! bien triste, en vérité !

Allons, excellent public, cours donc vers ce spécialiste... Cela doit être un bien bon et bien distingué médecin !

Ces injures ou polémiques étant pour moi d'ordre récréatif, sans être cependant de l'avis du grand maître de la haute fréquence, qui trouve tout parfait, pourvu qu'on parle de lui.

Le corps humain n'est pas fait pour être troué, même par une aiguille, il possède tous les éléments nécessaires.

Lettre. — 17 juillet 1908. — *Sans ambition, sans prétention, philanthrope. Heureux des succès acquis pour la science française. Vrai, sincère jusqu'à la naïveté. Indépendant ! Oh ! cela... comme on ne peut l'imaginer !*

Fier de son passé... Présent enviable... Avenir idéal... avec la santé... Sa confiance dans son Principe *permet d'en être sûr.*

Opiniâtre, persévérant, ingénieux... Invulnérable à la critique ou à l'injure.

Ecce homo !! M..., à C..., littérateur.

Savant !... Un jour, amis et ennemis sauront pourquoi je suis indemne de cette extravagance.

Merci à mon correspondant. Son appréciation tombe à point. CHARDIN.

Une bonne réflexion faisant voir l'état d'esprit du médecin.

Il s'agit de M. L... à la névralgie faciale incurable.

— *Il paraît que votre mari est guéri ?*

— *Oui, monsieur, dit Madame L...; il le croit, du moins, puisque depuis plusieurs semaines il n'éprouve aucune souffrance.*

— *Et comment ? Par quel procédé ?*

— *Par l'électricité de Chardin.*

Le Docteur réfléchissant, et au bout d'une minute :

— *C'est possible ! L'électricité a des surprises ; mais elle n'entre pas dans nos moyens d'action.*

Sublime ! n'est-ce pas ?

Le galvanomètre, le milliampèresmètre sont œuvres d'ignorants, dangereuses et inutiles.

Alors, messieurs, quand je mets en doute l'intérêt que vous portez à la guérison du sujet, je n'aurais donc pas tout à fait tort !

Pour moi, simple et naïf observateur, je répète avec conviction ce que dit le « Jérémie » moderne : « *La médecine a besoin de réformes profondes* ; » elle a, pour moi, perdu le sens de sa destinée !!

Lettre n° 17.710, 26 décembre 1908. — **Suites d'une opération chirurgicale. — Adénite cervicale.** — *Le premier a fait onze séances représentant un nombre de vingt-trois heures. Seul adjuvant au traitement chirurgical : 20 centimètres cubes de sérum de Quinton. L'état actuel du malade est très satisfaisant et les résultats très, « très intéressants », tant au point de vue général qu'au point de vue particulier de certains viscères. Je ne veux pas vous en dire plus long.*

L'adénite cervicale *a eu huit séances d'électricité d'une durée totale de 21 heures. La régression de la tumeur est très nettement appréciable maintenant ; elle a dû commencer d'une façon perceptible aux sens dès la cinquième séance. Elle avait la grosseur d'une belle mandarine ; elle était dure et siégeait à la partie latérale supéro-externe de la région sus-claviculaire gauche ; son bord supéro-interne situé à un travers de doigt de l'angle du maxillaire inférieur.*

Actuellement, considérablement ramollie, elle a fusé en avant, offrant l'aspect d'une tumeur dilobée avec sillons médians assez profonds : chaque lobe ne dépassant pas la grosseur d'une noix (deux noix sont loin de faire le volume d'une belle mandarine). État général excellent. Aucun autre adjuvant au traitement électrique. Encore une observation à publier plus tard sans aucun doute possible.

Lettre 16 janvier 1909. — *Après avoir progressé, la tumeur paraît stationnaire.*

Ma réponse. — Il est presque toujours ainsi, c'est d'ailleurs logique, mais long à expliquer.

Lettre, janvier 1909. — *La tumeur a repris sa marche vers la guérison. (Voyez lettre 18435 importante).*

Il est visible que le médecin n'a pas conscience absolue du principe ; il ne voit pas comme moi « l'*action électrique dans le corps humain, comme s'il était de pur cristal*. Il croit toujours au hasard !

Dans mes cures diverses, le médecin est le malade le plus difficile ; toujours impatient, jamais croyant, parce qu'il ne peut ou ne veut comprendre l'action du courant !

Je demande pardon au docteur de publier cette confidence, mais il m'a paru intéresssant de compléter la lettre 16903 qui paraissait, quoique très aimable, plutôt un peu moqueuse. Je suis heureux de faire voir combien sont coupables, envers leur honneur de titrés et l'humanité, ces légions de médecins qui se contentent de critiquer, de condamner et de défendre à leurs malades, mieux avisés qu'eux-mêmes, le traitement électrique sauveur.

Je veux faire comprendre combien irritant est le contact de ces indifférents imbéciles, qui se trouvent même dans la famille et parmi les amis, et qui, sans aucune raison, parce que tout simplement le traitement électrique ne s'exprime pas par quelque chose que l'on boit ou que l'on mange, une drogue quelconque, enfin, se permettent de sourire sottement au récit des succès que modestement on se plaît, dans leur intérêt, à leur raconter!

Et c'est ainsi que la plume se transforme quelquefois en lance, qui, hélas! comme celle de Don Quichotte, frappe dans le vide de ces esprits inqualifiables et de leur ambiance.

Voici donc un nouvel adepte né de mes critiques et de mes observations. N'est-il pas vrai, docteur Y... de la lettre 16944, que tous les moyens sont bons s'ils réussissent? Votre critique est facile, mais est-elle juste? Votre collègue 16903 a critiqué, mais il a essayé. Il y aurait donc plusieurs sortes de consciences? Pendant quinze ans, tout le monde repoussait l'électricité; aujourd'hui on en fait follement, comme vous pouvez vous en convaincre. J'avais l'espoir pour moi, alors! mais aujourd'hui que l'électricien est devenu un saltimbanque (1), je tremble pour l'enfant, la fée que j'ai cultivée pendant quarante ans. Vous me trouvez exagéré? Que fait donc l'animal dont nous vantons les qualités essentielles, quand il protège son enfant?

Lettre 17712 (*Rétrospectif, 1903*). — Sarcocèle. — *Les médecins consultés, sauf un, m'ont toujours défendu l'électricité. J'en fis de mon propre chef, et en cinq semaines*

1. Je rencontrais ces jours-ci un grand électricien parisien faisant la place chez un pharmacien. « Ces messieurs, me disait celui-ci, ne se gênent pas; ils soudoient nos employés pour qu'ils leur adressent des malades, à nos yeux et à notre barbe! Nous n'avons même pas ce bénéfice cependant bien légitime! »

Ça, des électriciens? Ça, des savants? Allons donc! de vulgaires camelots exhibant des machines dans tous les étages d'un immeuble : c'est tout ce qu'on peut en dire!

j'obtins un résultat complet. Je faisais par jour deux séances d'une heure, courant supportable.

21 janvier 1908. Je n'ai jamais eu la moindre récidive.

M... à L..., rentier.

Pourquoi défendre une application de ce genre? Quelle manie! Voyons, il y a tuméfaction, donc mauvais état circulatoire. Alors! L'électricité ne peut que produire une action atrophique ; essayez toujours si vous ne la redoutez pas trop immédiate : elle est sans danger, et les moyens connus sont si lents et si encombrants!

Lettre n° 17715, 16 décembre 1908. — **Mon œuvre.** — *Très intéressé par tout ce qui se rapporte à l'électricité en médecine, j'ai, attentivement et sans parti pris, lu le* Précis *que vous m'avez envoyé récemment, laissant de côté le fatras injurieux et pamphlétaire qui le compose et qui ne pourra jamais que prévenir contre votre méthode nombre d'esprits. Je ne veux voir que l'énoncé de quelques principes très simples et par conséquent très séduisants et qui, si j'ai bien compris, se résument en ceci...*

Si cela est vrai, c'est tout simplement merveilleux, et après avoir fait de Pasteur, qui n'était pas médecin, un dieu, la Faculté n'a plus qu'à s'incliner devant vous qui ne l'êtes pas davantage. Mais voilà : vous écrivez et discutez comme un malade! Cela est sans doute voulu de votre part, et c'est votre droit absolu de croire que ce moyen de convaincre est le bon; pour moi, je crains que les confrères ne mettent votre cas en regard des observations étonnantes que vous publiez et n'accusent votre « chien de berger » de quelquefois mordre et enrager; cela ne les incite pas à se mettre sous sa garde, comme vous-même, 50 heures par semaine.

Je veux être plus large d'esprit qu'eux et essayer de

mettre en pratique vos principes qui, je le répète, sont séduisants par leur simplicité et leur logique. Je ne demande qu'à les vérifier par l'expérience et à devenir un de vos apôtres si la méthode donne tout ce que vous promettez.

Avec l'espérance d'avoir un jour la foi, j'ai la charité de n'en pas vouloir à M. Chardin de son esprit pour les médecins et leur pauvre science et lui envoie mes meilleures salutations.

Docteur G., à L...

Ma réponse : Ma façon de critiquer, qui vous paraît si injurieuse, ne donne qu'une très faible idée des réflexions qui me suggèrent ma pratique et mon contact avec l'humanité. Jugez un peu!! Peut-être êtes-vous confiné dans un milieu exceptionnel qui ne vous permet pas de rencontrer, comme moi, des faits sensationnels!

J'ai dit par ailleurs que si *Pasteur* avait voulu étudier l'électricité comme moi, s'il avait pris l'être vivant sain et qu'il l'eût mis à l'abri de toute éventualité, il eût commis une œuvre autrement remarquable que celle qui lui a valu sa réputation! Est-ce donc logique de lutter contre un ennemi maître d'une place, quand on peut facilement l'empêcher d'entrer? Le savant prend assez généralement les choses au rebours, mais cela démontre une fois de plus que le cerveau humain est inépuisable.

Le médecin qui dit volontiers pour un enfant que le « temps fera le nécessaire » est un irréfléchi, il ignore l'électricité et les lois économiques.

Je vous ai expliqué, monsieur, la cause de mon langage particulier; il ne me plaît pas encore de la dire publiquement! Je ris de votre bonne plaisanterie concernant le *Chien de berger* : Vous pouvez lire dans ce *Précis* les miracles qu'il opère sur moi-même. Comme le chien intelligent, il ne mord que pour attirer l'attention; d'ailleurs, c'est le rire sur le visage et souvent éclatant joyeusement que je lis les critiques et que je réponds aux coups! Je m'amuse moi-même. C'est un résultat qui n'a pas de prix!

J'espère que la lecture de ce *Précis* ne vous laissera aucun doute sur ma sincérité. Autrement il faudrait vous exécuter comme votre collègue le docteur *Vérut*, lettre 17064. La conscience est en jeu!

Je m'étonne toujours de vous voir émettre des doutes sur le résultat de ma méthode. La simplicité n'est qu'un accessoire, le principe seul doit être considéré : il est bon ou mauvais! et au lieu de vérifier, vous devez admettre ou répudier : Votre rôle est celui d'un homme qui n'a pas compris, permettez-moi de vous le dire. Un principe, surtout si simple, se retrouve partout! et un essai doit être une adoption! (1)

M'en vouloir! mais, monsieur, ce serait à tort; une exception individuelle est faite de droit à tout lecteur, et soyez persuadé que vos nombreux collègues qui me font le plaisir d'une visite, restent des amis! (*V.19206*)

1. Voyez la lettre n° 6306, page 151, de votre collègue. « Vos raisonnements sont scientifiques et moins que jamais, je ne puis comprendre l'obstruction systématique faite à vos idées et.... » *Besançon* n'aurait donc pas raison dans sa boutade cinglante! Ce serait regrettable, car alors, il n'y aurait plus à se faire d'illusion sur la mentalité du médecin.

Quant à la pauvre science du médecin, vous ne pouvez vous imaginer ce que l'homme comme moi, précis, mathématique, à l'esprit toujours prompt (conséquence de mes courants quotidiens), éprouve en présence de l'indécision, l'hésitation, des erreurs, des légèretés du médecin en général, quand, poussant l'argumentation un peu loin, on remarque les faux-fuyants et les mots sans portée, sans réflexion, surtout si par expérience et autorité, on a fait fi des titres, du bluff, de l'arrogance et du reste...

Car, voyez les constatations de la page 139. Peut-être trouverez-vous une excuse dans les erreurs journalières du médecin, à ces grotesques procédés? mais moi, négociant, homme positif, je ne puis arriver à comprendre que l'on utilise un moyen sans essayer de le comprendre !

Tout est ainsi en médecine électrique. Songer à l'autre, me fait frémir! Je ne la discute pas! Mais la vue de tout ce fatras de médicaments dont beaucoup vantés par l'Académie, dont la fortune vaut tant que la Presse s'en occupe (voir lettre n° 16944)? ces cures d'acide formique, de raisin, lancées par des journaux sérieux sous la signature de médecins, tous ces attrape-niais dont la publicité fourmille et que le médecin ordonne, comme il ordonne les ceintures américaines — j'en ai des exemples — ; que trouverai-je dans cette pauvre médecine ? Beaucoup de choses

---

Les grandes maladies seront évitées quand on aura compris l'influence si logique de l'électricité dans la période d'incubation.

qui ne la recommandent pas, et l'assurance qu'en suivant ses principes, le médecin néglige la santé publique.

Observation n° 17716, du 15 juillet 1907. — *Je conduis un mien parent, près d'un médecin ami. Le sujet a des maux de tête violents, intermittents et rebelles à tous les médicaments. (Comme parent, il écoute en souriant toutes mes théories et mes résultats; peut-être même me plaint-il sincèrement). Diagnostic :* Tumeur du cerveau en évolution, cas très grave, *(inexact sans doute : nous sommes en présence d'un pessimiste), mais enfin, c'est un diagnostic... alors que plusieurs médecins consultés avant lui sont restés cois* (1).

« Et qu'allons-nous faire? demandai-je naïvement.

— Mais Rien : Attendre!! » répond l'Esculape!

Un obus à mes pieds n'eût pu faire plus d'effet!

J'avais plusieurs raisons d'instituer mon courant :

1° Parce que le sujet était malade;

2° Parce que le cas était au moins incertain et que le traitement est sans danger;

3° Parce que je trouve qu'il ne peut y avoir d'hésitation, puisque, en cet endroit, nous sommes en présence d'un phénomène d'irrigation et que le cerveau est, après le cœur, le plus docile des organes.

1. Nous voilà encore en présence d'un cas où la supériorité de ma méthode *électro-cinésique vasculaire* est probante! Pas de diagnostic!

Chardin dit en effet : Douleur, donc stase du sang, donc électricité.

4° Parce que le médecin ami croit à une tumeur, qui n'est autre que la confirmation de mon *diagnostic universel!*...

Et depuis huit mois tout a disparu. Les applications facilitent indubitablement les études du sujet (il le dit)... et je l'observe, et il est enfin devenu un fanatique de la pile électrique!

Rien! toujours rien! Mais enfin, messieurs, votre orgueil même ne vous incite-t-il pas à modifier votre mentalité? Il est si triste d'être diplômé comme sauveur de l'humanité et d'être à chaque instant heurté par cette formule injuste, absurde, folle : « Rien à faire! » Si j'étais médecin, je ne supporterais jamais une telle situation, dussé-je bouleverser le monde! Parjurez avec l'École routinière et ses incohérentes méthodes; je vous en prie : Prenez au plus vite la méthode *électro-cinésique vasculaire de Chardin.* Jamais vous n'aurez de désillusion. bien au contraire, des résultats qui vous étonneront, jusqu'à ce que vous en ayez, comme moi, l'habitude! (*Voyez les lettres 17064, 18311, 19499 et 19707).*

La belle chose que le diagnostic!

Le jeune homme, toujours en tête de ses cours, ne dépassa jamais le quatrième, et il me montrait jadis un élève imbattable dans sa place de premier. Pourquoi, depuis qu'il s'électrise, est-il passé dans les deux premiers et pourquoi a-t-il battu *l'imbattable*? Coïncidence sans doute, diront nos malins — oh! combien! — électriciens. (Car ces gens-là ne croient à

La maladie est une : circulation.
Le remède un : électricité.

l'électricité qu'en tant qu'elle rapporte et pour ce qu'elle rapporte). Cependant un grand nombre de malades manifestent le même résultat, et moi-même, inventeur, fabricant, je n'ai jamais eu l'imagination plus vive, plus active que depuis que je suis un pratiquant; on peut en juger par l'œuvre colossale entreprise de vouloir abaisser l'orgueil et la réputation des maîtres jusqu'à la limite de leur ignorance; de sauver l'électricité de leurs griffes malsaines, et surtout d'y réussir dans une proportion inattendue... et cela au milieu d'affaires complexes qui ne me laissent pas un moment de répit!

Lettre n° 17794, 16 décembre 1900. — **Beauté.** — *J'ai lu votre manuel avec un intérêt mêlé d'admiration et de curiosité. Tout d'abord, laissez-moi vous dire, monsieur, que je pratique le massage de beauté; j'emploie l'induction et j'ai eu beaucoup de succès pour les imperfections de l'épiderme.*

Madame K..., à La Haye.

Les succès en ce genre ne se comptent plus! C'est aujourd'hui un fait acquis. L'épilation permet depuis longtemps de débarrasser une fois pour toutes la femme de son duvet... loquace, ou des poils qui la gênent; car si la femme copie l'homme en certaines choses, elle ne veut pas, jusqu'à présent, se voir comme lui, velue ainsi que la surannée *Femme à barbe* que chantait Thérésa. Espérons que la mode, cette grande entraîneuse classique, ne changera rien à cette décision. Et cela dans l'intérêt de l'électricité et des épilateurs qui l'emploient. Car la femme est si rebelle, en principe, au mot électricité, et par conséquent à son intervention, que ce petit moyen est important pour acclimater notre courant dans la famille. Il est vrai que, aidée par le médecin qui veille sur son os (voir p. 137), la femme ne peut que difficilement admettre (car elle ne raisonne pas) que cet agent qui l'a distraite, amusée un instant, puisse être un tant soit peu sérieux ! « Pensez donc ! dit-elle volontiers — car elle n'est pas chiche de conseils mauvais —, un courant que l'on ne voit pas, que l'on sent à peine, qui aurait la prétention de guérir une maladie ! Allons donc ! (1)... Mon médecin me le répète assez : « L'électricité ! ! faites-y bien attention : c'est excessivement dangereux. » Et, ainsi présenté, l'argument du médecin ne lèse pas sa conscience : c'est, en effet, dangereux pour sa bourse ; le malade serait trop vite guéri !... C'est triste, mais c'est ainsi, et cela ne peut être autrement : le médecin vit du malade ; il lui faut des malades, et, s'il les guérissait vite, jamais il n'en trouverait assez ! !

Si la femme écoutait mes conseils si logiques, si elle faisait de l'hygiène électrique, elle pourrait parvenir à l'âge critique sans difficulté, sans danger, et

1. La femme n'a pas de cesse qu'elle n'ait trouvé le moyen de décourager le dévouement le plus désintéressé. Une cliente amie, qui a pris un appareil pour combattre la goutte et le rhumatisme déformant, répond à la lecture de la *lettre nº 13837*. — « Cela me prouve que ma nature ne peut supporter l'électricité (alors qu'elle en est saturée comme toutes les autres), et puis enfin, cela m'empêche de dormir ! » La femme et surtout la jeune fille n'est-elle pas toujours portée à se croire une exception ? Voilà une malheureuse qui croit à ses médecins qui, depuis douze ans, laissent malhonnêtement son état empirer ! Au diable cette humeur des femmes !

son visage comme son corps qui sont le reflet de son bon état intime, seraient remarqués de tous. Elle n'aurait pas cette horrible désillusion de ces femmes qui se font « patiner » ou masser l'épiderme; qui, par des injections sous-cutanées, lui donnent une tension quasi-normale en ayant l'air ainsi d'avoir vaincu la ride, de voir un jour la débâcle, plus terrible que s'il n'avait été rien fait, venir par la glace leur dire brutalement que tout espoir est perdu. Elles sont navrantes, innommables; la mort est presque la seule solution à cette existence de regrets et de désespoir!... Mais la femme réfléchira-t-elle jamais dix minutes sur un même sujet? tout est là!

Lettre n° 17816, 1er janvier 1909. — Propagande par reconnaissance.

Cher maître,

Permettez-moi tout d'abord de venir vous exprimer tous mes souhaits et tous mes vœux de nouvelle année, et j'espère que votre méthode si simple, si logique, se répandra de plus en plus parmi tous ceux qui souffrent. J'ai encore eu l'occasion de parler souvent de vous dans mon dernier voyage; j'ai bien souvent donné votre adresse à des camarades souffrants et j'espère bien que cette propagande incessante portera ses fruits. C'est grâce à vos bons avis que mes nombreux malades sont débarrassés de leurs maladies (diabète, neurasthénie), de leurs misères, (tics graves, crainte de méningite); aussi vous pouvez compter sur toute notre reconnaissance.

L., Négociant, à B...

La méthode *Électro-cinésique vasculaire* s'est définitivement imposée, et actuellement, la propagande de ses bénéficiaires est telle que je n'ai plus qu'à suffire aux demandes. Malgré la sottise d'une partie du public, la résistance et la mauvaise foi du corps médical presque complet, nous avançons toujours. C'est que l'insuccès est excessivement rare; il n'existerait pas, si le malade était raisonnable et restait en contact avec moi! Mais, hélas! quoique ma complaisance soit gratuite et inépuisable, la négligence de l'un l'emporte sur la générosité de l'autre.

Qu'il me soit permis, à propos de la lettre ci-dessus, de témoigner à mes malades toute ma sympathie, de les assurer une fois de plus de tout mon dévouement et de les prier de continuer leur œuvre de propagande. Pour le malade! pour l'électricité! pour le bien général!

Lettre n° 17820, du 17 décembre 1908. — **Laryngite, sciatique.** — *En possession d'un de vos petits appareils B 121 à trois piles, qui m'a remis il y a environ trois mois d'un mal de gorge réfractaire à tous les gargarismes, je m'en suis servi pour les douleurs, la sciatique.*

C..., Marseille.

Quand je vois nos spécialistes soigner toutes les affections de la tête par les drogues, cautérisations, vaporisations, etc., je ne puis m'empêcher de me demander comment on peut encore, à notre époque, recourir à des moyens aussi niais, quand l'opérateur est sincère, toutefois; c'est-à-dire quand il a vraiment en vue la guérison de son sujet. Il faudrait se rappeler dans ces cas plus que dans tous autres que les terminaisons en « ite » sont synonymes « d'électricité » avant tout! *La maladie est une : Circulation.*

Personnellement sujet aux gingivites, jamais la sensibilité des gencives ne dure chez moi plus de quelques heures : deux applications de 60 minutes, localisées aux gencives, avec la plaque spéciale, rétablissent la circulation normale et, par conséquent, l'état parfait!

La douleur est, de ce fait, presque toujours dissipée et l'on peut voir tel malade, m'écrivant jadis : « *Non seulement la douleur avait disparu en quelques minutes, mais depuis deux mois je mange sur cette dent, ce qui ne m'était arrivé depuis des années!* »

Pourquoi messieurs les dentistes ne recourent-ils pas à ces procédés? Par la même raison que pendant vingt ans on a répondu à mes offres de l'électricité : « C'est bon pour les charlatans! » par la même raison qu'aujourd'hui les spécialistes-électriciens abîment la question et en dégoûtent le public : par l'ignorance complète des propriétés de ce sublime élément!

En art dentaire, le luxe des cabinets, le brillant des nickels, le moelleux des tapis, la recherche des meubles, sont de plus sûr rapport que le talent ou les principes scientifiques. Certes, ces messieurs sont devenus fort habiles... dans la partie chirurgicale de leur art. Mais dans la partie médicale, ils en sont encore à écouter les leçons de cataphorèse, les *Foveau*, les *Le Duc*, etc., qui les entraînent à des complications inexplicables et inexpliquées, à des résultats variables, incertains, et les conduisent en définitive à l'abandon de l'électricité, alors qu'elle seule, bien simple, bien compréhensible, leur donnerait toute satisfaction !

Lisez donc, messieurs, le chapitre de la page 139, et réfléchissez ! Croirez-vous dorénavant à la parole de gens aussi peu sérieux ?

Observations n° 17821, *(Rétrospectif)*. En réalité, du 20 décembre 1904. — *Je n'ai employé que le courant continu ou induit, dit le Dr Riory (de Chabeuil). J'y suis arrivé tout doucement, un peu empiriquement et en tâtonnant. Tant que j'ai employé des courants forts, de courte durée, avec de petites électrodes, je n'ai rien obtenu. Je n'ai eu de succès que lorsque j'ai utilisé les courants faibles, longtemps appliqués avec de larges électrodes ainsi que l'enseigne* Chardin (*1*).

Je dirai que j'emploie l'électricité sans m'inquiéter des milliampères... et seulement de façon que l'électrisation ne soit pas douloureuse.

Il cite divers cas suivis de guérison : *1 cas d'angiomes, 5 cas de rétrécissement de l'urètre, 2 torticolis unilatéral a frigore, 2 lombago aigu, 3 cas de sciatique, 1 crampe des écrivains, 1 paralysie faciale obstétricale, 1 cas de neurasthénie, 1 de constipation habituelle, 1 occlusion intestinale, 1 arthrite du genou, 1 tachycardie paroxystique, 1 entérite chronique, 3 cas de métrorrhagies, 1 crises maniaques chez une démente, 1 coma diabétique, 1 anémie cérébrale...* avec succès complet.

N'était-ce pas bien encourageant, n'était-ce pas surtout un engagement moral envers l'humanité ? Tout

1. A cette époque je n'avais pas institué ma méthode ; un facteur me manquait encore : la sensibilité de mon sujet. L'action du courant était mal définie ; je me contentais des résultats,... comme *Bell*, utilisant le téléphone dix ans avant d'en expliquer le principe.

homme consciencieux devait marcher haut et fier dans cette voie. Eh bien, non! Il a suffi d'un collègue, le *Dr Batssas*, venant jeter le doute sur la sincérité de son collègue et apportant les notes confuses de toute la gamme officielle, pour troubler la quiétude du *Dr Rtory*, et lui faire oublier tous ses devoirs! car, si l'enquête faite dans le pays ne m'a pas trompé, le *Dr Rtory* en est revenu au « codex avant noyade », et a quitté la route agrémentée de succès qu'il s'était ouverte.

Que dire du collègue *Batssas*? Le renvoyer à la page 139? au milieu de tous ces pontifes officiels qui ne savent pas ce qu'ils font ni même ce qu'ils emploient. Perroquets sans cervelle, ennemis inconscients de la vérité, de l'humanité, de l'électricité!

Bulletin n° 12 de la Société médico-chirurgicale de la Drôme et de l'Ardèche, où l'on peut lire in extenso cette intéressante communication.

Note n° 17850. — *Bulletin de la Société de Chirurgie*, tome XXXIV, n° 33. Sur la méthode des « ions » prônée par *Leduc*.... Aussi je crois pouvoir conclure de l'expérimentation et des faits cliniques qu'il ne faut pas exagérer les bienfaits de l'iono-thérapie et qu'il faut considérer dans cette méthode deux actions bien distinctes :

1° L'action médicamenteuse vraie qui reste absolument localisée sous la peau, mais qui, grâce aux combinaisons plus ou moins solubles formées par les protoplasmas cellulaires, peut avoir des effets spéciaux, de sorte que : si même l'électricité ne porte pas directement le médicament au point malade, il ne s'ensuit pas que l'introduction électrolytique ne puisse, dans certains cas, ajouter quelque chose aux bons effets du courant.

2° L'action due aux phénomènes biologiques qui se produisent sous l'influence du courant est indépendante de la solution employée grâce à l'action osmotique provoquée par le déplacement des ions de l'organisme.

Pauvre *Le Duc*, si peu de chose pour tant de tapage ! il est vrai que ses succès féminins nous sont cachés. Ce serait une bien juste compensation ! Jeunes filles et femmes avec taches... tout est parfait, par la méthode des « ions » les taches disparaissent ! on se fait une nouvelle... peau ! On est rôtisseur ou on ne l'est pas ! En attendant, laissons-le dans son cours de première année ; ses élèves peuvent apprendre à jouer de la réclame, à défaut d'autre chose ; c'est, n'est-il pas vrai ? le grand moyen scientifique du jour. *(Voyez la lettre n° 7015, page 150 ; les pages 13 et suivantes écrites au début de sa réclame.)*

Ce qui revient à dire, que la complication apportée aux choses électriques est absurde ; que tout ce que prétendent ces farceurs, je le fais plus sûrement et plus logiquement qu'eux par ma méthode autrement simple et que je les mets au défi de me suivre dans toutes mes applications.

L'électricité est un remède universel : c'est un appoint ou un secours à l'état physiologique bon ou mauvais.

Il est triste de voir les *Professeurs, les académiciens*, faire le remplissage des journaux quotidiens à côté de Diebler, des apaches et des Steinheill. Il faut vraiment en être arrivé à ne respecter plus rien ni soi-même !

Lettre n° 17885, 22 décembre 1908. — **Emphysème. Hémiplégie. Insomnie. Cœur. Cerveau. Varicocèle.** — *C'est une lettre de bien vifs remerciements que je me permets de vous adresser.*

Mais tout d'abord, un peu de préambule.

Depuis fort longtemps je suis emphysémateux.

Il y a trois ans qu'une attaque de nerfs ou paralysie ou hémiplégie (on ne me l'a jamais dit), me frappait d'une lourdeur de tête et d'une espèce de dormition du pied et de la main gauche ; le cœur battait très irrégulièrement et me faisait bien mal ; de plus, le cerveau ne valait guère mieux, perte de mémoire, troubles, je ne pouvais lire longtemps, sans quoi je voyais double ; insomnies, la moitié de mes nuits se passaient à rêvasser à mille et une choses plus abracadabrantes les unes que les autres ; quand un orage survenait, la main gauche s'agitait à chaque éclair, surtout au moment des éclairs dits de chaleur; de plus encore, j'étais affligé depuis quatre ans d'une ampoule ou varicocèle qui commençait à m'inquiéter sérieusement.

Il y a deux ans, à la suite d'un refroidissement, je dus m'aliter et le médecin qu'on avait trouvé sous la main déclara après quelques visites que, vu l'état de mon cœur, un dénouement imminent était à craindre. On alla alors quérir le médecin qui me soigne depuis des années, et, connaissant mon tempérament, il m'administra des médicaments plus énergiques et me remit sur pied, mais je fus condamné à un repos des plus absolus et depuis cette époque j'ai cessé mes fonctions à la cour.

Vous le voyez, comme on dit en termes de Palais, j'étais bien mal hypothéqué.

J'habite un cabanon sur le bord de la mer, à côté de celui de M. R..., libraire, votre client. Depuis plus d'un an, pris de pitié pour mon triste état, il me conseillait de faire usage de l'électricité suivant votre méthode. Cédant enfin à ses fraternels conseils, je puis le dire, depuis le 22 novembre dernier je fais usage de votre appareil B 121, 8 heures par jour en moyenne et de la manière suivante : +, 000, (pas plus loin) c'est-à-dire 5000 ohms de résistance dans un élément.

Actuellement, un mois après, je ne puis dire qu'une chose: c'est prodigieux, merveilleux, miraculeux. Les troubles cérébraux ont presque disparu, je dors comme un plomb, surtout sans rêvasser, je mange bien, je digère bien, je n'ai plus d'étouffements, ce n'est qu'à de très rares intervalles que le cœur s'angoisse un peu.

Je vous remercie mille fois, monsieur Chardin, et je désire de tout mon cœur que Dieu vous rende au centuple le bien que vous m'avez fait, ainsi qu'à tous ceux qui, comme ce brave R..., se font apôtres de votre méthode.

Il y a un mois je n'aurais pas été capable de rédiger la présente lettre.

Comptez à jamais, monsieur, sur toute ma reconnaissance.

Pourrais-je reprendre ma charge à la cour ? J'ai 62 ans, je ne demande pas la jeunesse, mais une amélioration du statu quo.

L... à B., Greffier de chambre à la Cour d'appel.

Si l'on analyse les maladies, on peut se convaincre que pas une n'échappe à un défaut circulatoire.

Cette lettre fait voir l'impuissance de la médecine ordinaire, on voit un premier médecin qui se montre effrayé de l'état du cœur quand c'est précisément l'organe le plus pacifique, le plus docile (quand on sait le prendre).

Le deuxième, appliquant des remèdes énergiques, non seulement commettait une imprudence, mais encore a dû causer des dégâts dans les organes appelés à digérer, à distribuer et à éliminer ces drogues.

Et puis, voyons donc attentivement le résultat: « condamné à un repos absolu » ! Voilà donc ce que peut donner la médecine, près de laquelle « l'électricité n'est qu'une négation », au dire d'un agrégé !!

Le hasard amène le sujet à causer avec un de mes représentants qui ne connaît rien à la médecine (il est libraire), mais il a compris mon *Précis*, et le voilà opérant une résurrection, aussi étonné, si ce n'est plus, que le sujet lui-même... Et alors, aucun organe n'ayant fourni un travail quelconque, la santé revient abondante et sûre, et le sujet peut se soigner indéfiniment, le courant lui amènera chaque jour un appoint à sa nouvelle santé.

Car c'est encore un point capital de mon traitement électrique.

Si l'on est raisonnable il doit être continué, et qu'il le soit plus ou moins, il ne peut jamais être nuisible; j'en suis un exemple, moi qui m'électrise depuis huit ans à raison de soixante heures par semaine et qui m'en trouve fort bien!

Si nos médecins voulaient écouter ma voix, voir mes succès merveilleux, ils pourraient reconquérir l'estime et la confiance d'autrefois, par leurs guérisons miraculeuses. Ils croient au contraire nuire à leurs intérêts, comme si en améliorant une situation on n'arrivait pas d'emblée à en tirer profit. Un malade guéri extraordinairement en envoie deux ou trois autres et même davantage; c'est ce qui m'arrive !

Mais le médecin est si peu intéressé à son malade; il est tellement routinier; la maladie, la mort sont pour lui circonstances tellement naturelles, qu'il reste indifférent à tout! Ce malade, dans une plus récente lettre, me disait qu'un jeune docteur malade, incurable par sa médecine ordinaire, refusait de croire à l'électricité même en voyant son cas et qu'il l'appelait un hasard. Il a fallu, ajoute-t-il, que je lui fasse voir la poche (varicocèle) pour que, baissant le nez, il se précipite vers le traitement électrique. N'est-ce pas malheureux!

Observation n° 18228. 14 Janvier 1909. — *Reçoit fort mal mon représentant. Prétend que je lui ai gardé un client qu'il m'avait adressé, que celui-là ou un autre a failli mourir, que je m'occupe de ce qui ne me regarde pas, etc., etc., — et toujours la finale, qu'il s'emploiera par tous les moyens possibles à nuire à ma maison! et comme toujours encore se gardera bien de me dire tout cela à moi-même et même de me l'écrire.*

Je ne connais pas de société humaine où l'on pratique la vengeance basse et malhonnête comme en médecine. Partout ailleurs, un fait de ce genre serait

---

Le galvanomètre, le milliampèremètre sont œuvres d'ignorants, dangereuses et inutiles.

discuté, toutes les parties entendues (car le malade est de mensonge classique), et le jugement n'interviendrait qu'à coup sûr. Mais non! le médecin croit volontiers sans discussion tout le mal qu'on lui dit de la personne qu'il tient en suspicion et broder une histoire est affaire de peu de temps!

Je voudrais bien voir, car ce serait en effet une curiosité, la victime de mon courant électrique! Quoi, en respectant la sensibilité du sujet, celui-ci pourrait s'en trouver mal! Voilà une preuve de plus de l'ignorance extraordinaire du monde médical pour l'électricité; il n'est pas besoin d'en chercher d'autres. Mais, mon cher *Esculape*, vous devriez me bénir de vous avoir donné l'occasion de sauver un malade, car c'est chez vous une exception, comme, chez moi, de ne pas le guérir.

Soyez donc heureux, plutôt que de faire tout ce bruit! Vous avez été bien payé, je suppose? eh bien, que faites-vous de la dichotomie? Ne me devez-vous pas 50 p. 100 du prix...?? Aujourd'hui cela ne se discute plus! Vous sucez la dichotomie à l'école! C'est même la seule chose bien nette, bien assimilable de l'enseignement pratique de vos maîtres!

Comme bien d'autres, vous trouvez que je parle mal des médecins. Permettez, vous ne savez pas ce que vous dites. Dire du mal, c'est faire, comme vous jurez de le faire, de la calomnie. Or, je vous mets au défi de me trouver jamais en défaut! Lisez donc avant de vous emballer ainsi.

« *Vous avez, le courage héroïque de dire tout haut ce que tout le monde pense tout bas!* »

Je suis depuis longtemps las de toutes les méthodes nouvelles lancées à grand renfort de réclame, même par les membres de l'Académie de médecine!

(Docteurs X... Y...)

Donc l'œuvre que j'ai entreprise est une œuvre utile, et en présentant ma méthode, je n'ai nullement l'intention de prendre vos malades. Je ne puis cependant pas vous trouver d'une école intelligente, quand vous représentez l'erreur par le diagnostic, l'ignorance par le traitement même, en visant la maladie et non l'état général, l'inconséquence en abandonnant les sujets dans les périodes d'incubation, ou dans l'agonie et le coma. Vous éternisez les affections musculaires, rhumatismes, etc. Vous vous montrez faibles, craintifs, insuffisants, en un mot, dans les affections cardiaques, nuls dans les affections du cerveau, absurdes dans les affections des autres viscères. Vous tremblez devant la goutte et laissez le malheureux goutteux souffrir pendant des semaines et des semaines. Vous en êtes encore à soigner les clous et les furoncles par de bonnes pommades qui sont la négation de tout raisonnement. Le vieillard ne peut trouver devant vous que la brutale formule de condamnation! Vous êtes impuissants! C'est pour de tels résultats que l'on vous a donné un diplôme. C'est pour cela que vous vous en montrez si arrogants! Avouez qu'il n'y a pas de quoi!

Je soigne un grand nombre de médecins, tabétiques, hémiplégiques ou découragés de tout. Vous admettez

---

L'électricité est un remède universel : c'est un appoint ou un secours à l'état physiologique bon ou mauvais.

sans doute qu'ils doivent avoir épuisé toutes les ressources de leur métier?

Faut-il donc que je les abandonne parce que, infatué de votre parchemin, vous pensez que vous seul comprenez quelque chose à l'humanité? Il faut voir comment vos collègues me considèrent! De la médecine, moi, *bone Deus!* Une pile et une application, toujours les mêmes recommandations de courant insensible que l'appareil donne facilement... Je pousse même la discrétion jusqu'à faire comprendre aux malades que je n'ai pas besoin de connaître leur maladie, que je ne suis pas médecin. Cela de la médecine! Voyons, cher Docteur, réfléchissez! Si vous me donniez tort, le cafetier n'aura alors qu'à bien se tenir quand le client lui demandera conseil sur ce qu'il pourrait bien prendre pour se réchauffer!

Un malade vous a, dites-vous, quitté pour moi! Mais quoi, vous êtes donc ennemi d'un peu d'intelligence? Il n'est pas difficile de voir que vous faites de la médecine qui ne guérit pas ou mal, mon *Précis* fait de la guérison sans médecine.

Vous risquez, en parlant ainsi de mes œuvres, de me donner un orgueil qui pourrait me conduire à me croire quelque chose dans votre absurde métier. Il ne le faut pas, dans l'intérêt des deux!

Je fais de la médecine? Mais, en vérité, vous me comblez! Encore une fois, réfléchissez! Votre mauvaise humeur vous entraîne! Voyons, supposez l'impossible. Supposez que subitement vous puissiez me comprendre et tenir mon drapeau. Croyez-vous vraiment que vous auriez l'illusion de faire de la médecine? Vous soigneriez vos malades sans savoir ce qu'ils ont, vous les guéririez tous sans vous en occuper, vous porteriez dans la famille un livre permettant de se passer de pharmacie et de conseils. Vraiment, monsieur, appelleriez-vous ce faire, faire de la médecine? Vous en rougiriez de honte. Et ces malades reconnaissants vous écrivant de partout des lettres attendries! Sans vous connaître, car ma méthode, un moment la vôtre, vous dispense absolument de tripoter le malade et de lui faire faire des aveux ennuyeux. Vous voyez-vous, homme grave, aux allures de confesseur, dans une pétaudière de ce genre? Et vos collègues, cette masse de Docteurs dont vous seriez à ma place le conseil, le guérisseur, comment considériez-vous un tel rapprochement, quand vous n'avez même pas confiance en vous-même?

Et ces malades que je vois une fois, et qui ne reparaissent plus que pour dire leur guérison et raconter leurs espérances alors que vous êtes habitué à voir les mêmes têtes pendant des mois et des mois? Et ces femmes enceintes qui montrent plus de gaieté et de souplesse pendant cette dure période que jamais, qui fuient le lit, le repos?.. Ne seriez-vous pas syncopé? Ah! vous en feriez une tête dans ce milieu extraordinaire! Et vous voudriez me faire croire que je suis convaincu de faire de la médecine? Vous ne voyez donc pas l'abîme qui sépare votre haute situation, de celle du petit électricien! Dormez sur vos deux longues oreilles, noble rejeton de notre belle école, car je n'envie même pas votre sort. Se contenter de marcher dans des sentiers connus quand ils sont si mal entretenus; risquer de s'embourber à chaque instant, tuer, condamner tout ce qui vit sans songer que vous vous targuez par ailleurs de la prétention de pouvoir sauver toute créature qui respire; oui, certes, si vous n'y touchez pas! Cette situation pour l'homme consciencieux, honnête, doit être une préoccupation, une honte constantes..... et il faut être élevé là-dedans!

Enfin, un petit conseil qui touche à la bonne éducation perdue sans doute dans les salles de garde. Quand on a un sac vénéneux aussi bien garni, c'est à l'intéressé lui-même que l'on doit s'adresser! Vous brillez comme le lâche, devant un être qui ne peut se défendre. Écrivez, cher monsieur, c'est le meilleur mode de discussion : Je vous certifie que vous ne le regretterez pas! Sinon, donnez-vous la peine d'une visite; vous verrez, comme tant d'autres, que nous deviendrons vite les meilleurs amis du monde.

Lettre n° 18306. 18 Janvier 1909. — *Je suis de ceux qui vous rendent justice et se refusent à ne voir en vous que le commerçant habile. Je lis votre Précis 1908 avec un réel intérêt.*

Docteur M. L..., Paris.

Je ne sais comment remercier le docteur de son mot affable. C'est peu de baume dans tant de fiel!... mais il surnage et se rencontre toujours le premier; c'est un voile pour le reste.

J'ai répondu à la lettre 17705 à monsieur le Docteur L... en le félicitant d'être le premier à me comprendre, que j'estimais avoir dépensé *cent mille francs* pour ce résultat, (le docteur L... m'a acheté pour cent francs d'appareils.) Voilà *Chardin* le mercanti, que le triste Leleu, page 215, a trouvé tout seul!

Lettre n° 18309. 17 Janvier 1909. — **Intestin. État général.** — *Je me suis servi de votre appareil, lequel marche toujours admirablement, depuis deux ans pour mes intestins dont je vous avais entretenu. Depuis un mois j'ai obtenu des résultats merveilleux. Je jouis de la plus parfaite santé, car je dors bien, je suis gai comme le plus heureux des hommes, et à côté de cela, je suis redevenu un homme, c'est-à-dire fort dans l'imagination; j'aime les affaires, le travail, en un mot, je suis changé du tout au tout.*

Si je vous écris cette lettre, monsieur Chardin, c'est uniquement pour vous remercier des bienfaits que j'ai obtenus, et pour vous prouver ma plus entière reconnaissance, je vous autorise à publier la présente.

L'on peut dire sans se tromper que si tous ceux qui souffrent avaient recours à l'électricité, presque tous guériraient et cela finirait aussi par ouvrir les yeux de nos bons docteurs dont la science est si aveugle et les moyens de guérison coûteux et souvent nuls.

Merci encore et de grand cœur. Honneur à l'électricité qui fait tant de bien... Que dis-je?... qui fait des miracles!

H. M. à S.

Cette lettre, naïve et sincère, m'a paru intéressante pour le public. Hélas! chaque jour m'en apporte une collection (on le voit d'après les dates de celles publiées), et c'est désespéré qu'il me faut en clore l'édition, car jamais mon Précis ne pourrait paraître.

Merci à tous mes malades. Je ne puis rien leur promettre de plus que ce qu'ils ont rencontré chez moi, mais ils y trouveront toujours : guérison, désintéressement, complaisance, affabilité, conscience, attentivité, encouragement puisé dans la foi !

Lettre 1831, 18 décembre 1908. — Mon œuvre. — *Cher maître et ami, merci de votre lettre bonne et amicale du 16 courant, merci de la loyauté avec laquelle vous tenez vos engagements.*

Je vous ai déjà écrit que toutes mes lettres ne sont que l'expression de ma pensée, c'est vous dire que je vous autorise à en faire tel usage que vous jugerez dans l'intérêt et pour l'édification de mes confrères et de ceux qui souffrent.

Je vous autorise aussi à vous servir de mon nom et à inviter les incrédules, les sceptiques à venir contrôler de visu, rue Saint-Guilhem, n° 31, Montpellier, ce que votre méthode électro-cinésique vasculaire a fait en 4 ans d'une épave, d'un malheureux abandonné de tous et de lui-même.

Vous me voyez tout confus de votre proposition. Me prendre pour drapeau, moi le petit, l'ignorant, vous l'inventeur dont le nom restera gravé dans la mémoire et dans le cœur de tous ceux qui ont souffert et qui ont eu le bonheur de vous lire? Je comprends mieux que personne combien vous avez dû être aigri (1) *par l'attitude indifférente ou hostile du corps médical, mais permettez-moi, cher maître et ami, de plaider les circonstances atténuantes en faveur*

(1) Mon excellent ami, l'une des plus grandes gloires de ma méthode, voir son cas page 96, ne me connaît pas. Autrement, il verrait combien je suis au-dessus de toutes les misères de ce genre. Aigri? pas du tout; heureux! comme le boxeur qui voit surgir devant lui une tête à mettre en capilotade. Je suis si sûr de moi!

La haine, la mise en quarantaine de certains médecins, me laissent indifférent. Je comprends, moi!... Je comprends qu'il faut qu'ils s'accoutument à ce langage nouveau. J'exprime tout haut ce que tout le monde pense.... — Le résultat doit être différent : Nous n'en serons que meilleurs amis !

de mes confrères, et peut-être qu'un jour nous pourrons disséquer les sentiments de quelques-uns d'entre eux !

Docteur Cancel,
31, rue Saint-Guilhem, Montpellier.

Mon n° 9 est arrivé le 12 novembre dernier, et, grâce au courant continu méthode Chardin, tout a marché à merveille. J'ai un superbe garçon de plus, il pesait en naissant 4 kilog. 350.

M. le docteur Cancel a aujourd'hui 61 ans.

Lettre, 6 janvier 1909. — **Neurasthénique** *et* **scléreux** *après une* **grippe infectieuse** *contractée dans mon service, je fus au début frappé* **d'amnésie** *complète, et je craignais de ne jamais retrouver ma mémoire et ma raison.*

C'est dans ces conditions que, en désespoir de cause, j'eus recours à votre méthode E-C.V. le 5 janvier 1905. Vous n'avez pas oublié mes craintes, mes hésitations, mes terreurs, en face de votre petit appareil. Mais je me suis adressé à vous en toute confiance, ne rougissant pas de vous avouer mon ignorance sur une question dont je n'avais jamais entendu parler, et je n'ai qu'à me louer de la bienveillance et de la patience que vous avez eues pour me faire comprendre votre méthode.

Comme je vous l'ai déjà écrit, je ne suis ni un savant ni un inventeur, mais un apôtre convaincu par les faits ; j'en appelle aux hommes de science et je les prie de tirer des conclusions dans l'intérêt de l'humanité souffrante, mais je sors de la Faculté de Montpellier. J'ai trop de respect pour nos maîtres pour être le porte-étendard de la révolte, contre ce qu'ils m'ont appris.

Je sais parfaitement qu'au point de vue scientifique, ce qui était erreur hier est quelquefois vérité aujourd'hui; mais, partisan de la doctrine du Christ, je sais aussi par expérience que plus fait douceur que violence et que, dans la question qui nous occupe, nous obtiendrons des résultats plus satisfaisants par la persuasion que par des polémiques acerbes. Nous ne devons pas oublier que si la vérité marche lentement elle marche sûrement.

. . . .

Des faits donc, des faits faciles à contrôler, et, tout en sauvegardant les droits acquis du corps médical, la méthode Chardin aura son heure, et son auteur aura son nom gravé dans l'histoire à côté de celui du grand Pasteur *et parmi les bienfaiteurs de l'humanité.*

. . . .

Docteur Cancel,
31, rue Saint-Guilhem, Montpellier.

Votre lettre, mon cher docteur, dont j'ai pris les principales idées, me plonge dans les plus profondes réflexions. Je vois, en effet, un chaos de toutes les pensées dont est susceptible votre nature d'homme honnête et consciencieux et des idées d'école que j'ai souvent combattues parce qu'elles vous éloignent, malgré vous, de l'humanité et de la philanthropie.

D'abord, y a-t-il chez le médecin une idée bien évidente de guérir son malade ? Je ne le crois pas ! Il entend le soigner, consacrer à son cas le peu de temps dont il peut disposer. Cela avec dévouement, je vous l'accorde, tout en considérant qu'il est payé pour cela. Mais le guérir?... Nous en avons un exemple frappant chez les tout grands maîtres, dans les hôpitaux : ils prennent la peine d'un diagnostic très raisonné, même quand il tombe à faux, chose malheureusement si fréquente qu'elle n'est pas remarquée, et abandonnent ensuite, le plus souvent, le sujet si soigneusement et si consciencieusement ausculté, palpé, examiné, à des mercenaires. Ce malade, pourtant, qui est là dans son lit misérable, travaille à leur gloire ; en outre, c'est un homme... non payant il est vrai, mais ayant des droits ! On a soigné le diagnostic, alors que le contraire devrait être fait et que l'on devrait, avant tout, avoir pour préoccupation de sauver le sujet... Voyez nos chirurgiens : « L'opération a très bien réussi ! » s'exclame un de ces virtuoses du bistouri. Et, cependant soixante fois sur cent, le malade meurt ! Ce qui paraît démontrer que l'œil du maître devrait surtout s'appliquer à surveiller les suites de la magistrale intervention. La masse toujours grossissante des gens à opérer l'en empêche. Mais n'y a-t-il pas là un cas de conscience et tout homme ne doit-il pas avoir à cœur de mener à bonne fin un travail entrepris à beaux deniers comptants ?

« Des faits, des faits ! » dites-vous ? (1) Je vous en donnerai à vous faire perdre haleine. Mais pourquoi diable tant d'injustice ? Avez-vous crié ainsi à vos professeurs : « Des faits ?... des faits ?... » Il y a beau temps que vous les auriez répudiés, ces maîtres ! Des faits, à la médecine ? Des phrases, des poses... et, pardonnez le mot, des « blagues » tant que vous voudrez, cela oui ! mais des faits ?... Voyez avec quel

1. J'ai actuellement plus de mille observations, émanant de médecins même ; l'ordre absolu que j'apporte à cette partie de mon rôle, fera dans quelques mois, un œuvre gigantesque. Des faits ! Pauvres gens : ils creusent inconsciemment le trou qui doit les faire oublier !

mépris le chirurgien considère le médecin, n'est-ce pas instructif?...

Des faits! mais vous-même, malheureux sentimental, ne m'écrivez-vous pas la peine que nous avons eue: vous, à comprendre, moi, à vous expliquer ma méthode? Et cette méthode vous a guéri quand vous étiez *abandonné de tous et de vous-même*.

Pourquoi l'ignoriez-vous? Est-ce donc à moi, simple électricien, qu'incombe la charge de reconnaître en l'électricité un agent thérapeutique hors cadre? Est-ce donc à moi de remarquer les erreurs et les abus des spécialistes, leur ignorance, leur aberration? Des faits! Mais, mon cher docteur, un fait de ce genre devrait vous faire honnir tous ces gens qui en savent maintenant moins que vous et qui entraînent les générations qui leur sont confiées — abus de confiance punissable au premier chef! — dans le chaos de l'ignorance et de la suffisance malsaine. Car ma grande expérience me permet de poser en principe que la réputation des maîtres vient surtout de ce qu'ils ne comprennent pas eux-mêmes ce qu'ils enseignent! Ainsi le milliampèresmètre: *Bergonié*, l'expliquant à ses étudiants, ne vous incite-t-il pas à un fou rire? Il ne peut vraiment comprendre ce qu'il dit, puisque l'instrument n'existe pas. En réalité cependant, après quatre ou cinq leçons, les élèves n'arrivant pas à comprendre, doivent se dire: « Cet animal-là, — respect

---

* On ne doit pas chercher les cas où s'applique l'électricité, il est plus court de trouver ceux qui peuvent lui échapper.

parlant — doit avoir une cervelle autrement bâtie que les nôtres! » D'autres, un petit nombre, comprennent ou croient devoir s'en vanter. C'est plus étonnant encore, et il faut supposer que le Destin doit les attendre pour en faire des agrégés!

Il m'est arrivé souvent de causer avec des étudiants et de me demander : « Qu'ont-ils donc appris? La médecine verrait-elle ce que l'électricité constate avec tant de découragement? »

Voyons, dans les maîtres libres, le brave *Tripier*, pérorant pendant cinquante ans sur la valeur spéciale de chacun des pôles du courant et écrivant un jour, ce qui est la vérité : « *La polarité du courant ne présente aucun intérêt!* » Comment a-t-il pu concevoir la polarité, puisqu'il ne l'a pas constatée? Comment ses élèves ont-ils pu le comprendre?... Car beaucoup l'ont compris, puisqu'ils s'en vont encore partout, donnant à la polarité une importance capitale... surtout depuis que ma méthode en a fait si bon marché... Toujours les mêmes perroquets qui parlent sans savoir et jouent de l'aplomb, pour faire diversion !... L'école, il faut l'avouer, nous donne bien des surprises!!

Plus fort encore! Vous avez mis plusieurs semaines pour me comprendre, et, même encore maintenant, vous me faites des observations qui me montrent que vous n'êtes pas encore bien d'aplomb dans les étriers: le *Dr Verut* (lettre n° 17064) m'a trituré pendant six mois, me réduisant à ce point que je n'eus que la force de lui écrire : « Je suis fourbu! » Je voyais bien nettement, à ce qu'il prétendait, qu'il ne m'avait pas compris... alors que je signale des magistrats, des quincailliers, des paysans, des négociants en nouveautés faisant la médecine électrique de leur contrée avec le même succès que moi-même !.. D'autre part, le Dr G... (lettre n° 17715) termine ses observations sévères, en disant : « *En somme, votre méthode, si j'ai bien compris, se résume en courants faibles prolongés, respectant la sensibilité du sujet* » comme il dirait à *Archimède* : « Mon vieux farceur, tu n'es vraiment pas malin ! Ton truc est par trop simple ! » Et, en effet, il dit avoir cru comprendre mon principe quand il devrait dire « cru lire », car ce brave docteur est d'avance un fruit sec pour ma méthode.

Que pouvons-nous conclure, sinon que les facultés primitives de l'individu sont étouffées, entravées, arrêtées dans leur destinée par les absurdes négations que l'École vous enseigne ?

N'est-ce pas vous, mon cher docteur, qui m'écrivez que, sous l'inspiration de vos maîtres, vous fouilliez le corps inerte pour trouver la place de cette âme que l'on dit l'habiter ? *(Lire la page 344).*

Mais cela, pour des esprits sérieux, positifs, habitués aux faits, pour lesquels 2 et 2 font 4 parce qu'ils en ont compris la loi, cela, permettez-moi de vous le dire, est pure démence ! En quelles circonstances, médecin colonial, avez-vous eu à expérimenter ces principes ?

Des maîtres de ce genre méritent le pilori ! Ils s'amusent à ces fumisteries quand ils ne connaissent pas l'électricité ! C'est bien triste ! S'ils admettent l'âme par principes théologiques, ils doivent respecter son essence ? Pourquoi alors la profaner en recherchant cette partie de notre moi qui serait son habitacle ?

C'est de l'incohérence qui touche au gâtisme. S'il en est ainsi de tout en médecine, je ne m'étonne plus de sa triste renommée !

Mais revenons à votre lettre.

De la reconnaissance à vos maîtres, pourquoi? Pour votre impuissance médicale ?... puisque vous appliquez, vous, honnête homme, ma méthode presque exclusivement, parce qu'elle guérit !

Du respect ! Mais serait-ce donc parce que leur enseignement vous a enlevé tout bon sens, toute réflexion? Voyons, mon cher docteur, laissons de côté les phrases et les appellations banales de chers maîtres, chers professeurs, et causons.

Ces maîtres vous ont-ils écouté quand vous leur avez narré votre triste histoire ? J'entends : écouté scientifiquement... Non, sans doute, car ils n'ont pas mis en pratique immédiate la méthode merveilleuse et si simple que vous aviez employée. Non, ils ne l'ont pas mise en pratique! Quand ils vous ont revu « heureux de vivre » alors qu'ils vous avaient condamné, ils ont continué de suivre leurs errements d'école comme si de rien n'était, car autrement, même en admettant leur indifférence pour tout ce qui n'est pas d'eux-mêmes, ils auraient déjà d'assez nombreux succès pour ne pas la taire, cette méthode! ou alors il n'y a pas de nom pour les qualifier ! Seraient-ils donc plus maladroits que les collègues que je cite à chaque instant qui m'annoncent des succès presque immédiats dans les cas les plus divers et les plus graves?... C'est bien possible, parce qu'ils n'ont ni la foi, ni le désir de connaître, ni la conscience de la lutte perpétuelle contre la mort ; car alors que je prétends « qu'on ne doit pas mourir » ils ont toujours la note toute prête pour accompagner leur néfaste pensée : « Que voulez-vous, nous sommes mortels ! »

Ces masques trompeurs et infatués ont tout bonnement haussé les épaules, se moquant en même temps, hommes sans honnêteté et sans esprit, de vous, de leurs malades en général et de tous ceux qui passeront dans les mains de leurs *chers élèves*, auxquels ils communiquent leurs idées et leurs faiblesses! Il est clair, mon cher docteur, que votre respect et votre silence vous mèneront à l'oubli de la méthode et de vous-même par ces routiniers, perroquets jaloux, accapareurs, potentats sans mérites, dont la seule ambition est de faire comme leurs prédécesseurs. La médecine étant un métier, une chasse à la chair humaine, est la négation de la science pratique et de l'humanité, tout au moins en ce qui concerne ses chefs de file ! Voilà ma conclusion !

Nous en arrivons donc toujours au même point, à cette réforme importante qui consiste à supprimer au professeur l'exploitation du client. En effet, le même esprit qui ne cherche dans la maladie que la satisfaction théorique : le diagnostic et autres banalités, ne peut s'abaisser aux conseils vulgaires mais seuls utiles du traitement. Or, une fois hors des murs de l'École, le maître éminent se trouve en présence du malade qui, lui, se moque, en principe, de ses phrases et de ses périodes, et demande seulement la guérison. Ces deux esprits ne pouvant jamais s'entendre, pourquoi n'en pas prononcer la séparation?

Reste la question des élèves formés à cette école. Eh bien mais, entrant dans la pratique avec moins d'orgueil et de fatuité(1) que les « maîtres », l'intérêt pécuniaire, si puissant, changera promptement leurs principes! Ils considéreront davantage leur malade et ils chercheront à le guérir, sinon par conviction, au moins par esprit de propagande. Combien en ai-je entendu m'avouant que le contact des malades leur avait fait adopter une médecine qui n'avait plus rien de l'école!... Alors, pourquoi tout ce temps perdu à l'école?

Vous prêchez la patience et croyez devoir attendre la bonne volonté des maîtres? Le pensez-vous sincèrement? Est-ce d'un homme sérieux, consciencieux et philanthrope? Ah! si la médecine était une science exacte! si elle pouvait aller en parallèle avec l'électricité (la mienne), si elle présentait un progrès palpable sur les siècles passés! alors, je comprendrais votre raison : elle pourrait, à la rigueur, paraître nous suppléer. Mais elle en est réduite aux plus immondes interventions, et les dissolutions fantaisistes de détritus divers que l'on remarque, étonné, aux vitrines de certains apothicaires, remplacent les précédentes, chacune ne laissant, après quelques essais, que le découragement au cœur de l'honnête homme. *(Lisez les lettres 10800-18308. Et combien en ai-je reçu du même genre!...)* L'école et la médecine devraient donc

1. J'en ai rencontré des jeunes qui sont cependant bien extra ordinaires, bien amusants à cet égard... Ils croient que c'est arrivé. Que seraient-ils donc, si de mon école, des maîtres, des médecin les appelaient *J. de Nazareth*?... — la grenouille du poète alors!

accueillir au plus vite les choses logiques, simples et sensées.

Et tenez, mon cher docteur, vous convenez vous-même de la simplicité de mes principes, vous en connaissez l'innocuité par une pratique constante. Supposez que vous vous retrouviez actuellement dans la triste situation de 1905 et qu'à vos supplications je me borne à répondre : « *Il faut savoir attendre (natura non facit saltus)* », que répondriez-vous? Vous êtes abandonné de tous vos collègues et de vous-mêmes, suivant vos propres expressions; que penseriez-vous de mon indifférence? Et où en seriez-vous aujourd'hui, si je vous avais conseillé d'attendre la bonne volonté et les bonnes inspirations de vos maîtres, figés dans leur morgue et dans leur Codex? Sans doute l'École ayant maté votre indépendance, vous croyez à vos maîtres et vous vous seriez incliné. Mais moi, homme libre dans toute l'acception du mot, vous ne me verrez jamais reconnaître que la supériorité d'un fait.

Des faits, des faits ! vous écriez-vous avec raison? Des faits ! c'est mon avis. Mais une théorie si simple n'en a même pas besoin : elle doit pour les « immenses capacités » de vos maîtres, « être » ou « n'être pas ! » *(Voir lettre n° 19206)* bien encourageante !

Si elle « est », qu'ils l'appliquent ; et dès les premières heures, ils auront des résultats qui les surprendront.

Des faits, cher Docteur? Ah ! je vois bien que le respect du titre jette un manteau obscur sur le cerveau que je vous ai rendu... Écoutez ce jeune médecin qui vient de sauver miraculeusement la sœur de son ami et professeur à la Faculté, homme d'esprit ouvert à la science, ajoute-t-il. Ce dernier le félicite de son succès, non sans lui exprimer toutefois que « *l'électricité n'en reste pas moins la négation de la médecine.* » C'est dire, trop ouvertement même, que la médecine n'est pas faite pour guérir et que ceux qui la pratiquent sont des voleurs de grand chemin ! En effet, médecine, dit *Larive*, est l'art de guérir et de conserver la santé. Médecin celui qui exerce la médecine. Et voici un des grands-prêtres qui vient mépriser le moyen qui a amené la guérison ! Que va-t-elle donc faire au chevet du malade, cette triste unité de la science médicale ? — sinon recevoir des honoraires d'une appropriation scandaleuse ! Que pourrons-nous répondre au public qui nous dit de plus en plus que le médecin est l'ennemi du malade ? Nous incliner ? C'est triste !

Comment ! ce gaillard-là ne considère même pas la santé des siens ? Il eût préféré voir appliquer ses combinaisons chimiques. les voir avorter l'une après l'autre, dût la vie de sa sœur être le prix de cette expérience, imitant en cela notre agrégé en électricité qui, sous le couvert du milliampèresmètre (lequel n'est pas du tout ce qu'il croit), commet les inepties les plus extraordinaires !

Et vous espéreriez arriver à convaincre cet énergumène ? et vous songeriez encore à influencer les autres ses collègues en professorat, quand on vous cite

---

celui-là comme un exemple de l'un des esprits les plus jeunes, les plus ouverts et les plus intelligents? » Est-ce bien d'un homme sérieux?

Si nous nous retournons vers les années écoulées, nous voyons *Chardin*, votre serviteur, luttant pendant vingt ans contre les sarcasmes de tout ce qui se disait professeur. Vous le voyez répandant habilement et péniblement et à grands frais la bonne parole. Mais vous pouvez voir également un réel progrès, au moins dans le nombre sinon dans la qualité des électriciens, que du jour où les détrousseurs de malades, charlatans de bas étage : la médecine nouvelle de la rue de Lisbonne, les ceintures américaines et d'autres créations de bandits dans ce genre ont fait tapage de l'électricité... Alors seulement l'intérêt matériel a parlé, les médecins électriciens ont été légion !

Mais moi, mon cher Docteur, songez que j'exclus tout tapage, tout vacarme, que mon cabinet, si j'étais médecin, pourrait me coûter 100 francs, que je guérirais sûrement et promptement avec mes appareils les maladies qui traînent en longueur avec les procédés ordinaires... Croyez-vous que ces qualités essentielles suffiront pour attirer le regard sympathique de vos maîtres (1)? Non, c'est avec des yeux remplis de haine,

1. Le médecin, l'agrégé surtout, ne connaît rien pratiquement : son esprit, son enseignement l'astreint à des futilités tout autres. J'ai entendu souvent le maître s'extasier devant la serrure d'un appareil médical, attachant au reste une attention fort distraite. En orthopédie, la nullité peut se comprendre en assistant au cours du maître L... C.., les élèves ont compris ou cru comprendre, le professeur n'exige que de la mémoire, puisque lui-même ne saurait discuter.

de jalousie, de méfiance ou d'un dédain simulé qu'ils considéreront mon œuvre, car ces maîtres, dont parle un de vos collègues, ces maîtres adulés, glorifiés plus que de raison, se croient inaccessibles au vulgaire ; leurs qualités natives sont cachées derrière un manteau d'Arlequin fait d'orgueil et de fatuité prétentieuse ! Pensez-vous sincèrement que ces gens-là soient seulement sensibles à l'idée de guérir?

Je sais que quelques-uns d'entre eux pourront répondre : « Mais je fais de l'électricité ! » Pardon, vous vous amusez avec la haute fréquence. Vous exploitez le malade ! mais comment voulez-vous faire croire que vous comprenez ce que vous faites puisque vous ne pouvez même pas me discuter ?

Je connais de jeunes médecins, au palais enchanteur agrémenté des machines à la mode, qui me font frémir quand je les entends raisonner !

Prenons les mêmes en chimie. Oh ! alors, c'est un comble ! Je tiens de chimistes vrais, des histoires étonnantes... et eux comme moi se demandent comment il n'arrive pas plus d'accidents !

O public ! tu ne te douteras jamais des dangers auxquels t'expose ta foi dans le titre ou la redingote... et ta naïveté !

Ton petit médecin discute, mais ces potentats ordonnent. Le professeur *B*.... disait devant moi à un médecin de la rue de Trévise, d'un avis totalement opposé au sien : « *Je pose un diagnostic, et je ne le discute pas.* » L'autopsie du malheureux sujet donna raison au médecin contre le professeur. La famille jura, un peu tard, qu'on ne l'y prendrait plus.

Voyez le cas n° 15475, cardiaque désespéré : le maître lui donne *quelques heures* à vivre. De *ces heures-là*, j'ai déjà fait des mois ! C'est bien beau de connaître un organe ! mais il est plus pratique de savoir le guérir !

L'électricité est d'une innocuité absolue quand on respecte la sensibilité du sujet.

Puis, voyez donc la fragilité des idées du docteur, en général! Le *Dr Rtory*, lettre 17821, abandonne de très brillants succès... parce qu'un collègue lui oppose le milliampèresmètre, un jouet, une absurdité! Voyez ce que j'en dis page 139. J'entends même ce cher collègue lui dire à l'oreille : « Songez donc! vous guérissez toutes les maladies chez le malade même; mais alors, que deviendra la médecine, que deviendra mon matériel de spécialiste? Le malade ne vaut pas tant de sacrifices! »

Croyez-vous encore qu'il y a réellement chez ces gens-là une idée de guérison, une satisfaction à guérir l'humanité? (*Voir observation 18533*).

Vous avez fait, m'avez-vous dit, des essais dans les hôpitaux de Montpellier. Les a-t-on seulement regardés? Savez-vous comment on vous juge? J'en ai plusieurs fois et fort mal entendu parler : vous êtes un rêveur, un songe-creux, de même que, moi, je suis un charlatan!

Vous voulez bien comparer ma méthode aux principes de *Pasteur* : Par quelles vicissitudes n'est-il pas passé? Et puis, ses principes s'adressaient au commerce, à l'industrie, et nous ne nous occupons que de la santé! Le propriétaire d'un chien fait plus de bruit dans les deux cas de vie ou de mort de sa bête fidèle, que le bon bourgeois qui perd sa femme, ou même qui la verra guérir!

Le malade ne doit pas chercher sa maladie. Il doit être assuré qu'elle est curable : les maladies données ne sont que des exemples généraux.

Alors, mon cher Docteur, j'en arrive à cette conclusion : que je ne m'imposerai que par mes moyens ordinaires, et non autrement (1).

Voyez où nous en sommes : De tous côtés, les spécialistes électriciens ont poussé comme champignons... vénéneux, c'est entendu, mais d'autant plus dangereux et prompts à pulluler. Et l'École en est encore à penser et à déclarer que l'électricité est « *la négation de la médecine* ».

En « droit », *les Professeurs* annotent leurs cours et les élèves sont tenus au courant des modifications aux textes. Certaines modifications peuvent être fort malvenues de certains maîtres; elles n'en sont pas moins acceptées à prendre place dans l'enseignement. En médecine, on n'accepte rien qui puisse modifier les cours : on rejette l'électricité quand l'univers entier proclame de toutes façons la Puissance nouvelle! Mieux encore, ma méthode est immolée, l'apôtre traité de charlatan *(voir la lettre 6193 de mon client d'Alexandrie)!* Ne sont-ce pas là des procédés de malandrins sans conscience?

Voici un *H...*, qui ne veut pas essayer ma méthode sur le cœur alors que le résultat répond en tous points au principe physiologique *(Voir la lettre*

1. Je me rappelle certain inventeur d'un frein, et qui fit sa fortune, me racontant que pour vaincre l'indifférence de l'ingénieur, il eut l'idée, moyennant une bonne pièce, de dire au garçon de bureau, de mettre chaque jour le frein derrière la porte. Chaque jour, l'ingénieur se butta à l'obstacle. Pris de colère il somma l'inventeur de venir lui parler..... Sa fortune fut faite à cette heure! Je frapperai toujours dans tous les mondes, jusqu'à ce que colère d'hommes s'ensuive! Ah! les sujets ne me manqueront pas!

6300). Où en seriez-vous encore, mon cher Docteur, vous dont le cœur *paraissait vouloir vous quitter en des bonds désordonnés*? Vous appelez un maître respectable un original, un ignorant peut-être, qui se contente de condamner à mort les malades qui bêtement vont vers sa réputation usurpée, comme les insectes nocturnes vers la flamme qui les brûle; qui, de ce chef, doit voir dans ses rêves, s'il a une conscience, des hécatombes de morts; qui devrait, comme le héros du drame le *Juif polonais*, rejeter loin de ses doigts cette fortune énorme sans doute, qui s'est si injustement édifiée à son profit, alors qu'il mériterait de vivre dans une misère noire!

Vous appelez cela des maîtres?... Et tenez, je viens de découvrir (il fallait seulement réfléchir) : que le fameux milliampèresmètre (1) était un clou, une fumisterie, une insanité!

Était-ce encore à moi que devrait logiquement incomber le soin de mettre au point, de mater ces pseudo-électriciens : agrégés, professeurs libres et pas libres? ces fumistes, qui nous encombrent d'idées saugrenues et complexes, lesquelles dévoilent clairement quand on les examine, ou leur suprême désinvolture, ou leur magistrale ignorance de la question!

Mais, messieurs les « chers maîtres », puisque vous

1. Il est vraiment regrettable que je possède la manie de tout expliquer. J'aurais dû lancer cette nouvelle du galvanomètre sans plus de façon, et nous aurions assisté à l'inénarrable embarras des pseudo-électriciens, agrégés et autres, muets devant le fantôme, ou, si par hasard ils avaient marché, allant à leur défaite ridicule par leurs propres arguments! Cette dernière hypothèse est peu sérieuse : ils n'osent pas poser le doigt sur mes pièges!

voulez tant vous débarrasser de l'électricité qui vous confond, qui tuera votre routine, qui guérira vos malades malgré vous, c'est en l'étudiant, que vous la combattrez. Travaillez ma méthode : dix minutes de réflexion de grands esprits comme les vôtres vous la feront connaître, sinon adressez-vous aux juges de paix, quincailliers, négociants en nouveautés, cantonniers, qui font des miracles aussi bien que moi-même ; je vous donnerai leur adresse, et alors frappez l'auteur !... Mais non, vous ne dites rien, vous cherchez à l'user, à le décourager par votre mutisme, à l'épuiser par la mise en quarantaine, tous moyens misérables et de basse extraction !... Vous n'avez donc pas, pleutres que vous êtes, un peu de sang dans les veines ? Et c'est avec un tel tempérament que vous conduisez le char de la science ?... Vous devriez, avouez-le, être dans les brancards !

Je crois, mon cher docteur, qu'il faut, au contraire de ce que vous conseillez, avoir lanière en main et cingler sans pitié cette horde de rossinantes, pousser leur char embourbé par le vent de la critique et du ridicule, car, je le répète, c'est par des milliers de vies humaines que ces gens-là peuvent faire un piédestal à leur entêtement, à leur indifférence criminelle, à leur ignorance inexcusable !... Il est vrai que nous raisonnons avec deux tempéraments bien différents : vous, annihilé, assoupli, asservi par l'école ; moi, avec un esprit libre, une indépendance qui brise tout, une indifférence des titres, allant jusqu'au mépris lorsque le bénéficiaire, comme il arrive souvent, ne m'en paraît pas digne, enfin une patience et une persévérance de Normand que rien ne décourage. Nous verrons ce qu'il arrivera ! Car il faut savoir que 100.000 volumes ont été distribués en 1907, et si mes bénéfices continuent, le nombre en sera porté à 200.000 pour la présente année. Je puis dire que chaque volume a dix lecteurs. C'est une puissance, cela, quand on s'adresse au bon sens, qu'on s'appuie sur des faits !

Des faits, des faits, mon cher docteur, je crains bien que nos gens d'école n'en trouvent bientôt trop ! Oui, c'est une grande puissance que le livre en même temps qu'un grand bienfait, surtout quand cette puissance, comme c'est ici le cas, propage la vérité, l'espoir, la vie et proclame hautement, en défiant toutes les « impuissances » officielles *qu'avec la méthode électro-cinésique vasculaire, il n'y a plus d'incurables, mais seulement des imbéciles qui ne savent ou ne veulent pas guérir !*

Lettre n° 18318, 18 mai 1908. — *Toujours très content de ma santé ! Maintenant, c'est madame G... qui vous adresse son tribut de reconnaissance. Montée sur un bureau pour remonter une pendule, elle tombe sur son bras gauche et sur la tête. Nous lui croyons le tout brisé. Le bras enflait à vue d'œil, l'épaule la faisait horriblement souffrir ; nous venions de dîner, l'estomac était troublé au point qu'elle allait renverser ; elle fut déshabillée et mise sur un lit. Je lui plaçai un pôle sur la partie la plus douloureuse et l'autre à la jambe (3 piles).*

Au bout de cinq minutes l'estomac était remis ; quinze minutes après, elle remuait son bras et les doigts : la main et le bras désenflaient. Vers une heure du matin elle s'en-

dormit. Le matin, elle était courbaturée mais il n'y avait ni gonflement, ni ecchymoses, seulement une douleur dans l'épaule. En arrivant pour déjeuner, je la trouve brodant. Après trois nuits seulement d'application il n'y paraît rien!

Une pareille chute, même sans avoir rien de cassé, aurait demandé plus de quinze jours de soins, sans votre pile (sans compter les bleus!) Je tenais à vous signaler ce fait en vous remerciant.

G..., Pharmacien, Angers.

Monsieur G. lui-même, après une chute de tramway, constata avec le plus grand étonnement que le corps n'avait aucune trace de cette chute qui pouvait être mortelle et qui avait donné lieu à un traînement sur une longueur de cinquante mètres.

Voilà donc des preuves irrécusables de l'action de l'électricité sur la circulation : c'est le « coup de balai » de l'économie. Appliquons le phénomène au corps humain en général, puisqu'il est bien entendu que toutes les maladies ont pour origine ou pour manifestation première un défaut de circulation, et nous aurons la plus merveilleuse action mondiale. Honnis soient les médecins assez peu consciencieux pour passer indifférents auprès d'une telle puissance! Honnis tous ceux qui, prétendant la mettre en œuvre, ne veulent ou ne peuvent, intéressés par ailleurs ou inintelligents, s'assimiler son principe si simple :

La maladie est une : circulation ;

Le remède un : l'électricité;

L'application une : respect de la sensibilité.

Lettre 18320. 15 janvier 1909. — Rhumes, maladies vulgaires. — L'électricité en famille.

Cher monsieur et maître,

Je commence à être convaincu *de la grandeur de la découverte que vous avez faite dans votre méthode électro-cinésique vasculaire. L'esprit humain ne peut concevoir l'étendue des services que vous devez rendre à l'humanité. Je me rappelle avoir lu dans vos précédentes publications la reconnaissance de ce major de cuirassiers à la maladie incurable, que vous avez guéri si miraculeusement qu'il voyait déjà votre nom parmi les « bienfaiteurs de l'humanité ». Avec quelle joie je vous verrais si dignement récompensé !*

J'emploie mon appareil en toutes circonstances : le simple rhume qui se fait sentir, avorte neuf fois sur dix par l'application du courant; et alors plus de craintes de voir ce rhume tomber sur la poitrine, suivant l'expression vulgaire, puisqu'il disparaît comme par enchantement. Dans les migraines, les névralgies, les maux de dents, les chutes, les coups, j'applique également le courant. A cet égard, mon fils a reçu un coup de pied de cheval sur la jambe; le courant lui ayant été appliqué immédiatement, toute enflure a été évitée... A peine si l'ecchymose est apparue... C'est vraiment merveilleux !

Permettez, cher monsieur, à un admirateur enthousiaste et convaincu par les faits, de vous exprimer toute la joie qu'il éprouvera, quand, à côté des hommes éminents, vous aurez une place immortelle.

B..., Littérateur, à K...

Très heureux de me voir ainsi compris, je voudrais encore voir ces vérités plus répandues : l'électricité est la Reine du monde. Qu'on le dise !!

Lettre n° 18321. 8 janvier 1909. — **Anciennes idées. Nouvelle méthode.** — *Je vous remercie des renseignements que vous m'avez adressés. Je vais m'attacher à trouver des cas dans lesquels l'électricité pourra intervenir avec avantages.*

Docteur B... à S...

C'est avec regret, mon cher docteur, que je lis votre lettre, car, évidemment, vous n'avez pas compris ma méthode ni mon principe. Ainsi que je le dis par ailleurs, l'électricité est une puissance universelle, attendu qu'elle agit particulièrement sur la circulation sanguine, et que je démontre que toutes les maladies humaines proviennent ou s'accompagnent tout au moins d'un trouble de cette circulation. Si l'on veut reconnaître les propriétés essentielles du courant, ses évolutions dans l'économie procèdent de principes absolument indépendants de l'homme et qui conduisent à considérer l'état général d'un individu sans apporter la moindre attention aux manifestations de détail. Soigner la cause et jamais l'effet, telle est la suprême qualité de l'électricité, la raison du suprême mépris dont nous couvrons la médecine chimique.

De plus, la méthode électro-cinésique vasculaire permet ces applications préventives dont les résultats sont incalculables !

Si dès le jeune âge on s'astreint à faire de l'hygiène électrique on peut éviter les plus graves maladies : tumeurs, cancers, etc., qui ne sont autres que des

---

stases du sang sous des évolutions les plus diverses. La femme, à l'âge critique, trouve un remède à tous ses ennuis, toujours pour la même raison (la circulation).

Les vieillards eux-mêmes trouvent un aide inespéré, un principe d'amélioration de leur état dans ce petit sacrifice à leurs habitudes. Sacrifice d'autant mieux supporté qu'ils peuvent, en adoptant la méthode, supprimer des régimes gênants, ou d'autres précautions plus ennuyeuses encore.

L'électricité doit s'appliquer à toute indisposition quelconque ; son emploi dans toutes les circonstances de la vie : état anormal, affaiblissement ou maladie, est la condition essentielle ou de la guérison, ou de la conservation de la santé.

Il ne faut surtout pas s'arrêter aux considérations absurdes d'une certaine catégorie de malades, qui s'imaginent être d'une essence particulière et qui, en général, paresseux, négligents, inintelligents ou sottement confiants dans leur médecin, le conçoivent, et finissent par le croire ; l'électricité surtout et mieux que tout autre médicament, peut-être acceptée sans compter, puisqu'elle est déjà partout dans l'organisme ! Mais alors il faut vaincre la sottise ou la pusillanimité, dissimulées sous la mauvaise raison ci-dessus, et ce n'est pas une mince affaire !... et puis enfin, il faut bien en laisser pour la drogue, le médecin-négociant, les villes d'eaux, les académies et tout cet ensemble d'éléments nuisibles, parasites naturels et presque inévitables de toutes les sociétés.

Lettre 18331. 8 janvier 1909. — **Coma diabétique.** — *Des amis viennent me demander conseil : ils ont parlé d'ozone ; je juge cette intervention insuffisante et je leur fais voir le cas du docteur* Riory, *lettre 17821, ainsi que d'autres documents du même genre.*

Deux observations s'imposent :

La dame a parlé d'ozone, pourquoi ? il est inutile de le demander, comme elle eût parlé plume d'autruche ; elle écoute distraitement mes explications sur l'emploi du courant électrique.

La note du Dr *Riory* les impressionne peu ! Songez donc ! De quoi nous mêlons-nous ?

D'ailleurs, le médecin doit être consulté ; or son opinion est connue d'avance : il rejette doctoralement toute intervention, sans savoir, sans connaître les chances que lui offre l'électricité ! Les « maîtres » lui ont indiqué comment on doit faire pour laisser mourir un sujet de ce genre tout en le soignant correctement ; il n'en démarrera pas ! La gravité du cas lui donne une auréole. « Ah ! cher docteur ! dit la famille éplorée, que pensez-vous ? » Et lui, la tête composée pendant que son esprit s'égare vers les joies de la famille ou les plaisirs de la vie, répond d'un air profond : « Il est très mal !... » Et à partir de ce moment, chaque minute de vie est un fleuron de plus à sa gloire. Il est là inerte, ridicule dans son impuissance ; il ne peut rien pour le malheureux ; sa science est si piteuse quand la Nature s'endort ! Mais il compte, et avec raison, sur le succès de sa petite comédie de navrance ordinaire, pour avoir la satisfaction d'entendre proclamer après la mort constatée : « C'est un si bon médecin !... »

Ah ! pauvre public, misérable épave de l'intelligence, quand donc, quand donc enfin te ressaisiras-tu ?

L... à A...

Il devrait savoir, ce cher Public, que ma complaisance est inépuisable et que c'est toujours l'esprit ouvert et l'œil souriant que j'entreprends les travaux les moins rémunérateurs.

Si vous voulez bien lire attentivement l'observation qui suit la lettre n° 17885, vous verrez combien la Providence vous a bien inspiré en vous conduisant vers moi. L'électricité est absolument inconnue du médecin (*Lisez le milliampèresmètre, page 139*) ; tout ce que l'on fait avec elle est insensé, quand on est inconscient; criminel, quand on connaît son ignorance. Le pis, c'est que tous ces tristes électriciens dits spécialistes ne veulent pas entendre la voix de la raison. Comme en médecine ordinaire, ils ajoutent à chaque instant un médicament (machine) nouveau : leur cabinet est un capharnaüm parce que, comme leurs collègues en pommades et saloperies organiques, ils s'imaginent toujours rencontrer le remède étonnant, abracadabrant. Un Docteur m'expose la situation dans ce cri de son cœur honnête : « *Il a près de trente-six ans de pratique et de déceptions constantes.* » La Providence est certainement intervenue ; et cela, dès la constitution de l'homme en le faisant assez élastique, souple, complaisant, pour supporter les abus de tous ces gens qui s'arrogent le droit de le conduire dans la voie de la santé, et qui assez généralement connaissent tout, sauf ses réels besoins!... Avec l'électricité, tout au moins, on n'a pas à craindre de falsification, la main criminelle du chimiste ou du pharmacien n'a pas à intervenir! C'est la seule chose de l'Univers qui ne puisse subir d'altération : Prenez-la donc!

Observation 18333, 9 janvier 1909. *(Rétrospectif).* — Diarrhée infantile.

Cher maître,

En vous quittant et avant d'avoir fait fonctionner l'appareil que vous m'avez vendu, il m'est arrivé une aventure que je tiens à vous raconter.

Je passais devant la loge de ma concierge et je m'aperçus qu'elle pleurait. Depuis huit jours, me dit-elle, mon enfant a une diarrhée que rien ne peut arrêter; la faiblesse est telle que le médecin m'a assuré qu'il ne passerait pas la soirée.

« J'ai, lui dis-je, un appareil électrique. M. Chardin, un savant dans lequel j'ai toute confiance, m'a dit que je pouvais l'appliquer en toutes circonstances sans danger.

— Essayons, me dit la mère : mon enfant ne peut être plus malade puisqu'il est perdu. »

L'appareil n'était pas en marche depuis 10 minutes que l'enfant dormait d'un sommeil paisible; mais un bruit de pas se faisait entendre : « C'est le médecin, » me dit la mère, et elle mit l'appareil sur l'armoire, pendant que je me sauvais.

« Mais, madame, votre enfant est sauvé, dit le médecin, le voilà dormant d'un sommeil de santé, puis... Mais quel

est donc ce bruit? on dirait un appareil électrique...» Mon intervention lui fut racontée; il l'approuva et voulut même me féliciter.

M... à Paris, Masseur.

Et voilà, mères de famille, comment on peut facilement sauver un enfant, quand on connaît bien son devoir! On peut se dire que ce Docteur, recevant cette leçon, la mettra à profit. Eh bien, non!...

Serait-ce parce que, en 10 minutes, on a obtenu ce qu'il n'a pu faire en huit jours de traitement? On est bien porté à le croire. Mais enfin, n'y aurait-il pas façon de tout concilier et de ne pas laisser mourir ces petits êtres dont nous avons tant besoin plus tard? Pourquoi ne pas les laisser souffrir jusqu'au moment grave de l'agonie, puisque l'on est sûr de les ramener à la vie? C'est infâme, direz-vous? Mais non! comme toujours « j'ai le courage de dire tout haut ce que l'on pense tout bas.» Hélas, ce n'est pas tout! il faut un appareil et jamais cet appareil ne fonctionnera quand on en aura besoin; il faut perdre un quart d'heure pour l'application. C'est beaucoup demander peut-être à l'homme occupé qui ne calcule en somme que le nombre de visites, qui oublie son malade pour un autre, et sur lequel n'ont prise ni la mort d'un être cher, ni le désespoir des parents!

Je le dis bien haut : le médecin ne fait pas son devoir! Le médecin n'est plus l'homme qui doit soigner la maladie et rendre la santé. C'est un marchand de visites, non, je veux dire de santé, mais à qui sa marchandise plus ou moins avariée doit rapporter bon an mal an un bénéfice déterminé. La médecine ainsi pratiquée est un vil métier et non plus un art; il en est surtout ainsi depuis que le recrutement du médecin se fait dans toutes les classes de la société. Cette situation est d'autant plus déplorable qu'il faudrait un bien minime effort pour la rendre ce qu'elle était et même mieux, avec l'électricité comme adjuvant capital.

Lettre n° 18337. 13 janvier 1909. — Sans enfants. — *Monsieur, il n'est pas possible, vous qui pouvez tant, dont on nous a dit des miracles, que vous ne puissiez pas venir à notre secours! Après 16 années de ménage, nous sommes sans enfants et c'est un désespoir de tous les instants.*

Je vous en supplie, monsieur, venez à notre secours.

R... à C...

Il est bien évident que la stérilité vient souvent de la mauvaise disposition de l'organe, état qui peut se traduire par le relâchement de certains ligaments qui n'obéissent plus servilement aux commandements de l'organisme.

Un traitement général de l'homme et surtout de la femme peut souvent suffire à rétablir l'harmonie des organes et leur fécondité. L'état général n'est jamais parfait; supposons que cette raison soit la bonne puisque nous sommes dans l'inconnu; convenons ensuite que le traitement électrique ne peut être que fort salutaire; il me paraît donc qu'il n'y a pas à hésiter.

Avec l'électricité, plus d'incurables, mais seulement des gens ignares ou intéressés qui ne savent ou ne veulent pas guérir.

J'ai eu plusieurs résultats excellents pour l'impuissance de la combinaison suivante : chacun des intéressés appliquant un pôle de la pile dans la région : cuisse ou reins, voire même la nuque, et l'acte naturel s'accomplissant sous l'influence du courant, pour le dire plus net : avec le courant même, lequel peut être gradué à l'infini et, par conséquent, ne pas occasionner la moindre sensation désagréable.

Jadis, l'électricité fut expérimentée, mais toujours sans guide, sans raison dominante.

Toutes ces questions que l'on pourrait prétendre connues n'ont jamais été traitées que par des moyens imparfaits et sans aucun principe. Ma méthode électro-cinésique vasculaire remet tout en œuvre. Nous devons escompter des succès.

Lettre n° 18339, 13 janvier 1909. — **Épilepsie.** — *Crises épileptiques très caractérisées datant de deux ans. Je suis assez satisfait du résultat obtenu. Depuis deux mois mon fils n'est pas tombé. Depuis que je me sers de votre appareil il a cependant encore quelques sauts, mais ça lui dure une demi-minute. Je lui applique tous les soirs l'appareil dans son lit, de 9 heures à 4 heures du matin. Je n'ai toujours mis que deux éléments.*

M. M..., Cultivateur.

J'ai eu quelques cas intéressants et plusieurs de mes correspondants m'en ont signalé. (*Voir la lettre n° 17821 du Dr Riory*).

Ces malades se présentent rarement, les médecins leur ayant presque toujours persuadé qu'ils sont incurables.

Ma méthode électro-cinésique vasculaire est un si grand modificateur de l'organisme qu'il n'y a plus d'incurables mais seulement des maladroits ou des intéressés qui ne savent pas ou ne veulent pas guérir.

Lettre 18340. 13 janvier 1909. — **Rétrécissement de l'œsophage. Cancer** (*Rétrospectif*). — *Le deuxième appareil demandé était pour un « rétrécissement de l'œsophage » soupçonné cancéreux. Rien ne passe plus, même une goutte de lait. A la première séance, deux sondes franchissent sans aucune douleur; les jours suivants, toutes les sondes passent. Un mois après j'étais invité à diner pour fêter le rétablissement du malade qui se tient très bien à table.*

B..., Dentiste à N...

Il m'a été donné, dans plusieurs cas de ce genre, de noter des résultats parfaits. Erreur de diagnostic, dira-t-on. Non, pas précisément; car je suis bien convaincu qu'en abandonnant un sujet de ce genre, nous marchions droit au cancer. Celui-ci n'étant sans doute qu'à l'état embryonnaire a évolué dans le bon sens. Il reste indiqué que, dans tous les cas douteux, la méthode électro-cinésique vasculaire s'impose.

Lettre n° 18343. 15 janvier 1909. — **Méthodes excentriques** (*Rétrospectif*). — *Je vous remercie de votre communication au sujet des histoires de Leduc : Nous sommes tellement désemparés dans nos milieux médicaux vis-à-vis de tout ce qui est électricité que nous nous précipitons, sans réflexion, sur tout ce que l'on nous affirme être panacée... Très content de vos principes, je vais en continuer l'application... Nous verrons après !*

Ainsi que vous nous le faites judicieusement remarquer, je suis devenu malgré moi électricien : j'ai des surprises étonnantes... l'homme n'est jamais content, en vérité !

Ce que vous dites d'Apostoli est bien vrai, jamais méthode ne fut aussi vantée, jamais chute de l'homme et des idées ne fut plus pitoyable ! Compliments sincères, vous êtes vraiment homme pratique et de bon sens.

Dr B..., à M.

Quand parut la réclame *Le Duc* dans le journal *le Matin*, je donnai immédiatement mon opinion dans l'édition du *Précis 3605* que je préparais alors. Je suis heureux de voir que les médecins un peu sérieux ont fait de cette réclame le cas qu'elle méritait et que j'en faisais moi-même. Mais il est bien curieux de constater combien une grosse partie du public médical accepte facilement toutes ces stupidités. Je vois encore des médecins suivre cette voie et croire y trouver des avantages. La vérité est que, se confessant à eux-mêmes leur non-valeur ou leur impuissance en électricité, ils croient trouver dans ces méthodes aux courants extravagants, une occasion de s'imposer.

Le sujet est inquiet des préparatifs et des histoires qui les accompagnent ; il crie ou se plaint, est grillé souvent : autant de signes à l'actif de la personnalité du médecin. Gageons que les deux méthodes mises en présence : la mienne avec la guérison certaine, celle de *Le Duc* avec la certitude d'infirmité ou de dégradation possible, le médecin, neuf fois sur dix, n'hésitera pas à s'engager dans l'excentricité, malgré la perspective des risques consécutifs qui, d'ailleurs, n'intéressent que le malade. Toutefois, si jamais je dois être dans l'aéropage des bienfaiteurs de l'humanité, je demande à n'y pas rencontrer *Le Duc.*

La méthode *Apostoli* est en désuétude. Cependant, certaines personnalités l'emploient encore : Je les engage à voir l'article page 139 pour se rendre compte de leur belle besogne.

Non, messieurs, non, vous n'êtes pas dans la bonne voie, et je vous mets au défi de vous expliquer à ce sujet. Déjà, le milliampèresmètre fait éclater votre ignorance, car il est la base de votre méthode et de vos raisonnements. Vous ne savez pas ce que vous faites! Vous êtes des bluffeurs, et vous jouez du corps humain comme le pâtre de la flûte. Vous avez des résultats. C'est entendu : l'oiseau de grande liberté s'approche aussi du flûtiste champêtre; mais, au fond, l'un et l'autre vous faites de la besogne anti-scientifique. Vous pérorez, vous jacassez, en faisant un feu d'artifice des milliampères en compagnie desquels vous évoluez, alors que vous devriez savoir que le milliampèresmètre est un instrument sans valeur, qui ne mesure rien de ce que vous croyez et qui n'a même pas un nom exact!... Malgré votre air grave et hautain, messieurs, vous êtes au fond bien peu sérieux car vous engagez vos élèves dans une voie dangereuse, anti-scientifique, qui n'offre qu'un avantage bien négatif : celui de causer souvent des accidents mortels! Les fossoyeurs seuls, donc, ainsi que leurs similaires, pourraient non sans raison vous être reconnaissants. *Apostoli* fut un criminel; cela devrait suffire : ne l'imitez pas!

Lettre n° 18346, 8 janvier 1909. — *Docteur Marfan, hôpital des Enfants Malades, son opinion sur l'électricité.*

Monsieur,

J'étais dans ce service par le plus grand des hasards, quand votre représentant a présenté quelques appareils qui m'ont même vivement intéressé.

« Voulez-vous savoir mon opinion sur l'électricité? dit le maître en s'adressant à ses élèves. J'ai acheté un appareil il y a 15 ans à M. Chardin : il a marché trois jours; depuis ce moment je ne m'en suis plus occupé! »

Eh bien, monsieur, vous n'êtes pas tendre pour les médecins qui ne veulent pas vous écouter, mais je ne croyais pas qu'ils méritaient si bien vos coups de tampon.

C'est vraiment honteux!

S. L., M[le] Masseur, Paris.

Cette boutade m'amuse : je suis de longue date rompu à toutes ces fantaisies : l'électricité chez l'enfant donne des résultats merveilleux, par quoi cet énergumène peut-il la remplacer? Sans doute, profitant de ce petit être qui ne peut manifester clairement ce qu'il éprouve, il le sature de drogues jusqu'à lui retirer la force de gémir. Pauvres enfants! Tenez, parmi mes plus proches relations, je pourrais citer le cas de tel enfant pleurnicheur, insupportable, rendant sa mère malheureuse et inquiète. N'avait-il pas pris l'habitude de manger de la terre? Le hasard voulut que la famille changeât de médecin. « Mais, madame, dit le nouveau, votre enfant meurt de faim! » Voilà où nous en arrivons avec ces arriérés qui n'ont aucune idée des progrès accomplis! Ce même enfant a les jambes cintrées, les pieds tournés. En quelques séances d'électricité, le résultat est tel que l'état final n'est pas douteux. L'enfant s'amuse de l'électricité et demande son « application ».

Ah! mon cher docteur de la lettre 18311, quand vous aurez fait comprendre à cette sommité parisienne l'importance des faibles courants, je pourrai modérer mes allures et penser comme vous!

Nous sommes en présence de cette stupide prétention, de voir le temps mettre de l'ordre à ces petites santés! Si encore les médicaments et les farines de toutes espèces ne venaient jouer leur rôle néfaste, la nature pourrait, en effet, agir. Mais, baste! ce petit être qui accepte difficilement le lait doit ingurgiter les remèdes qu'un conscrit ne pourrait pas prendre.

L'électricité? disent ces barbares, les enfants ne peuvent la supporter! Je le crois bien! car l'enfant étant moins sensible que l'adulte, ils arrivent à lui donner des doses invraisemblables. « Pour que cela fasse du bien, disait un jour un grand esprit de ce genre, il faut que l'enfant gueule! »

Ah! pauvres mères de familles, au cœur sensible, je vous plains d'être obligées de supporter les bizarreries de ces gens-là!

Le docteur M... écrit: « Pour ce dernier cas (un enfant) nous aurons bien de la peine à lui faire accepter l'électricité, le collègue lui ayant donné de tels courants que lorsque l'enfant entend l'automobile il se jetterait dans le puits! »

A l'hôpital des Enfants malades, à Paris, où l'on électrise souvent, les infirmières n'admettent aucun conseil et l'enfant doit hurler pendant toute une application. Quelles brutes! S'il y avait une apparence de raison en faveur de ce traitement, on pourrait l'invoquer à titre d'excuse; mais non, cela est contraire aux lois économiques, contraire au bon sens, contraire à l'humanité, contraire à tout! Brutes! brutes!

Et mon livre en main, qu'il s'agisse d'un chef de service, même sénateur (la politique est une maladie néfaste en médecine), ou qu'il s'agisse d'un agent inférieur, quand vous voyez le malade redouter le courant ou s'en plaindre criez-leur bien haut: « Brutes! brutes! vous n'êtes que des brutes!! »

Comme vous le diriez, j'espère, à un individu qui, sous prétexte de donner satisfaction à un malade qui réclame à boire, lui ferait subir le supplice de la « poire d'angoisse. » La comparaison n'a rien d'exagéré!

Mon cher maître,

Suivant votre conseil, je me suis opposé à l'opération de mon père. Voyez donc chez Doyen à prendre et m'envoyer son sérum. Déjà je trouve une grande amélioration par l'emploi du courant électrique, je compte sur votre complaisance.

A. C..., à N... (Espagne).

Doyen me répond que son sérum doit être employé sur place, qu'il faut en bien connaître le modus faciendi... Je suis fixé... C'est du « bluff » et de la réclame.

La méthode Chardin peut être appliquée en tous temps: la nuit offre un mode très pratique.

C'est le jeu des électriciens, quand ils prétendent que l'on ne peut rien sans les grandes machines. Évidemment, c'est la parade de toutes ces baraques. « Entrez! Entrez! L'on va commencer!! »

L'électrisation est continuée et donne de très bons résultats. Actuellement le malade se nourrit facilement et il ne ressent aucune douleur.

Si l'on était raisonnable, on se défierait de l'apparition insolite de toute glande ou tumeur indéterminée, et l'intervention du courant remettrait dans l'ordre ces effets morbides dont la cause reste toujours la même.

Si la femme, surtout, faisait en tous temps de l'hygiène électrique, elle éviterait ces terribles ennemis de son âge mûr. Son irrigation, surtout en cas d'enfants, a été surmenée; une stase du sang est un phénomène journalier, souvent anodin, heureusement, mais souvent aussi bien grave. Mais quand voudra-t-elle comprendre ces vérités si élémentaires? A elle surtout, il faut de la mise en scène et du tape-à-l'œil, et mon matériel électrique lui paraîtra trop simple pour de tels résultats!

Tant pis pour elle!

Lettre n° 18348. 13 janvier 1909. *(Rétrospectif)*. — *Le malade que je vous ai amené en désespoir de cause (*état général, cœur, etc.*), est dans un état merveilleux. Vraiment, votre méthode est surprenante.*

Docteur L..., à St. G.

J'ai conseillé 80 ou 100 malades de cette affection, toujours avec succès. *(Voir la lettre n° 15175)*.

Le cœur, ai-je dit dans l'exposé des principes, est l'organe le plus facile à traiter, le plus docile, celui qui donne les satisfactions les plus immédiates. Ah! par exemple, évitez les grands cabinets, les académies, les cliniques et toutes ces combinaisons diaboliques qui vous guettent!

Il faut savoir ce que l'on fait : ces gens-là ne s'en doutent pas!

Lettre n° 18350. *(Rétrospectif).*— Symphyse cardiaque. — « *Mon cher sauveur, je suis heureux de vous dire que votre merveilleux appareil ne m'a pas servi depuis deux ans. Je suis indemne de toute manifestation cardiaque?* »

Docteur H..., Major aux Cuirassiers.

Les ridicules réclames montrant un *académicien* et un médecin de quartier sur une annonce de journal ont produit leurs fruits!

Il s'agissait dans cette parade de mauvais aloi, de la haute fréquence agissant sur l'*artério-sclérose*. La tension artérielle, au dire des troubadours *d'Arsonval* et *Moutier (réclame du journal le Matin)* se modifiait de façon merveilleuse, et en très peu de temps. La réclame porta, car je vis de nombreux malades victimes de leur naïveté. Il semblerait, en effet, que le simple raisonnement porte à conclure qu'un traitement quelconque de brusque modification ne doit pas offrir des garanties d'avenir. *(Lisez lettre 19305).*

Les mécontents furent légion ; les ennemis de l'électricité se firent jour de tous côtés, accusant le principe et non les vrais coupables. La baraque fit recettes, mais l'électricité y perdit dans l'estime du public, et j'ai personnellement beaucoup plus de peine aujourd'hui à convaincre les gens qui ont ainsi été trompés, qu'à faire des prosélytes.

J'ai voulu montrer cette lettre afin que l'on puisse établir une différence entre les procédés. Et, d'abord, je puis sans crainte défier la haute fréquence dans une affection de ce genre. N'en est-il pas ainsi dans les affections vulgaires du cœur et du cerveau, où ses victimes forment déjà un chiffre respectable?.. Car, en somme, ce moyen qui consiste à donner un courant énorme et à le truquer de façon à ce que le sujet ne sente rien (*ce qui constitue une logique des plus discutables*) est en somme un courant dangereux dans des mains inexpérimentées, ignorantes ou maladroites. Or, si l'on veut jeter un coup d'œil sur le chapitre *Milliampèresmètre, page 130*, on verra combien peu les manipulateurs présentent de garanties, quand on aura supputé l'érudition des chefs!

Nota : Il m'a été donné de coudoyer à Brides-les-Bains, Mme d'A.. malade d'une fièvre datant d'un certain nombre d'années, *(je ne saurais me rappeler le nombre que j'ai entendu)*... vantant la méthode des hautes intensités et haute tension, sans se rendre compte de la négation, à son égard, de ce régime si extraordinaire... Quelques séances de ma méthode lui vaudraient mieux : il est vrai qu'elle serait guérie!

Lettre n° 18351, du 29 mai 1907 *(Rétrospectif)*. — *Je m'empresse de répondre à votre lettre :*

Le cas de Mme F... me paraît si heureux que j'ai peine encore à croire qu'il faille en faire entièrement honneur à l'électricité.

Cependant... Cette jeune dame eut, il y a trois ans, des couches très malheureuses et qui l'avaient mise à deux doigts de la mort. Le fœtus adhérait au placenta et le médecin s'attendait à une issue fatale. La délivrance fut douloureuse. Il faut dire que sans être forte elle se portait bien. Cependant quand elle s'annonça, tout le monde fut dans l'angoisse.

Tout alla bien jusqu'au dernier mois où il se produisit de la fatigue et une faiblesse locale qui força la jeune femme à rester étendue. C'est alors qu'on eut recours à l'électricité sur les conseils d'un membre de la famille qui n'était pas médecin, mais avait lu votre Précis.

Le traitement général fut suivi à raison de une heure au moins par jour. Dès le 15 août, la malade se promenait sans fatigue. Enfin, à 5 heures du matin les premières douleurs, et à 7 heures elle mettait au monde un joli garçon aux traits fins et au teint clair comme s'il avait eu déjà un an.

Huit jours après (le traitement ayant été continué), tout en allaitant le nouveau-né, elle se levait. Après trois semaines, elle est fraîche, bien reposée et d'un parfait appétit, malgré l'allaitement qu'elle continue.

P. D..., Juge de Paix à A... (Ch.-Inf.).

Dans l'édition précédente du *Précis*, j'insistais beaucoup sur l'usage de l'électricité pendant la grossesse et sur sa continuation après l'accouchement, donnant comme certains des résultats étonnants, que le simple raisonnement fait prévoir : En effet, les échanges entre les individus ne sont jamais parfaits; l'électricité les régularise. *Voyez l'observation n° 18311.* Le Docteur-apôtre fait remarquer qu'à soixante-un ans, son œuvre est aussi nette qu'à trente ans. « *Je veux faire voir à mes collègues, m'écrit-il, qu'il n'y a pas d'enfants de vieux..., avec la méthode électro-ciné sique vasculaire.* » Fort bien, mais quand arriverons-nous à faire comprendre cette vérité à la femme, imbue dans ce cas des principes de famille, trouvant dans la grand'mère une expérience qui lui paraît indiscutable, alors que ce n'est que vulgaire routine?

Et plus tard, si l'enfant ne présente pas toutes les qualités d'un équilibre parfait, la sotte aïeule répétera ce que le médecin lui disait jadis : « *Cela se fera avec l'âge* », monstruosité ignare que le médecin actuel accueillera avec transports afin d'éviter l'intrusion de l'électricité dans le milieu. *(Voir page 277)*.

Car, je le dis dans ma réponse à la lettre 18311 : le médecin, en général, n'a pas en vue le bon état du sujet. Il le soigne bien, avec dévouement, ce qu'il ordonne ne peut causer aucun danger, à peine certain trouble ; mais nous le voyons conseiller toujours le lit, les positions allongées, les régimes, etc., toutes choses conduisant à l'anémie, la neurasthénie, etc., qui sont pour la médecine le meilleur des agents recruteurs et constituent à son profit une source de revenus. Au contraire on voit, par l'observation ci-dessus, que l'intervention de l'électricité donne au sujet une activité de bon aloi et lui fait supporter avec aisance les perturbations morales et physiques qui ne manquent pas d'assaillir cette situation particulière.

La méthode Chardin ne supporte aucune comparaison : elle est une et bien spéciale.

Si toutes les femmes nées de parents tarés, ou subissant le contact d'un homme malsain soit de naissance, soit accidentellement, faisaient ce traitement, elles n'éprouveraient pas ces multiples ennuis personnels et ceux qui s'attachent à leur progéniture. Certaines irrigations imparfaites reprendraient leur fonction normale et les organes rentreraient dans le rang des organes indemnes. La femme doterait ainsi son enfant de la plus belle des richesses : une santé parfaite. Nous ne verrions plus ces monstres si fréquents dus à la santé mauvaise des époux, aux mœurs, à la mode, etc. On admettra sans difficulté, je crois, que pendant la gestation, la femme est abandonnée à toutes les fantaisies de la Nature et de ses adjuvants : ce que la médecine lui ordonne est enfantin et purement fantaisiste. Si elle se médicamente, pense-t-elle que son « cher Docteur » peut prévoir ce que ce médicament fera dans le fœtus dont il peut difficilement soupçonner le tempérament? Il a, en somme, deux êtres à diriger : l'un qu'il croit connaître, fatuité bien discutable; l'autre, qui lui est inconnu : que peut-il faire? La pauvre femme prendrait-elle, par hasard, la comédie faciale de l'*Esculape* pour argent comptant? Que peut-il penser puisqu'il ne sait rien?

L'électricité est donc pour ces deux êtres, dont l'un, encore inexistant dans le sens absolu du mot, s'accroît et se nourrit de l'autre, le soutien indispensable dans les formidables évolutions qui se produisent pendant la merveilleuse lutte qu'est la gestation jusqu'au jour où l'expulsion réduit à néant leur intimité physique.

Et alors, l'électricité paraît encore avec une supériorité vraiment admirable.

Alors que l'enfant ne peut supporter que certaine nourriture (qui peut bien être contraire à son tempérament), l'électricité peut intervenir mieux, pour ainsi dire, que chez l'adulte puisque la sensibilité de l'enfant est beaucoup moindre, et il peut ainsi continuer ce régime auquel son organisme est déjà habitué. Le bain électrique, sans vouloir empiéter par trop sur l'affreuse routine, peut donner à l'enfant un stimulant de premier ordre. Électrisez ces enfants qui braillent constamment, et vous les verrez bientôt silencieux. Qui peut vous dire en quel point la douleur les tourmente? Le médecin voit la langue, la diarrhée ou les vomissements, mais que peut-il davantage? L'électricité « chien de berger de l'économie », saura bien trouver le point intéressant : légère stase du sang (toujours!!) qui provoque les phénomènes troublants. Voyez cet enfant sous le coup de péritonite (lettre 17705). O vous, parents, qui pour votre satisfaction personnelle d'abord, créez ces petits êtres intéressants qui sont l'avenir de la patrie, ouvrez votre intelligence aux appels sensés, logiques de l'électricien : Faites des êtres vigoureux! Après avoir donné la vie, évitez les souffrances et les privations ordonnées sans raison par l'École, évitez les remèdes, et, pour cela, employez l'électricité! *Voyez p. 96* cet homme qui raisonne et se défend, mais qui n'épuise pas moins son tempérament au contact d'une multitude de drogues inutiles, et dites-vous : « C'est ainsi que l'on traitera ce petit être sans défense, qui ne peut dire au bourreau l'énormité de son forfait! » Et si le médecin vous dit : « C'est absurde! » (c'est son grand mot), dites-lui bien que ce n'est pas un argument, exigez qu'il vous en fournisse; transmettez-le moi et nous verrons bien! De grâce, pas de sotte retenue! Qu'est-ce qu'un docteur, en somme? un homme quelquefois d'intelligence médiocre, qui a appris des mots et des choses, et auquel il manque souvent le don de savoir les appliquer, qui fait son expérience aux dépens du malade — dame, il le faut bien! — et qui commet plus de fautes que de bonnes manœuvres. L'électricité sera le préservatif nécessaire!

Le même juge de paix m'écrit un an après « *que l'enfant est étonnant, qu'on lui donne volontiers six mois de plus que son âge, comme intelligence et force musculaire.* Le Docteur *Cancel* m'écrivait encore que son huitième enfant était merveilleux de de santé et d'intelligence... et il doit s'y connaître!

Prenons la mère! Comment va-t-elle supporter cette rupture subite avec ce petit être qui l'obligeait à vivre pour deux? Ce flux de vitalité va-t-il se régulariser dans la place? Ces vaisseaux qui charriaient des matériaux pour deux, comment vont-ils accepter ce brusque changement de régime? La médecine laisse faire. Que pourrait-elle, en effet, logiquement? Mais l'électricité viendra donner aux muscles des vaisseaux une souplesse particulière : l'affluence de la masse liquide ne pourra créer de stagnation, la Nature aura le temps de produire son évolution et, comme dans l'observation ci-dessus, la femme pourra en quelques heures reprendre ses occupations. Et si l'on étend les horizons, on verra, dans l'aide donnée à la nature par notre courant, une garantie sublime contre les tumeurs, les cancers, contre cette armée d'ennemis qui guettent la malheureuse, pour lui créer plus tard une existence intolérable, alors qu'elle mériterait si bien l'admiration de tous et le bonheur parfait!

Quand serai-je donc compris? C'est cependant bien simple, bien sensé, ces réflexions suggérées par la grande épopée de l'évolution humaine!

Lettre n° 18355, 5 janvier 1909. — **Pyélo-néphrite datant de 20 ans. — Urines purulentes depuis 5 à 6 ans.** — *Cette personne est mon propre frère, âgé de soixante-cinq ans, qui vient d'obtenir par les courants continus appliqués par votre méthode, un résultat inespéré.*

Au commencement de novembre dernier, les accidents devienent plus graves: signes d'infection, amaigrissement, perte d'appétit, langue sale, fièvre légère mais continue, diarrhée tous les jours, affaiblissement extrême. Depuis la fin de novembre, à la suite d'une série de vingt-cinq bains électriques (un pôle à la nuque, l'autre plongeant dans le demi-bain), changement complet, plus de fièvre, langue propre, plus de diarrhée, appétit revenu, bon sommeil et urines absolument limpides depuis quarante jours. Vous comprenez que, dans ces conditions, avec quelle joie il me charge de vous demander un appareil.

Docteur G. à F..

M. Chardin est à la disposition de tout le monde comme guide du traitement.

Eh bien, amis *Guyon*, *Blazy*, et tous ces grands spécialistes à l'air grave et au ton rauque, que dites-vous de cela? Frère de médecin, il a essayé tout ce que vous enseignez. Dans quel état a-t-il pris mon courant!

Si l'électricité pouvait être quelquefois dangereuse — vous le dites, ô sublimes maîtres, car vous ne connaissez que celle de vos agrégés... et encore je vous mets au défi de me le démontrer! — je comprendrais votre hésitation à l'appliquer, mais si vous en connaissez vraiment l'action vous devriez commencer par là, à moins que, je le dis franchement, vous n'ayez pas comme but la guérison de vos malades? Eh! mon Dieu, êtes-vous vraiment coupables? Vous êtes des routiniers avant tout; vous êtes habitués à voir vos malades pendant des mois et des mois ; mon intervention serait un cataclysme, un nouveau Messine!

J'ai vu un certain nombre de malades dégoûtés non seulement du temps perdu, mais encore de la désinvolture de ces milieux, venir par mon *Précis* en deux et huit jours à une situation normale.

Ces pauvres illustres soignent la cystite, ou l'incontinence ou la pyélo-néphrite; moi, je soigne l'état général! Ils envisagent l'effet et que peuvent-ils quand il en existe plusieurs? Je m'attaque à la cause (toujours unique). Ils attendent la bonne volonté de la nature en la troublant même dans ses fonctions. Je viens modestement à son sec[illegible] et je l'oblige, à l'occasion, à reprendre son rôl[illegible]nal.

Mais ce gouffre qui nous sépare, comblé par les morts et les malades confiants dans le titre, quand sera-t-il comblé par la logique et le bon sens?...

L'intelligence du public peut seule avoir une action bienfaisante. Et c'est à cette intelligence que, fort de la supériorité et des succès constants de ma méthode électro-cinésique vasculaire, je ne me lasserai jamais de faire appel.

Cette observation (n° 18355) m'a valu de bien amusantes réflexions ! Comme elle est d'une importance capitale, elle est difficilement admise.

1° Que voulez-vous, mon cher ami ! me répond le *docteur S...*; si ce n'était vous, je ne la regarderais même pas.

2° Ce n'est pas possible ; c'est une erreur de diagnostic du confrère ou alors le bouleversement complet de toutes nos idées !

Moi. — Pourquoi une erreur de diagnostic ? Pourquoi le diagnostic alors, puisque aussitôt qu'une observation choque vos manies, vous le supposez mauvais ? J'ai donc raison quand, à chaque instant, je dis que le diagnostic est une « fumisterie » ? Mais encore dans ce cas le diagnostic est-il tout fait ; il s'agit de constater ?

3° Mais, mon cher, si j'admets cela tout est faux en médecine.

Mais, je me tue de vous le dire ! je vous en donne encore la preuve par l'arrosage du « *codex* ». Quels sont donc ces médicaments que l'on peut inonder sans compter ? Alors, de même que ces drogues ont causé pendant vingt-trois ans un préjudice incalculable, de même vous allez passer indifférent devant ma méthode et garder vos vieilles routines, qui ne comptent pas leurs victimes !

Quand j'appelle malhonnête le médecin-praticien, je voudrais que l'on comprît bien que je ne le considère pas individuellement. Peut-on vraiment condamner pour mal faire, un enfant qui n'a jamais eu que de mauvais exemples ? Eh bien, vous êtes ainsi, parce que vos maîtres vous y ont amené ! La vue d'un service spécial de ces affections, à Necker ou ailleurs, soulève le cœur de dégoût !

Eh bien, qu'un malade de ce genre vous tombe entre les mains, dans l'état ci-dessus, que vous ne pouvez expliquer, quoique bien logique, vous supprimerez impitoyablement l'électricité, malgré le fait acquis, tangible, parce que vos maîtres ne l'admettaient pas ! Cependant !!...

Et tenez, votre maître *Guyon*, voulant un jour se débarrasser de l'électrolyse qu'il ne pouvait comprendre sans doute (puisqu'elle n'existe pas), en confiait la démonstration et l'application à une espèce de fou dont il avait acheté d'avance l'opinion, sans doute, lequel, d'ailleurs, depuis longtemps indique l'électrolyse de l'urètre comme le « clou » de son propre cabinet ! Elle fut exécutée !! on ne comptait plus les malheurs qu'elle avait engendrés !

Et cependant, *maître Guyon*, l'électrolyse a rendu de grands services... Et dans les mains des maladroits

---

Le praticien qui s'en remet aux milliampères est un fruit sec qui ne comprend pas ce qu'il fait : on doit s'en défier.

qui font masse autour de votre chaire, elle présente autrement moins de dangers que vos interventions sanguinaires ! Mais vous n'êtes pas gens de bon sens ! Vous voyez votre intérêt toujours ; celui du malade, quand vous avez le temps !

Je ne veux pas insister sur les grotesques discussions de *Fort* et de votre école ; je vous ai tous jugés en affirmant :

Que vous ne savez pas ce que vous dites et encore moins ce que vous faites ; que l'électrolyse comme vous l'entendez n'existe pas et ne saurait exister !... pas plus que le galvanomètre (V. page 139) !

Lettre n° 18357, 6 janvier 1909. — **Succès de ma méthode.** — *Ma malade s'électrise avec la petite pile, elle va mieux.*

Docteur R. à C...

Nouveau prosélyte : trois essais, trois succès. Mais qu'il faut donc de persévérance pour faire le bien !

Lettre n° 18359, 5 janvier 1909. — **Estomac.** — *Je suis tout à fait bien de mon estomac, moi qui étais si malade depuis si longtemps ! Je vous en remercie et dès que j'aurai un instant je vous en donnerai le détail.*

Docteur C., à B...

Comment nos maîtres n'emploient-ils pas ces moyens ? *Hayem* en a bien dit quelques mots, non pas de ma méthode, il faut paraître l'ignorer, mais de l'électricité, qu'on ne peut pas toujours absolument passer sous silence. Au reste, ainsi que je l'ai déjà fait remarquer, le maître n'a fait que prendre rang, se gardant bien de la conseiller. A deux malades envoyés par moi avec mission d'insister pour l'emploi du courant et que j'ai guéris ainsi, il a répondu imperturbablement qu'il l'employait, mais pas dans leur cas... On voit poindre le bout du nez crochu du maître !

Lettre n° 18360, 4 janvier 1909. — **Médecins anti-électriciens.** — *Il est bien regrettable que les médecins en général soient hostiles à l'emploi de l'électricité et effraient leurs malades en leur persuadant que cette dernière est dangereuse à employer et peut provoquer des lésions mortelles.*

Après ce dernier mot on peut tirer l'échelle : la personne qui était arrivée à en admettre l'emploi à force de persuasion devient absolument réfractaire.

Que de malheureux végètent ainsi et traînent leur mal! Il est vrai que médecins et pharmaciens y trouvent leur compte. Il faut espérer qu'un jour viendra où le bon sens, la logique prévaudront de la routine et de l'ignorance. Il vous faut beaucoup de courage pour vaincre une pareille résistance de parti pris intéressé.

P. S., à N...

J'ai dit par ailleurs que médecins et principes actuels ne devaient pas se rendre compte de leur responsabilité dans l'avenir ! Quand on voit un chef de service (*lettre n° 18346*) se permettre en pleine salle de nier l'électricité, on en reste ahuri ! Un dément ne surprend pas davantage avec ses propos incohérents ! Ne se trouvera-t-il donc jamais un génie pour chasser de leur situation ces ennemis du vrai et de l'espèce humaine ?

Il faut encore remarquer que le chef de service en question juge sans jamais avoir essayé. Mais quelle est donc son opinion sur ses innombrables collègues qui font de l'électricité? Et serait-il lui-même un génie ou un réprouvé?

Observations n°18362 6 janvier 19069.— **Neurasthénie. Nervosité.**— *A fait pendant deux ans des bains de lumière sans aucun résultat et tous les traitements chimiques, et après 15 jours de mon traitement, elle est étonnamment changée: son mari, ses amies ne la reconnaissent pas! « Ce résultat est merveilleux, dit-elle, étonnant!» et elle veut me féliciter. Monsieur M. confirme le résultat.*

Madame M... à Paris

A coup sûr, l'*académie* — oh! ces *académies spécialistes*, quelles agences et quelles engeances! — qui l'a traitée, ne fera jamais ma méthode. Trop clairs et trop simples, mes procédés! cela ne permettrait pas de gonfler la note.

Mais comment trouve-t-on des naïfs pour accepter de telles interventions qui n'ont ni rime ni raison?

L'appareil est suggestif, c'est entendu, mais fait surtout pour les personnes qui se portent trop bien et qui veulent s'imposer un moment désagréable!

D'ailleurs, l'électricité, heureusement, n'a plus aucun rôle, la lumière pouvant être produite par un moyen quelconque : je n'insiste donc pas.

Mais, vraiment, quand on met en parallèle ce monument lumineux et ma petite pile de gousset, cette dernière obtenant en quinze jours ce que l'autre n'a même pas ébauché en deux ans, il faut reconnaître et proclamer ou une exploitation honteuse du malade toujours trop confiant, ou une incapacité complète et radicale du maître! Tout cela est fort triste.

Lettre n° 18365. 30 décembre 1908. — **Succès de ma méthode.** — *Jusqu'à présent, l'appareil B 141 fonctionne bien et a donné de bons résultats sur le sujet duquel je vous ai entretenu.*

Docteur L..., à S..

Partout et toujours le même succès!

Lettre 18366, 5 janvier 1909. — *Je vous demande pardon de vous mettre ainsi à contribution, mais je ne puis demander des renseignements qu'à vous seul, mes confrères ne sachant ou ne voulant rien dire là-dessus.*

Docteur S. H., à F...

Cependant!... Vous ne comprendriez donc pas l'exposé que *Bordie*. fait page 139 du galvanomètre? Ah mais alors c'est grave! C'est pourtant d'une logique, d'une limpidité, cet instrument appelé milliampèresmètre parce que, apparemment, il doit mesurer des millièmes d'ampères et que pratiquement il lui est défendu d'en mesurer!... Que vous faut-il donc? Et tous vos collègues qui ne parlent que par milliampères doivent connaître l'instrument à fond; autrement, je les connais, moi, ces gaillards-là, ils ne s'en serviraient pas! Ils sont si consciencieux! Jamais ils n'utiliseront ma méthode comprise de tous les malades sans exception, parce que jamais ils ne la comprendront, trop simple qu'elle est pour de si hautes intelligences!

C'est cet étonnant *Bordier*, élève de *Bordeaux!!*

« qui condamne les petits appareils, qui n'ont donné que des déboires ».

On voit par quel tribunal ces malheureux sont jugés !! Eh bien, cher et illustre maître, ces déboires que vous seul connaissez, viennent tout simplement de votre ignorance et de votre maladresse ! *(V. (1) p. 331).*

Et maintenant, mon cher docteur.... soyez certain qu'avec moi vous ne connaîtrez jamais l'insuccès et soyez également assuré que ma complaisance désintéressée est au-dessus de toute suspicion et de toute réflexion.

Lettre 18367, 6 janvier 1909. — **Diabète. — Routine du médecin.** -- *De 20 grammes mon malade est descendu à 2 grammes. Je voudrais me servir du courant électrique pour le débarrasser de ces 2 grammes.*

Docteur N... à P...

Quel a pu être le régime du malade, combien de temps a duré ce régime, quelles drogues a-t-on utilisées, autant de questions auxquelles je ne puis répondre et je ne fais cette observation que pour faire remarquer la *lettre n° 17702* dans laquelle, en un mois, le malade, sans aucun régime, avec le courant électrique, voit son sucre diminuer de 38 à 3 grammes ; bras impotent reconquis, neurasthénie disparue, et, le plus intéressant, organes remis en état ; par conséquent et en définitive, le sujet à l'abri de toute récidive, alors qu'avec les régimes, les organes cèdent momentanément, pour reprendre souvent leur mauvaise humeur avec plus d'énergie.

Voyez encore les lettres *Riory*, 17821 et 19705.

Diabétiques en état comateux, remis en santé par le courant « *Chardin* ». Voyons, chers maîtres, vos drogues et vos régimes ont-ils ce pouvoir? *J. de Nazareth*, le grand médecin du monde, et moi-même nous guérissons les moribonds. Eh bien alors, pourquoi ne pas laisser drogues et régimes faire leur plongeon (*nouveau Codex*) et venir à l'électricité? D'ailleurs quelle situation est la vôtre!!! Ou vous avez vraiment confiance dans ce que vous a enseigné l'école, et alors vous devez repousser véhémentement la discussion du *Codex*... ou alors vous n'avez pas de confiance? et alors vous êtes des gredins!!... des parjures... des!!!

Quand donc reconnaîtra-t-on à l'électricité tous ses avantages?

Aussi, chers malades, je vous conseille de laisser, de vous-mêmes, nos « chers maîtres » avec leur *ellébore* ou leur *ipéca* soignant coliques ou embarras gastrique, et de vous adresser à l'électricité, qui vous sera bienveillante et vous guérira.

N'ai-je pas raconté par ailleurs cette consultation chez un gros financier allemand : les fameux *Germain Sée*, *Charcot*, *Onimus*, etc., quatorze médecins, en un mot, pour ordonner 2 grammes de calomel et laisser mourir la malade. L'électricien *Onimus* seul aurait pu intervenir de façon utile; mais la routine est telle chez ces gens-là qu'ils préfèrent voir mourir le sujet que de le conserver par l'électricité ; car enfin on ne peut les croire désintéressés, avec un chef d'exploitation s'appelant *Germain Sée!*

Lettre n° 18368, 8 janvier 1909. — **Neurasthénie datant de 3 ans.** — *A subi 40 injections de* Quinton (sel marin), *sans aucun résultat; puis des injections des produits* Bouty *qui lui ont amené comme une paralysie du bras, son médecin lui déclarant simplement qu'il s'était trompé sur la qualité du produit. Comment, en effet, peut-on être assez aberré pour commettre de pareilles infamies? et encore ne doit-on pas envisager tout ce qui peut se produire consécutivement. Vraiment, ces manœuvres criminelles ne devraient pas être tolérées!*

Madame L..., à S..

Bref, la malheureuse femme, passant d'un médecin à l'autre et subissant toutes les insanités des pharmaciens chimistes, en est réduite à traîner une existence pénible pour elle et pour les autres.

Je lui parle électricité. Je lui mets sous les yeux la correspondance de malades de même genre : elle est décidée à ne plus rien faire, ces « gredins de médecins l'ayant rendue plus malade qu'auparavant! » Elle est butée et n'en démordra pas... Et c'est vraiment tant pis, car, avec le courant électrique, son état se serait promptement amélioré, sa santé remise.

Incidemment, elle me raconte que les trois médecins qu'elle a consultés lui ont parlé de moi, de mes absurdités, de mes attaques contre le médecin.

Réellement, quand il m'est arrivé de parler de l'ânerie de quelques-uns, est-ce que ce trio ne devait pas se reconnaître simplement et se taire?

Est-ce de la médecine que l'introduction de ces saletés organiques dans l'économie? De quel nom appeler ces hommes assez peu consciencieux pour amuser le malade et lui faire payer la consultation par de tels procédés? Quel qualificatif donner à ces ignares qui ne connaissent pas encore les merveilleux effets de l'électricité dans ce cas? Ils n'ont lâché « leur » os, les malandrins, que lorsque le sujet, à bout de tout, n'a plus pu continuer. Pauvres malades! votre malheureux état vous pousse dans la gueule des loups. Heureux, s'ils n'ont pas d'actions dans les pompes funèbres, car alors vous n'en sortiriez jamais! C'est une honte!

Lettre 18369, 27 décembre 1908. — **Névralgie généralisée. Névropathe.** — *J'ai une de mes malades qui est atteinte d'une névralgie généralisée et particulièrement dans le bras et dans la jambe gauche. C'est une névropathe d'une excessive sensibilité et douée d'un estomac ne tolérant aucun médicament ; avec cela elle est cachectique, a eu une phlébite il y a quelques mois et tout cela à cause de son mauvais estomac ; j'ai employé les courants continus avec un milliampère. Sous leur influence elle s'est sentie comme électrisée de partout et est devenue tellement surexcitée que j'ai été obligé de supprimer.*

J'ai donc pensé à une petite pile sèche pouvant donner une dose bien moins forte d'électricité qui sera probablement bien supportée.

Docteur G..., à S.

Soit 20,000 ohms de résistance dans 1 pile.

Sur les cinq à six mille sujets dont j'ai les observations, je n'en ai pas rencontré dix qui puissent supporter le courant d'une pile; moi-même, dans mes applications quotidiennes, j'utilise un élément avec 500 unités de résistance.

On rêve quand on voit des *Bergonié*, des *Guilloz*, faire montre de caves entières contenant des batteries de 100 piles chacune, et on se demande comment on ne met pas le public à l'abri de ces folies dangereuses.

Je cite par ailleurs le fameux *Onimus*, mettant un pôle au front d'une dame — à laquelle il n'avait même pas, prétendait la dame, demandé ce qu'elle avait — avec un courant de 60 piles, sa batterie, oh! quelle batterie! à bourre de fusil! Cette pauvre dame tombait sur une chaise dans mes bureaux, brisée, anéantie, par la douleur et l'émotion. Je la vois encore!

Un autre (établissement d'électricité d'Auteuil) met dans la vessie d'un malade le courant total du secteur! A ce compte les vessies peuvent facilement être prises pour des lanternes!

Et l'on voudrait me voir pacifiquement admettre de pareilles monstruosités? Jamais! Il faut que je sorte l'électricité de cette fange!

Lettre 18371. 6 janvier 1909. — Névralgie généralisée. Névropathe. — Suite à la lettre 18369. — *Ma malade s'électrise avec la petite pile : elle va mieux.*

Docteur N..., à B...

Observation. — Cette lettre vient confirmer ce que j'ai souvent écrit : à savoir que le médecin qui prétend faire ma méthode en commettant des petites intensités, ne sait ni ce qu'il dit ni ce qu'il fait. En effet, si nous prenons le spécialiste (rôtisseur) *Le Duc*, par exemple, ou autre, qui n'arrêtent l'ascension du courant que lorsque le malade crie ou hurle (c'est ce que l'on fait dans les boutiques de mécanothérapie, négation de tout bon sens humain !) quand on appliquera 2 à 5 milliampères, on s'imaginera faire ma méthode. Non, cent fois non ! Ma méthode, qui exclut l'inutile et même nuisible milliampèresmètre, est basée sur la *sensibilité* du sujet, avec application de l'une des plaques au front siège de cette sensibilité, par l'état tout particulier du nerf optique : le courant doit être tel que le phosphène ne se révèle pas, ou qu'une légère migraine consécutive à l'application ne se fasse pas sentir.

Je suis un malade qui a fait des crises d'excitation inquiétantes, avec 100.000 ohms de résistance. Nous en sommes en ce moment à 140.000 ohms dans le circuit d'une seule pile. Le malade s'y accoutume difficilement ; le milliampèresmètre donne encore un quart de quarantième de m.-a. (ceci pour faire une concession aux électriciens dont le milliampèresmètre constitue la science et la foi).

On ne peut s'empêcher de frémir quand on songe aux troubles occasionnés par les spécialistes pour lesquels ces moyens sont inconnus.

Lettre n° 18376, 22 décembre 1908. — **Ma méthode.** — *J'applique toujours votre système et je m'en trouve très bien.*

Docteur J. G. Roussel,
New Orléans.

J'ai le plaisir de voir mon principe donner dans tout le globe les meilleurs résultats, et avec quelle simplicité de moyens! et de moyens qui se plient si bien à toutes les exigences de la vie!...

Lettre n° 18435, 22 janvier. — **Diabète. Amygdalite. Verrue. Paralysie infantile. Adénite cervicale. Névralgie intercostale.** — *Voulez-vous, en quelques mots, l'état sanitaire de mes premières applications électriques suivant votre méthode?* (Suite de la lettre 16903). A lire : c'est typique!

1° **Diabétique.** *État voisin du coma pendant vingt-quatre heures.*

Se lève au bout de quarante-huit heures à la suite d'applications d'un courant continu pendant six heures chaque fois.

Le même, arthritique, a des douleurs dans l'articulation de l'épaule gauche; trois jours de courant, deux heures par jour, tout a disparu et n'a pas reparu depuis un mois.

Toujours le même, **cachexie** *avec entérite sèche; est soumis une heure par jour au courant continu pendant quinze jours, augmentation de poids de 2 kilos, avec amélioration marquée de l'entérite.*

2° **Amygdalite** *chez un enfant de deux ans conduite pour être opérée par la méthode sanglante ordinaire; est guérie au bout de huit séances de courants continus (application extérieure).*

3° **Petite verrue** *au front, de la grosseur d'un petit haricot... Une seule séance d'électrolyse avec le courant de cinq piles, et tout rentre dans l'ordre.*

4° **Paralysie infantile.** *Actuellement 12 séances d'une heure, chaque fois, trois fois par semaine; remue le membre gauche, jusqu'alors inerte; grossissement des muscles. La* *différence entre les deux cuisses qui était de trois centimètres et demi n'est plus que de trois centimètres.*

5° Adénite cervicale *déjà considérée précédemment.*

6° Névralgie intercostale. *Guérison en douze séances sans faradisation mais avec le courant de douze piles et renversements.*

En résumé, succès partout, sauf pour le cas de l'adénite cervicale qui ne saurait être compté comme un insuccès encore.

Docteur M... à V.

Si nous nous reportons à la lettre n° 16903, nous pouvons nous demander quelles sont les conclusions du docteur. Tous ces cas qui, pris dans tous les genres amènent un succès ! Certain d'entre eux fera même dire aux bons collègues qui veulent rester aveugles : « C'est une erreur de diagnostic ! » Comment donc, parce que ce serait le bouleversement de toutes les vieilles histoires ! C'est vraiment trop naïf ! Combien de malades sont restés infirmes ou sont morts, parce que le docteur ne connaissait que l'électricité officielle.

Que doit-il penser encore du pauvre *Chardin*, lutteur infatigable, auquel il reconnaît le don de guérison jusqu'à la mort, exclusivement, et dont Professeurs, Agrégés, spécialistes-électriciens ne connaissent l'existence que pour le critiquer et le calomnier ? Quand il me verra les appeler brutes ! brutes ! brutes !... trouvera-t-il encore que je suis peu parlementaire ? Que faire avec des fantoches qui fuient toute discussion, toute démonstration, qui prétendent comprendre ce qui est seulement incompréhensible ? Qui rappelle le fou près duquel on a cherché vainement le point non contaminé ?

Encore ces malhonnêtes praticiens ne veulent-ils jamais considérer que la santé humaine mérite plus d'attention et qu'ils ne sont vraiment honnêtes que lorsqu'ils se sont rendu compte de toutes les méthodes.

La méthode *Electro-cinésique vasculaire* est d'autant plus intéressante : qu'elle est d'une simplicité unique ;

De compréhension facile puisque le public l'accueille immédiatement ;

Qu'elle est assise sur des bases indiscutables, une théorie absolument scientifique ;

Que l'auteur n'en fait aucun mystère et au contraire prêche toujours la simplification ;

Qu'il ne s'impose pas avec sa méthode, puisqu'il l'abandonne au malade même ;

Que l'on peut en quelques jours, (*Voir la lettre 18435*) se donner les mêmes joies, les mêmes satisfactions que l'auteur, avec quelques essais opérés par le malade lui-même.

Et puis, ne peut-on pas se dire un homme de valeur quand on voit la maladie fuir au premier mot !

Je rencontre certains docteurs qui se croient vraiment supérieurs parce qu'ils ont une certaine puissance magnétique.

Qu'est-ce, en vérité, à côté de ma puissance univer-

La méthode Électro-Cinésique Vasculaire détruit toutes les autres théories.

selle qui, ainsi que le dit le docteur *Verut*, peut non-seulement tout guérir, mais encore transmet la faculté de guérir ! *(Voir 19707.)*

Je me surprends quelquefois un mouvement d'orgueil. Peut-on m'en vouloir ?

Eh bien non, ces exploiteurs éhontés veulent l'isolement, ils veulent le public à eux. Ils veulent leurs grands joujoux aux applications des plus limitées. Ils préfèrent voir le public dégoûté de leurs procédés et d'eux-mêmes, dégoûté de l'électricité, en un mot, perdu pour l'électricité, à la satisfaction cependant bien attrayante de le voir guéri par leur intervention.

Ils ne peuvent admettre d'en arriver jamais, comme le *docteur de la lettre n° 17705*, à trouver un appareil protecteur dans chaque famille, à porter sur eux cette petite trousse qui peut en quelques heures modifier l'état d'un malade et le rendre à la santé, même quand il est dans le coma.

Ils ont un élément universel ; ils veulent l'abaisser à un élément de coterie ! Si encore le côté qu'ils pratiquent offrait des avantages ! hélas, c'est tout le contraire ! Ils pourraient guérir les maladies les plus graves : méningite, typhoïde, cœur, cerveau, à la condition d'agir simplement. Ils ne le veulent pas ! La langue française n'a pas de nom pour qualifier cette honte !... ou plutôt, je n'en trouve plus ! C'est l'infamie dans toutes ses horreurs ! Ces hommes-là devraient passer en jugement : l'humanité le réclame !

Cette communication, mon cher docteur, me comble de joie. Vous êtes à cette époque, qui compte 100.000 fr. dépensés par moi pour la vérité, le deuxième médecin qui en quelques jours me donne la preuve d'une parfaite compréhension de mes principes. *(Votr n° 17705 le collègue).* C'est un placement ingrat ! C'est pour cela que je me montre content, sans doute ! J'ai bien, il est vrai et pour être exact, rencontré beaucoup d'autres sujets, très emballés, mais je ne me suis pas fait d'illusions ; ils n'ont pas compris, et alors, au premier insuccès ou demi-succès comme votre « *adénite* » ils tombent à plat, quelquefois même deviennent des ennemis. Je considère comme « fous » un grand nombre de médecins ! et rien ne me surprend !

L'esprit du médecin est tellement fugace, touche-à-tout, illuminé, ne pouvant s'appliquer à rien, que pour nous, gens d'affaires, qu'une simple question préoccupe pendant des années, il nous fait impression. C'est sans doute pour cela que la femme apprécie tant son « docteur ». C'est, en effet, un efféminé. Dans l'espèce, étant donnée une question qui peut bouleverser une science, il semblerait que l'esprit du docteur est touché ? Il n'en est rien. Autant en emporte le vent.

Il apprécie les rengaines ; il lira un *Huchard* qui lui racontera des histoires sur le cœur, puis il s'apercevra que c'était bien inutile au point de vue métier puisqu'il reste toujours dans la même impuissance ; il se promettra bien de ne plus faire de dépense de ce

---

L'électricité est le « Chien de Berger » de l'économie, elle va par affinité au point qui en a besoin.

« Chardin ».

genre, et voilà! Mais révolutionner sa médecine? Ne marche-t-elle pas déjà en personnage saoul d'erreurs et de méfaits? Que peut lui faire un bouleversement, un tremblement de terre? Comme la bouteille au fond plombé, elle se retrouvera toujours debout, ridicule, c'est entendu, mais ne l'a-t-elle pas toujours été? Comme la nouvelle Messine bâtie en vue des tremblements de terre, elle brave l'avenir. Il est vrai que les raz de marée ne peuvent être prévus ainsi que les mouvements vers le sous-sol. Le Codex en est une preuve, mais les hautes personnalités et nullités qui forment état-major ne sont-elles pas là pour engendrer et maintenir la confiance? Et pour elles tout est permis sauf un changement dans leurs stupides sciences et enseignement! D'ailleurs, toutes les initiatives sont généralement parties des leurs: les Quinton et tant d'autres ont tété les mêmes mamelles et ils savent, nos bonzes, ce qu'elles produisent! C'est la première fois qu'un indépendant les taquine! ils en sont fort ennuyés; je le sais, mais l'importance de l'œuvre leur échappe, jamais ils ne la comprendront, pas plus que le principe, d'ailleurs, et comme l'idiot qui dort sur un obus, ces arriérés par extraction quotidienne d'intelligence, ne se montrent pas autrement inquiets! Mais attendons la fin. Aucune créature n'est assez nulle pour n'avoir pas son point sensible. C'est ce point que je cherche... et je le trouverai!

Vous avez appliqué le courant à une *amygdalite* qui devait être opérée! Qu'avez-vous fait, grands dieux? Si vous aviez demandé auparavant à *Castex*, *Bordier*, *Rivière*, *Foveau*, *Lacaille*, *Bergonié*, *Doumer*, à tous ces chandeliers de la science électrique, ce qu'ils pensaient de votre idée, vous étiez enfermé sur l'heure! Non, mais, où allons-nous? l'électricité à une amygdalite? Et les spécialistes des voies respiratoires alors? gens à pulvérisations, cautérisations, grattages, toute la gamme des moyens dangereux sans bases, sans raisons, qu'auraient-ils dit? Je tremble en y pensant.

Vous avez fait comme moi, raisonné : Inflammation du pharynx, avez-vous dit, défaut de circulation (n'a-t-on pas le sang à la gorge)? état inflammatoire, par conséquent; donc, électricité. Il ne s'agit donc plus *d'amygdalite*, qui vous apparaît encore avec ses conséquences absurdes, et vous entraînera par fatalité, par mémoire, mais d'une *inflammation*, qui vous conduit tout droit à l'application que vous avez faite pour toutes espèces d'autres cas, et au succès obtenu. Mais combien de temps me faudra-t-il encore attendre pour voir ce langage de bon sens substitué aux routinières appellations de l'École et aux absurdités qu'elles entraînent?

Le Docteur B..., m'écrit : « *Vous parlez un langage voulu sans doute, mais je doute que mes confrères vous comprennent.* » Or le public qui sait lire me comprend sans hésitation et guérit son prochain comme moi. Donc je parle le bon sens.... L'École aurait donc exterminé celui du Docteur?

Dans ce cas d'amygdalite, (je vais encore parler le

Tout individu qui invoque la nécessité d'un courant puissant, est un sot ou un mercanti.

langage usuel), ne voyez-vous pas le ridicule de votre médecine? Vous vous précipitez, grotesques comme vos collègues de *Molière*, vers la muqueuse enflammée et hypertrophiée. L'effet, vous ne voyez que cela!

Le Docteur M..., qui me comprend, fait une application extérieure. Il sait maintenant que la muqueuse n'est qu'une manifestation d'une mauvaise circulation sous-jacente. Modifier la circulation, c'est modifier la muqueuse. C'est fait : pauvres ignares, quand donc sortirez-vous de vos rites ridicules qui, comme le coricolo de *Dumas*, excitent le rire par leur grotesque exhibition? Il est vrai que votre public de cabinet est moins moqueur que l'autre, il aime bien à sentir le beafteck brûlé. Il ne se dit pas qu'une maladresse peut le rendre aphone; il confie sans hésiter un organe délicat au premier venu : c'est beau, la confiance... quand elle est si bien placée!

Le coma diabétique, le deuxième cas qui m'ait été signalé (*voir Dr Rlory, page 231*,) excite de sombres réflexions.

Au moment où la peine de mort, remise enfin à l'ordre du jour, fait ressortir le soin méticuleux, les mille précautions prises pour tous ces coquins ennemis jurés de la société (qui ne leur fait que du bien), il me paraît digne de réflexion de considérer ce moribond, brave homme sans doute, qui ne demande qu'à vivre et qui paie pour cela!

Que cent médecins aient eu à le soigner, tous l'auraient abandonné! (car je n'appelle pas soins, les choses ineptes qui sortent, dans ces moments, des cerveaux creux de nos *Esculapes*.)

Voici donc une créature humaine, rayée du monde, de par la volonté d'un seul homme !... quoiqu'il eût été publié un fait lui démontrant la curabilité du cas et quoique *Chardin* lui ait remémoré ce fait en des publications réitérées.

Comme nos ministres, le médecin est irresponsable ; en vérité, c'est un non-sens !

Comment ! voilà un pauvre diable qui, sur le vu de l'étiquette, croit avoir trouvé un sauveur et qui ne trouve qu'un routinier, qu'un indifférent, un bourreau ?

Et par contre voilà un malhonnête citoyen breveté s. g. d. g. qui reçoit un salaire dont il se sait indigne... Et puis, enfin, il s'agit de la vie humaine !

Ne devrait-il pas y avoir un conseil communal avec ramification supérieure, pour juger les actes des médecins et voir si les titulaires sont à la hauteur de leur mandat ?

Cette situation n'est-elle pas extravagante ?

Et tenez, je voyais dans le *Journal* que le bruit fait autour de certain hôpital pouvait gêner ces pauvres petits êtres sous le coup de méningite auxquels la tranquillité est si nécessaire.

Mais allez donc, mon cher *docteur L..., page 208*, vous qui avez compris ce que l'électricité peut faire dans tous les cas difficiles et qui opérez avec confiance sur une péritonite, allez donc dire à tous ces ânes bâtés qu'au lieu de faire les faux bonshommes et de mimer un attendrissement qui sonne fort mal pour leur triste éducation, ils seraient plus humains d'écouter *Chardin*, d'appliquer sa méthode sensée et logique, de le faire sous ses ordres, afin qu'il soit bien fait, ce qui aurait le double avantage de le confondre en cas de non-succès ou de doter la médecine d'un moyen merveilleux !

Si l'on veut réfléchir un instant, lire attentivement mes notes, il est impossible de ne pas m'admettre !

A vous, parents, de surmonter la routine et l'ignorance ! Puisque l'enfant est perdu, pourquoi ne pas entendre la voix de celui qui fait tant de miracles plus incompréhensibles pour le vulgaire que celui dont il s'agit ici ? *(Voyez 18333).*

Observation n° 18533. 20 janvier 1909. — *Permettez-moi, monsieur, de vous signaler un fait inouï, dont je suis resté bouleversé ;*

Je rencontre, à notre gare, une ombre, une femme sans âge, qui me salue, et je reste sous cette impression : quelle est donc cette personne ? A un ami, je pose la question et je suis vite satisfait. Je me précipite vers elle.... Quel spectacle ! Figure brisée, dents déchaussées, formant jeu de quilles mal équilibrées, près d'une lèvre abandonnée ; bras en écharpe. C'est une ruine, une désolation !.. « Mademoiselle, vous avez donc fait une grande maladie ? — Depuis trois mois, dit-elle, je subis un traitement au salycilate pour un phlegmon au bras et des rhumatismes. »

Mais alors, ma pauvre enfant, tous les *Esculapes* de notre école se sont occupés de vous ! Dans quel état êtes-vous, grands Dieux ?.. Mais non, le médecin est un ami — je comprends, alors ! il y a mis bonne mesure. « Mais, vous comprenez bien, monsieur, que si le docteur avait connu un autre traitement, il me l'eût appliqué sans hésitation ! Un ami m'avait bien conseillé le traitement par l'électricité, mais il s'appuyait sur les travaux de *M. Chardin* et *M. Chardin* n'est pas « doocteur » ! ! Vous pensez bien que mon « doocteur » connaît tout cela !

Alors, mademoiselle, permettez-moi de vous traduire en deux mots sa conduite : Avec l'électricité, 5 à 6 jours de traitement ; avec le salycilate, 3 mois pour vous mettre dans un état qu'il lui faudra une année à refaire... et il n'y parviendra pas !... Car l'électricité seule de *Chardin* pourrait avoir la prétention de vous faire une santé »! Deux larmes jaillissent des yeux de la pauvre victime ! elle se voit perdue, et vraiment, je le crois. C'est un tableau lamentable !

Marquis de L..., à V...

Mais ce médecin, s'il a la moindre intelligence, doit voir son œuvre ! S'il a commis ce forfait, ce n'est pas le premier! Mais retenons seulement celui-ci. — Va-t-il changer de régime? Pour remettre cet estomac délabré, ne pouvant plus rien supporter, brûlé, comme on dit vulgairement et fort sensément, il va sans doute rompre avec la drogue dans laquelle, étant données les modifications du *Codex* (1), il ne doit plus avoir de confiance ? Il va se précipiter vers l'électricité qui, seule, peut tout remettre en état ?

Eh bien non.. et d'ailleurs, tant mieux pour tous, il la ferait sans conscience, sans foi, sans savoir.... 2 minutes et 49 secondes le matin, 1 minute et 17

1. On se demande comment nos savants pharmaciens n'ont-ils pas purement et simplement supprimé le médicament même ! Dans l'intérêt public.

secondes 3/4 l'après-midi. (Le malade croit en ces facéties), et les drogues marcheraient leur train, sous le drapeau de ce nouveau traitement. Pas de résultat, aggravation du mal, dénouement fatal, et exemple tout trouvé pour d'autres malades qui pourraient avoir la velléité de garantir intelligemment leur peau de cet homme terrible, qui leur dira : « Eh bien, mademoiselle N..., c'est l'électricité qui l'a tuée !! »

Cette situation se présentant souvent, examinons-la :

Salycilate : Traitement, 3 mois. — 6 mois de convalescence. — Santé compromise indéfiniment.

Électricité : Traitement, 6 jours. — Sans convalescence, applications continues à volonté !

Compte du malade :

100 visites à 5 fr.	500 fr.
Médicaments, environ.	200 »
En perspective, en supposant un minimum :	
6 mois à 3 visites par semaine.	475 fr.
Médicaments.	300 »
Ou bien :	
Électricité, 1 appareil	100 fr.
— 4 visites.	20 »

Donc, d'une part 1475, ou 120 fr. Mais c'est insignifiant le malade pouvant payer mieux que cela !... La médecine est un métier, en somme !

Compte du médecin :

Avec la **Drogue.** Visites	500 fr.
Remise du pharmacien.	40 »
En perspective : Visites.	475 fr.
Remise sur médicaments	60 »

Avec l'**Électricité**, s'il fournit l'appareil. . 10 fr.
(Et le malade ne paie pas plus cher).

Visites . . . . 30 fr.

Ainsi donc, le médecin se trouve en présence de cette situation :

Pour guérir sûrement : Bénéfice. . . . . 40 fr.

Pour chercher à guérir, en ne faisant rien pour cela . . . . 1075 fr.

Eh bien, je prétends qu'il faut supposer au médecin, en l'état actuel de pléthore, dont il se plaint si justement, une dose de vertu surhumaine et quand, dans un dernier soubresaut de la conscience, il dirige son regard vers les anciens maîtres, *Germain Sée*, *Charcot*, *Brouardel* et tutti quanti, déjà canonisés dans la sainte École, il trouve qu'il aurait bien tort de se gêner !

C'est en ce point-là, qu'il faudrait vraiment une espèce de « Cour des Comptes » médicale, où, sous les yeux d'un jury, pris dans toutes les sciences que la médecine effleure de ses ailes insconscientes, paraîtraient ceux des maîtres, grands ou petits, dont la conduite ne serait pas parfaite !... car j'ai la naïveté de toujours me placer au point de vue de la guérison du malade : *Le médecin est celui qui entretient et guérit la santé*. Hélas ! ne devrait-on pas souvent écrire pour être exact : *Le médecin est celui qui ruine la santé et entretient la maladie?* car l'exemple ci-dessus n'est même plus un exemple, c'est un fait !

L'électricité est le « coup de balai » de l'économie, elle en élimine toutes les inutilités. « Chardin ».

Pauvre public! la drogue, le grand cabinet d'électricité, les académies aux grandes et nombreuses machines, les courants qui en résultent — que tu les ressentes ou pas — voilà tes ennemis!.. Sauve ta peau du médecin!

Il faut dire que le public est d'une bêtise insondable! Je connais un jeune homme dit intelligent, dont toute la famille a de la reconnaissance envers l'électricité qui, sous le coup d'un rhumatisme quelconque, s'adresse au médecin de campagne pour ingurgiter du salycilate! On comprend le bonheur du vieil artiste en constatant la mentalité du sujet! Tous les deux furent contents! Ce sujet est ingénieur électricien, ce qui fait de l'histoire le comble des combles!

Observation très intéressante.

Lettre n° 18826. 3 février 1909. — *Je vous serai bien obligée de me retourner mon fil par courrier, j'ai justement en ce moment le globe de l'œil gauche rouge et douloureux : le soir je fais une application que je garde toute la nuit et le lendemain matin, je ne souffre plus, mais dans le courant de la journée mon* œil se fatigue *de nouveau et le soir je souffre beaucoup. Je ne puis donc pas me passer de mon appareil.*

J'en suis très contente aussi au point de vue de la fatigue. Je soigne des opérées nuit et jour ayant sur moi votre appareil, je ne suis pas pas plus fatiguée *que si j'avais bien dormi dans mon lit : enfin dans mon métier, qui est si fatigant, votre appareil m'est précieux.*

Mad. D..., infirmière à L...

Observation n° 18834, 20 janvier 1909. — Le « Journal » n° 5961. — .... *Ménélik exprima à son docteur Italien le désir de faire une cure d'électrothérapie ; vu le grand âge de Ménélik, le docteur se refusa à une telle expérience.*

Un médecin syrien profita d'une absence du docteur italien, pour offrir ses services au Négus: . . . .
Il possédait des appareils électriques en mauvais état et ne savait pas s'en servir; il **électrocuta littéralement l'empereur.** *Le docteur italien, mandé en toute hâte, trouva Ménélik expirant . . . . Et lentement l'empereur recouvra l'usage de ses facultés; il était guéri.*

Avec quelles satisfaction ai-je lu et relu cette petite note intéressante !

Comme elle résume bien tout ce que j'ai toujours écrit sur les folies dangereuses des *d'Arsonval* et autres irresponsables !

Ils savent, et le disent à tout venant, que le médecin est nul en physique et en électricité, et ils lui mettent entre les mains des instruments dont il se servira toute sa vie sans les comprendre (exemple le galvanomètre page 139).

La note accuse le *Syrien*, mais, tous les jours, je vois des malades qui ont été malmenés par ces courants me racontant, les uns, qu'ils sont tombés comme foudroyés, d'autres restés pendant huit jours abrutis, ne pouvant pas retrouver leurs idées; d'autres, qu'ils ont reçu une étincelle épouvantable, qu'ils se sont enfuis du cabinet avec une terreur qui s'est maintenue

---

L'électricité ne peut pas, en guérissant certaines affections, en engendrer d'autres : son rôle étant d'éliminer.

plusieurs heures, etc.... J'écris par ailleurs que j'ai infiniment plus de mal à ramener ces malheureux qu'à faire des adeptes.

Ce que le médecin *syrien* a fait se commet tous les jours dans nos villes... C'est l'état normal! Si l'on connaissait les mystères du cabinet!

Le docteur *italien*, qui me paraît avoir une opinion bien arrêtée sur les propriétés de l'électricité, me permettra de penser que, comme tous ses collègues, il la connaît incomplètement, j'entends au point de vue strict de ses actions physiologiques, car il commet une hérésie qu'il ne faut absolument pas laisser passer sans protester.

Je pourrai donner au docteur *italien* des noms de généraux, financiers, colonels, rentiers, etc..., de 70 à 80 ans, auxquels j'ai rendu une vitalité extraordinaire.

Mais, monsieur..., j'ai la prétention de savoir ce que je fais, et je bannis en principe tout ce qui est à tapage. Tel colonel qui à *71 ans, m'avoue une existence intolérable* : état général déplorable, prostatite, etc., me dit encore à 78 ans : «*J'ai une existence idéale.*»

Mais il ne fait pas d'électricité, comme vous-même en feriez faire à votre *Négus*... il comprend ce qu'il fait. *Ménélik* a 65 ans, et, en admettant les différences entre nos races, il est jeune encore et déjà, cher docteur, vous le condamnez à passer outre à l'électricité! Je n'en suis pas surpris c'est bien là l'école, mais j'ai dit souvent qu'elle est absurde et je le prouve une fois de plus!

Si cet homme dont vous vantez l'intelligence pouvait lire mon livre, il verrait qu'il avait bien raison d'être attiré par l'électricité, mais il comprendrait aussi que son importante personne ne pourra jamais être approchée que par des gens d'école, desquels l'un d'eux dit, pour en exprimer l'intelligence et la personnalité : « Notre instruction est telle, que si l'on en consulte un ou dix, c'est toujours la même ordonnance ! »

Que MM. *Bergonié*, *Rivière*, *Lacaille*, *Foveau*, *Doumer*, *etc.*, reçoivent cette douche avec soumission, c'est leur œuvre néfaste dans toute son horreur. Ainsi, en *Éthiopie*, l'électricité, la reine de la thérapeutique, est soupçonnée avant d'avoir été connue !

N'est-ce pas révoltant, enfin ?

Lettre (résumé) n° 19008, 23 janvier 1909. — *J'ai reçu votre appareil. D'abord, pour attirer la confiance il me faudra faire quelques essais gratuits ; je devrai, d'autre part, compter avec les mauvaises intentions du médecin à mon égard.*

Pour ma mère, résultat à obtenir : dégonfler la tumeur *du ventre côté gauche, qui produit des douleurs de plus en plus vives, car ce n'est pas la* hernie ombilicale *qui fait souffrir la malade, mais bien la tumeur produite par elle et grandissante. Ensuite exciter les mouvements péristaltiques pour faciliter les selles, très difficiles. L'appétit commence aussi à la quitte*

26 janvier. — *J'ai trouvé ma pauvre mère dans un piteux état* et tout le monde s'opposant à ce que j'applique mon appareil. *Il fallait donc que j'en cache la nature pour qu'on me laisse faire... et encore en cachette.*

Enfin, tout en faisant l'impossible, ma mère s'est relevée peu à peu sans que je la quitte bien rétablie.

1er février — *L'état de santé de ma vieille mère paraît se relever par la continuation du traitement. Je suis très heureux d'avoir prêté attention sérieuse à l'étude de votre méthode. Je vous suis profondément reconnaissant. De votre côté, vous reconnaîtrez sans doute l'énergie qu'il m'a fallu déployer en la circonstance.*

P. S. *Je reçois à l'instant une lettre de ma mère qui me dit aller mieux.*

C. L..., Pharmacien à L...

Ainsi donc, médecin, famille, public, tout le monde tient à donner une opinion, dans un cas dont il n'a pas l'expérience et sur un agent qui lui est totalement inconnu! L'humanité est donc criminelle par tempérament, par instinct!... et stupide!... Car enfin s'il s'agirait d'un sirop ou d'une pommade, ce même entourage idiot ne connaîtrait pas de bornes pour en vanter les vertus. La vache de Mme Une Telle a été guérie ainsi; le cochon de M. X... a été ressuscité par ce procédé! Or, tout est nocif à côté de l'électricité qui ne peut jamais se présenter mal à propos... Eh bien! elle est vilipendée, poursuivie, foulée aux pieds! On trouve moyen, dans la circonstance, de condamner un fils instruit et par conséquent ayant droit au respect de tous. C'est de l'électricité! Malheur à elle! malheur à tout ce qu'elle touche! Dites-moi, vraiment, cet état d'esprit doit-il encore durer longtemps?... car je crains moi-même pour mon énergie combative. Ah! s'il s'agissait seulement de l'humanité, je l'enverrais, je crois, au diable, mais l'électricité est en jeu! C'est autre chose!

Conversation n° 19090, 17 février 1909. — **Haute fréquence, son bluff, ses dangers.** — *Vous pouvez dire à M. Chardin que je suis absolument partisan de son principe : J'ai discuté souvent avec mes collègues et me suis fâché avec quelques-uns d'entre eux ! Je n'ai jamais voulu céder.... M. Chardin seul est dans le vrai !*

Vous lui direz encore que l'un des promoteurs des plus en vue de la haute fréquence, disait dans mon cabinet, en indiquant de la main l'appareil « Tom-Pouce » de Chardin : « Voilà la seule et vraie méthode. Mais nous sommes lancés dans les grands appareils : il faut aller jusqu'au bout ! »

Docteur H... à C...

Attendons, prenons patience, bon et excellent public. Vous voyez combien, en quelques mois, les faits s'accumulent intéressants et approbateurs, *D'Arsonval* déclare, dans la presse politique, la haute fréquence dangereuse. Un autre avoue faire avec elle du vulgaire cabotinage.

J'ai dit : « *A considérer le nombre de malades mécontents et effrayés, que se passe-t-il dans le silence du cabinet!* ».

Et en effet, la haute fréquence a depuis longtemps son histoire dans le crime.

Patience ! Patience !!

Et l'Académie écoute attentivement les communications du maître !... Vieille proxénète ! plutôt la ruine qu'un tel métier ! Allons, du courage ; débarrasse l'humanité de ton encombrante personnalité !

L'électricité ne peut pas transformer une affection en une autre : elle est le « coup de balai de l'économie ».

Lettre n° 19206, 17 février 1909. — **Mon œuvre.** — *Envoyez toute votre littérature. Je dois vous dire, du reste, qu'une fois votre principe connu et admis, tout le reste se lit et se retient avec la plus grande facilité du monde.*

Docteur G... à M...

Voir lettre 16903, du même.

Montrez-moi donc un principe dont on puisse dire cela ! Tout n'est-il pas, au contraire, chaos, contradiction... parce que sans principe.

Il faut donc que le bon sens médical soit généralement perverti, pour que, malgré tout, on ne rencontre encore que, par hasard, un médecin comprenant ma théorie !

Lettre n° 19280, 1909. — **Entretien de la bouche par l'ozone.**

Mon cher maître,

Je suis tellement reconnaissant à votre principe et à vous-même, des résultats obtenus sur ma santé générale, que je ne puis résister au plaisir d'essayer de vous être agréable en vous signalant une application de l'ozone à laquelle vous ne paraissez pas avoir pensé. Mes dents sont devenues mauvaises, présentant des aspérités difficiles à entretenir; un appareil encore peu important, il est vrai, vient suppléer à une absence. Tout cela constitue un milieu sensible, facilement irritable exigeant beaucoup de soins, difficiles dans les affaires; j'ai pensé à faire des applications d'ozone de 5 minutes matin et soir et je m'en trouve admirablement, n'ayant plus d'insalivation intempestive, de sensibilité gênante et la certitude de supprimer en grande partie toute odeur désagréable. On dirait même que les dents restantes blanchissent. En un mot, je suis heureux comme tout de ma découverte, si c'en est une !

F. A..., à H...

Tous mes compliments pour cette intéressante communication. Souvent ces petites choses sont des plus importantes. C'est un traitement des plus énergiques. Quant à l'action décolorante de l'ozone, cela n'est pas douteux, aucun corps ne pouvant résister à son activité.

Songez encore, qu'en opérant ainsi, vous régénérez les voies respiratoires, et excitez les voies digestives : C'est un apéritif des plus recommandés.

Observation n° 19305. — **Haute fréquence. Ses contradictions. Nous sommes d'accord** « sans en avoir l'air ».

Il ne faut pas se montrer trop exigeant, le fou de Sainte-Anne est d'accord avec son bourreau. Souvent on croirait le contraire !

Je lis dans la *Nature* séance de l'académie des sciences du 1er février 1909 :

L'hypertension artérielle. — *M. d'Arsonval résume une communication de M. Doumer, professeur à la Faculté des sciences de Lille, sur la persistance de l'abaissement de la pression artérielle sous l'effet des courants de haute fréquence. L'auteur dans 18 cas a observé un abaissement qui a persisté au bout de 18 mois ; il cite ensuite 9 cas dans lesquels l'abaissement s'est maintenu de 3 à 9 mois. Le relèvement de la pression a de nouveau cédé au bout de quelques séances.*

Nous sommes d'accord! car cette observation démontre péremptoirement que le principe prétendant vaincre la nature lui impose des régimes dont l'intervention sera limitée. Un malade qui se permet de se négliger peut avoir la chance de se remonter en intervenant de nouveau, mais l'économie n'en a pas moins subi deux chocs qui sont contraires à sa destinée. L'auteur ne peut concevoir la différence entre ces résultats : le premier et le second, mais le simple raisonnement supplée à son insuffisance d'observation. *(Voir* (1) *page 340.)*

Tout autre est le sujet qui peut suivre constamment son régime, qui, à la moindre indication de l'organisme, peut, s'il n'est pas assez sage pour ne jamais quitter le traitement, intervenir chez lui sans avoir à préjuger une dépense inopportune ou une atmosphère inclémente : il maintient le bien acquis en répondant instantanément à un besoin de l'économie : c'est indiscutable!!

... Sans compter que certains organes, certains viscères peuvent se trouver très mal de ces interventions saltimbanquestes de la haute fréquence. Il ne faut pas, en effet, attendre de ces entreprises assez d'honnêteté pour n'intervenir qu'à bon escient. D'ailleurs, sont-ils capables, ces pantins âpres au gain surtout, d'établir un état (j'allais dire diagnostic)? Ils le font d'autant moins volontiers que leurs intérêts ne peuvent être que lésés. « Et les intérêts du malade? » dites-vous. Dois-je vous répondre? Seriez-vous assez « neuf » dans la vie pour croire à l'intérêt du malade?... Il est fait pour le médecin, il est inventé pour payer... Ce n'est plus un être humain, c'est la chose (animal ou végétal) qui doit occuper et enrichir le médecin (*théorie Merlou*) !

N° 19310, 10 février 1909. — **Malaises consécutifs à l'action du lit.** — *Dans deux cas de suites d'opération, obligeant les malades à un décubitus dorsal immuable, le courant de vos petites piles a permis des mouvements multiples, sauveurs. Vraiment vos principes sont bien remarquables.*

Docteur R..., à P.

Quand donc l'affreuse routine qui rend nos maîtres plus barbares que des sauvages, aura-t-elle fait place à ce « coup de balai » merveilleux et sauveur? Il est si bien indiqué ! Toutes les positions obligées n'amènent-elles pas des stases du sang dans certains points de l'économie? Ce sont ces phénomènes qui déterminent, chez les pauvres malades, ces souffrances terribles, ces crampes insupportables, souvent plus douloureuses que la plaie, occasionnant des excitations nerveuses, des découragements d'une inexprimable angoisse.

L'humanité a encore un pas de géant à faire dans ce mouvement de secours vers le pauvre malade. Depuis le haut de l'échelle scientifique, jusqu'au bas de l'échelle populaire, il y a une indifférence pour ces souffrances secondaires qui jettent vraiment le trouble dans l'esprit observateur.

Je fus amené, pendant les suites d'une opération,

Si l'on analyse les maladies, on peut se convaincre que pas une n'échappe à un défaut circulatoire.

soignées chez les *Sœurs Augustines*, à imaginer un appui-pieds ! je voyais, en effet, tristement, le lit surmonté de plusieurs bûches, d'une table de nuit dans ce but, lesquelles s'effondraient dans la nuit, éveillant le sujet.

Je ne revenais pas d'une pareille incurie !... et c'est en vain que je cherchai l'appareil dans le commerce !... il n'intéressa même pas ceux auxquels j'en parlai, alors que l'opérateur *Segond*, le trouva « digne de son auteur » et que l'établissement me pria de le lui abandonner !!

Et cependant qui n'a pas vu au moins un malade désespéré dans sa guérison, par la souffrance imposée par le lit et une position déterminée !!

J'appelle l'attention des intéressés sur l'électricité dans ces cas, où elle trouvera moyen d'agir en même temps favorablement pour la guérison du sujet. (*Voir page 314, Lettre 18826*).

Observation n° 19312, du 22 février 1900. — L'odyssée d'un malade. — *En 1895, habitant S..., je fis une chûte de trois mètres en tombant sur le pied gauche qui avait été depuis 1891 plusieurs fois le siège de douleurs rhumatismales et d'enflure à la cheville. Je négligeai de soigner cet accident pendant trois semaines, espérant qu'il ne serait pas grave ; mais au bout de ce temps, les douleurs devenues horribles et l'enflure énorme, je consultai un Docteur paternel et ami, M. L..., qui me sermonna vivement et me fit entrer à l'hôpital où je restai un mois sans amélioration malgré les soins* classiques *abondants. Son diagnostic :* « Arthrite aiguë de l'articulation tibio-tarsienne.... Rhumatisant.... » *M. L..., chirurgien justement réputé et homme de conscience, ne s'intéressait malheureusement pas à l'électricité et c'est en vain que je lui disais avoir été sauvé d'un terrible accès par l'électrothérapie quatre ans auparavant.*

Rentré chez moi, je consultai un jeune docteur local, M. D..., qui, d'accord avec M. L..., ne vit qu'un remède... Pointes de feu... *Je lui demandai alors : « Ai je donc une tumeur blanche ?.. »* Réponse nette : « Non ! mais il n'y a pas d'autre remède... » *On me fit donc une première application de 100 pointes... Quelques jours après, miracle !... je faisais ma première sortie, appuyé simplement sur une canne... Alors redoublement de pointes de feu... deuxième application de 150... A partir de ce moment ce fut bien fini.. rechute terrible et mon pied redevint dans un horrible état d'enflure m'occasionnant jour et nuit d'atroces douleurs.*

Appel d'un troisième médecin : le sinistre Dr N..., grand chevalier du couteau et tortionnaire de première classe. (Un vrai bandit diplômé, je l'ai reconnu trop tard).

Son diagnostic : Tuberculose osseuse... Tumeur blanche, etc...

Remède : Ankylose du membre dans un plâtre.

Je refusai net et le remerciai de ses soins. Il s'en vengea en cherchant à me faire perdre mon emploi. (Vous reconnaîtrez là un de ces bons pontifes du Pneu officiel comme vous dites).

Je fus mis en disponibilité, en résidence à R...

Quatrième docteur M. B..., sympathisant à mon état, mais pessimiste.

Diagnostic : Condamné à une infirmité incurable...

Son remède : Conseil d'une opération...

Appel à un cinquième médecin, grande réputation locale, fervent du couteau...

Deux minutes d'examen. Diagnostic : « Vous n'avez rien... »

Remède : « Ça passera avec le temps... »

Je ne le revis plus.

Sur le conseil d'un médecin, ami de ma famille, qui, à distance, *pensait que je devais avoir une tumeur blanche, je me rendis en juillet 1899, à Lyon, avec force recommandations pour le Professeur O...*

Grande et vénérable figure.

Premier diagnostic : Luxation sous-astragalienne...

Remède : Résection de l'astragale...

Résigné à en finir, mais la mort dans l'âme, je m'installe à l'Hôtel-Dieu où l'on me met en observation.

Le Chef de clinique, lui, diagnostiquait : Rhumatisme bacillaire.

On m'administra force iodure chaque jour.

On fait la radioscopie de mon pied au bout de douze jours et l'on me renvoie sans opération avec l'ordonnance suivante :

Rhumatisme...

Traitement : 1 gr. d'iodure par jour en tous temps et les eaux de Bourbonne.

Je rentrai chez moi navré et ignorant toujours ce que j'avais.

A tous je demandais, en suppliant, de l'électricité... A Lyon on me répondait : « Inutile ! » *et chez moi... on me disait :* « Il n'y a pas de clinique électrothérapique dans la région, donc rien à faire... »

Aucun d'eux ne m'a jamais dit que je pouvais en essayer à domicile (sauf cependant M. B... qui, par la suite, me prêta un petit appareil d'induction très obligeamment, mais peu de temps avant que j'aie eu la bonne fortune de vous connaître). J'étais malheureusement arrivé à trente ans sans savoir qu'il existait des appareils médicaux à la portée des malades en dehors des cliniques de spécialistes et je n'avais pas le moyen d'aller m'installer dans une clinique éloignée, étant malheureusement plus chargé en famille qu'en fortune.

Je fis enfin un jour à M. la connaissance d'un excellent ami, M. D., chirurgien-dentiste, qui me dit :

— Vous n'avez qu'un remède : l'Électricité.

— Oui, mais comment faire, puisqu'il n'y a pas de clinique dans la région ?

— C'est inutile, vous pouvez très bien vous soigner vous-même. Adressez-vous à **M. Chardin, à Paris**, qui vous donnera d'excellents conseils pour votre traitement et vous livrera à peu de frais des appareils qui vous tireront d'affaire...

C'est ce que je fis... J'allai vous voir et vous achetai d'abord un petit A-29, puis un B-8 que vous avez accompagnés non seulement d'encouragements et de conseils, mais de facilités de règlement dont je vous garde une vive reconnaissance. (Vous savez prouver que vous êtes philanthrope). Trois mois après, je pouvais me servir de mon pied, et aujourd'hui, sauf un peu de raideur et un reste d'exostose, je me sers activement de ma jambe.

J'avais donc perdu deux ans et 3,000 francs et descendu tous les degrés du découragement faute d'un simple renseignement.

On ne fera jamais assez pour répandre la petite électricité. Mais quelle incroyable routine il faut surmonter ! Plus de dix fois déjà j'ai rencontré des malades qui ouvrent bien tout d'abord l'oreille mais qui préfèrent ensuite garder leur mal plutôt que de consacrer 50 francs à l'achat d'un de vos appareils.

Ces jours derniers encore, je prêtais Catalogue et Précis à un pauvre rhumatisant perclus, que mon conseil séduisait. Il en parla à son médecin qui lui répond : « **Mainte-**

nant, c'est inutile, vous êtes trop âgé, l'électricité ne vous fera aucun bien. »

Comme vous jugez bien le public dans le chapitre II de votre Précis.

Si mon exemple pouvait au moins servir à quelques-uns !

Th. P...

Cette observation bien vécue résume l'histoire du public qui croit aux titres, aux réclames, aux Académies, à toutes les inventions diaboliques de gens qui ne visent qu'à l'exploitation de sa naïveté, et qui ne connaissent pas et au besoin méprisent l'électricien, le travailleur, l'homme intègre, de réputation parfaite, chez lequel on trouve conscience et honnêteté, les deux qualités essentielles des relations sociales.

Ces médecins, qui forment des associations presque toujours sous la haute direction d'un négociant quelconque, toujours taré (car l'honnête homme ne peut admettre que l'on puisse trafiquer ainsi de la vie humaine) montrent la dégradation la plus lamentable par l'abandon de leur dignité, de leur indépendance, de leur honnêteté !

La *médecine nouvelle*, rue de Lisbonne, l'une des plus hardies conceptions du banditisme moderne, vit des docteurs *P...* (décoré de la Légion d'honneur), *Dumas*, mort fou dans la misère la plus complète avec un engagement lui garantissant une petite fortune, le Dr *M...*, devenu momentanément fou de peur de la vengeance du directeur qu'il avait quitté parce que les procédés dépassaient toutes bornes !!! tous chassés avec le coup de pied du gredin dont ils avaient accepté l'aumône.

Ce qui se passait là est encore de mise aujourd'hui, et les « académies » aux réclames pompeuses des journaux les plus lus, présentent moins de garanties encore puisque, à leur propre génie du mal et de l'exploitation, elles ajoutent l'expérience des gredins qui les ont précédées dans cette voie.

Conclusion. — L'électricité doit s'appliquer avec soin, il faut venir au secours de la nature qui produit l'électricité toujours lentement, par des moyens lents et pacifiques qui sont l'antipode des spécialistes, et de ces maisons innommables, tous et toutes exploiteurs éhontés de la naïveté du public.

Que la lettre ci-dessus serve d'exemple !!

Observation n° 19320. 9 janvier 1909. (Suite de la lettre 17710). — (*Suivre ces observations depuis la lettre n° 16903, c'est d'un bon enseignement.*)

Succès complet des applications longues avec courant de 1 à 1.5 m.-amp. sur les douleurs articulaires d'un diabétique arthritique et de souche arthritique.

Observation n° 19340. — *Vous devez avoir raison quand vous prétendez que je ne dois pas me préoccuper du temps d'arrêt que j'ai constaté dans la régression de l'adénite cervicale. Aujourd'hui, après une séance de deux heures, avec 3 milli-ampères, j'ai constaté un ramollissement notable de la tumeur, palpée avant la séance.*

Observation n° 19349 du 20 janvier 1909. — *Le diabétique, mon père, qui a de l'entérite muco-membraneuse à forme sèche avec constipation opiniâtre malgré l'eau de Châtel-Guyon qu'il boit uniquement et un régime un peu sévère, a augmenté de un kilogramme en 22 jours d'électricité générale ; son entérite, quoique allant mieux, n'est pas encore guérie.*

Docteur L. P..., à S...

Enfin, voilà une nouvelle conquête définitive pour ma méthode, parmi les jeunes! Donc je puis être compris du médecin comme du public.*(Votr lel. 19206)*.

Le médecin demande plusieurs mois d'assimilation.

Le public, dont le bon sens n'est pas tari, fait le même travail en quelques heures.

Le médecin parisien, tout de fatuité et d'inconscience, doit mettre plusieurs années : aussi s'adresse-t-il aux *Foveau*, aux *Rivière*, aux *[illegible]*, pour avoir une opinion sur mes travaux; et quelle opinion! il ne sait pas lire ou s'il lit, il ne sait pas comprendre (*De Beurrmann*) (1) et il ne veut d'ailleurs se donner aucune peine! L'un d'eux disait à mon représentant, qu'il éconduisait assez vivement vers la porte : « Enfin, ce *Chardin* prétend donc être aussi savant que nous? »

Apprenez à lire, jeune homme, demandez le secret au Professeur *De Beurrmann*, apprenez à vous faire une opinion personnelle, et alors, vous verrez l'état de la question électrothérapique : l'*École* et son bafouillage énigmatique, *Chardin* avec un Principe où convergent théories et résultats.

« *Tout se comprend et se retient* », *dit votre collègue*, et il le prouve par des succès immédiats. Trouvez en médecine un second exemple...

Encore puis-je ajouter : « Sans rien apprendre par cœur... » Car jeunes perroquets, vous devez rendre jus-

1. Le professeur *de Beurrmann*, après m'avoir interpellé, en présence de sa troupe fidèle, accepta ma défense... Quand j'eus fini : « Eh bien, messieurs, *Chardin* parait avoir raison, dit-il, (*électrolyse*)... C'est que, voyez-vous, nous lisons beaucoup, mais nous comprenons peu! » Sublime observation, qui résume toute l'histoire de la médecine : ignorance et routine!

tice à la science complexe et inintelligible que l'École vous ressasse à rendre fous beaucoup d'entre vous! Votre savoir a toute la fragilité des choses apprises sans comprendre (1), et si la pratique ne venait à un moment opportun se substituer à la mémoire, vous donneriez au monde le plus navrant spectacle.

Lisez-moi donc et comprenez-moi! Vos collègues de la *lettre 0306, page 151*, et celui ci-dessus, sont d'un bon exemple... A vous de montrer un reste de bon sens en essayant de les suivre!

Un dernier mot : Ces médecins que je fais visiter, me reprochent d'envoyer mes critiques et observations aux malades mêmes. Ils ne se rendent donc pas compte qu'ils sont pour moi *aveugles, sourds*; il faut que le *Public* devienne le « *chien* » entraînant et dirigeant qu'il fut quelquefois déjà, je le montre dans le cours du *Précis!*

Observation n° 19356, 23 janvier 1909. — *Monsieur le Docteur N..., récemment reçu et fort jeune, vient me consulter pour une affection des parties génitales ; atrophie sans raison, que tous les maitres ont vue, qu'il me traduit par des mots techniques qui me sont profondément étrangers autant qu'indifférents. Les maitres varient dans leur*

1. Je vois encore l'un de vos agrégés d'électricité couvé par un bravo homme de professeur qui, pour le faire recevoir docteur, disait à ses collègues: « D. *est un cancre en médecine, mais recevez-le quand même : il veut faire sa physique et ne sera pas pour vous un concurrent dans la clientèle!* » C'est en effet l'un des génies qui président aux destinées électrothérapiques: et il a fait des agrégés lui-même. Faut-il s'étonner de l'état de cette science? Il est vrai que l'on ne peut tout avoir : Il fit radier de l'école son protecteur qui en mourut peu après!... Il se fit une auréole de l'intelligence de son entourage... C'est un arriviste!! Il aura son tour!... et son qualificatif vrai comme épitaphe!

diagnostic, c'est entendu, mais sont d'accord sur leur impuissance !

Le sujet est profondément neurasthénique, et il reste ainsi, « sachant par érudition que toute action défensive ne ferait qu'empirer l'état ».

Je lui réponds par mon « *Précis* ». Je lui explique de mon mieux l'action de mon courant. Au point de vue neurasthénique, je suis absolument affirmatif ; je me contente pour l'état local d'exemples analogues et de considérations pratiques.

Le 15 février. — *L'aspect du sujet n'est plus le même, ayant eu, dit-il, un gros travail pendant une semaine, il s'en est tiré sans fatigue, avec plaisir ! « L'effet est incontestable », ajoute-t-il. L'état local est le même.*

Le 27 février. — *C'est une transformation complète. L'état local s'est amélioré. Le docteur a appelé à son aide des regards amis, afin de ne pas « se laisser suggestionner ; » il est incontestable qu'il y a un effet important, quoique modeste encore. Il s'est arrêté depuis deux jours par suite de douleurs lancinantes qui l'inquiétaient ; j'y vois, au contraire, par expérience, une reconstitution des plus intéressantes.*

Docteur N..., à S...

Quand, interpellant le médecin sur son impuissance, je lui dis page 225 : « Rien ! toujours rien !! Mais enfin, messieurs, votre orgueil ne vous incite t-il-pas à modifier votre mentalité ? » N'ai-je pas raison ?... Comment ! en présence de faits palpables, vous niez l'électricité ? Ce médecin incurable, qui voit un ami transformé et *qui ne se rend au courant électrique qu'à la vue d'un varicocèle complètement guéri (page 237). Le Docteur M... page 334, trouvant que l'on ne doit pas attribuer la grande amélioration de l'état de sa femme, aux courants électriques, quand elle ne fait que cela!* N'est-ce pas singulier ?

Encore comprendrais-je ces réticences si la médecine présentait des horizons plus vastes, mais, au contraire, il faut observer que c'est dans le moment le plus pathétique qu'elle montre une ridicule impuissance Alors, messieurs, pourquoi ne pas étudier plus sérieusement cette chose qui se montre à vos sens ?... Pourquoi, en présence du moindre résultat, ne pas chercher à vous faire un appui, un secours ? Bien au contraire, toute manifestation de cette Puissance unique est prise en riant, et votre esprit injuste et fugace n'a plus qu'une préoccupation, c'est d'en effacer l'effet. J'écris à la doctoresse M... « *Logiquement, l'amélioration va dans quelques jours subir un temps d'arrêt. Votre entourage est dangereux, parce qu'il en profitera pour vous décourager. Le moral, vous le savez, est un grand secours au médecin : il faut à tout prix conserver votre reconnaissance et votre foi à l'électricité!* »

Messieurs, qui vous trouvez immédiatement atteints par mes réflexions, lisez la lettre n° 19206... ; vous ne pouvez admettre, à moins de vous placer bien bas dans l'échelle animale, que l'un de vos collègues qui a commencé par l'incrédulité *(lettre 16903)*, fait sa religion par l'expérience *(lettre 17710)*, arrive à confesser qu'il me comprend enfin *(lettre 19206)*... sans vous faire une loi, de réfléchir comme lui, et de devenir honnêtes, comme lui... Car, messieurs, si vous considérez que les lois actuelles vous donnent droit de vie et de mort, elles vous imposent, sans qu'il y ait besoin de le dire, de vous tenir au courant des faits scientifiques, afin de défendre contre la mort la pauvre humanité...

La prise en considération d'un fait nouveau s'impose, je l'ai déjà dit, plutôt que la raillerie qui vous met en défaut avec votre conscience et votre instruction ! On admet une telle conduite de gamins sur les premiers bancs d'étude... On ne saurait l'admettre de médecins qui portent sur eux le mandat d'amener d'un sujet... vers la vie ou vers la mort ! !

Lettre 19411, 25 février 1909. — *La lecture de votre livre me semble concluante en faveur de vos théories.*

Je vous serais donc reconnaissant de vouloir bien m'adresser votre catalogue.

Docteur M..., à P...

Qui va piano... C'est ce qui me fait apprécier le mouvement vers mon principe ! Quand donc en serons-nous à nous féliciter mutuellement de notre victoire sur la routine médicale et les infirmités humaines ?

Observation 19480, 15 décembre 1908. — Infirmité complète. Merveilles du diagnostic. Opposition systématique du médecin : il nie l'évidence. Son impuissance. — *Madame la Doctoresse M... vient me rendre visite : trois personnes la descendent de voiture, elle-même s'aidant de tout ce qu'elle peut rencontrer sur son passage. C'est un* *spectacle navrant ! Et c'est la première fois qu'il m'est donné de le voir.*

Madame M... a lu mon livre ; depuis 12 ans, elle est dans cet état ; tous les maîtres l'ont examinée ; le diagnostic varie ; elle-même suppose certaines lésions : lesquelles ?...

Tout le monde est d'accord sur l'impuissance de la médecine.

A la question attendue : « Pouvez-vous me guérir ? » je réponds par l'analyse du *Précis*. Par malheur, Mme M... a essayé pendant longtemps l'électricité statique, conseillée par un maître (la seule forme de l'électricité qu'il ne fallait pas employer dans ce cas !) le sujet s'en est mal trouvé et, de rechef, l'électricité lui produit une mauvaise impression... Nous nous quittons sans conclure.

Le hasard veut que, quelques semaines après, Mme la Doctoresse ait besoin d'un renseignement. Je me précipite moi-même, car je vois sa guérison possible, et, n'était ma situation de marchand d'appareils, je me serais déjà imposé. Nous concluons, et le traitement commence : Mme M..., qui ne peut bouger de son bureau quand elle s'y est installée pour consulter, en profite pour porter son appareil jour et nuit.

Le 25 février (23e application). — *Son état général est remarqué, même de son mari, docteur, ainsi que de tout son entourage ; elle peut faire douze ou quinze pas sans*

---

soutien, volte-face sans appui ; ses jambes qui, même dans le lit, étaient condamnées au repos, peuvent s'agiter dans tous les sens ; elle va de son cabinet à ses appartements sans aide. Elle exprime à mon représentant sa satisfaction et ses espoirs !

Doctoresse M..., à T...

L'entourage médical est, paraît-il, fort surpris ; mais, comme toujours, il voit, dans la circonstance, un hasard, une coïncidence !... là où je vois une action si logique, qu'écrivant à Mme M... je lui dis en toute sincérité : « Si je savais dessiner, madame, je vous montrerais comment je vous vois par anticipation dans six mois. »

Le médecin est aussi loin de comprendre l'action économique de l'électricité, que moi de comprendre la médecine, et cependant, dans le premier cas, il suffit de penser sur une page de douze lignes... tandis que moi, Dieu m'en préserve ! je devrais faire abstraction de toute mon existence, et pour arriver à quoi ? A l'impuissance ci-dessus ! Mille fois non !

Observation n° 19190. — **Rhumatisme. Bêtise du malade. Opposition du médecin.** — *Madame L..., masseuse, a conseillé l'électricité à une rhumatisante, que lui a confiée le médecin, pour le massage ; le sujet s'en trouve fort bien ! et cela se fait en cachette du médecin.*

Celui-ci les surprend certain jour. « C'est parfait ! c'est parfait ! dit-il ; oh ! le bel appareil !... » mais, deux jours après, il déclare, confidentiellement et doctoralement à la cliente : qu'elle « doit suspendre » pendant quelques jours ce traitement... Il n'a jamais été repris.... (Voir 18333).

Conçoit-on cette *canaillerie*?... La malade riche va rester dans son état pendant six mois, s'imaginant que le médecin s'intéresse à son sort! Mais sache donc, public encroûté, que l'électricité faible peut, sans connaissances spéciales, aussi bien que sans besoin immédiat démontré, être toujours employée et indéfiniment, à l'avantage du sujet (*témoin moi-même qui suis sous le courant 60 heures par semaine, depuis 8 ans!*) Et quand on te la défend, c'est : ou que l'on juge qu'elle peut trop vite te guérir, ou que ton conseil est un âne! C'est net??

Il n'y a pas un médecin sur mille qui connaisse l'électricité... Je serais plus exact en disant qu'il n'y en a pas!

Lisez les observations 19312 et 19356.

Tous les maîtres y ont passé. S'ils connaissaient l'électricité, ils l'auraient employée dans l'espèce, puisque ces sujets ne leur rapportent rien... elle a été même conseillée... et si sottement, que la malade s'en est mal trouvée.

Ne pas confondre, Public, l'homme qui fait du tapage et du flafla avec des machines, et celui qui raisonne l'action du courant. Le premier est sans exception un charlatan exploiteur de ta naïveté. — Le second... trouve-le si tu peux! L'électricité naturelle que l'on cherche à secourir est simple et sans manifestation bruyante. Le secours doit être de même! L'électricité qui nous fait vivre, se fabrique dans notre intimité, au logis, au lit surtout, sans rien d'ostensible... l'autre doit viser les mêmes circonstances et venir en aide à la première doucement, tranquillement, silencieusement. En conséquence, l'homme qui t'attire par la réclame et les promesses fallacieuses, trompe ta bonne foi : il te fait perdre ton temps et ton argent !... Comprendras-tu, enfin ?

Lettre n° 19499, 22 février 1909. — **Œdème cachectique. Impuissance de la médecine. Diabète. Fibrome. Hémorrhagie utérine rebelle. Mes œuvres.** — *Ces jours-ci vos appareils et vos livres ont de nouveau attiré mon attention. Il s'agissait d'une dame de 65 ans, diabétique et atteinte d'un fibrome à forme polyppeuse déterminant des hémorrhagies continues* depuis 10 mois. *Quand j'ai été appelé ces jours derniers à donner mes soins à cette malade, elle était dans un état de faiblesse extrême, amaigrie, émaciée, et présentait sur les membres inférieurs de l'œdème cachectique.*

L'indication urgente était d'arrêter l'hémorrhagie. Les médicaments administrés n'avaient donné aucun résultat. J'ai fait administrer des courants électriques par deux séances chaque jour.

Depuis cinq jours la malade n'a expulsé qu'un caillot du volume d'une noix et à part l'expulsion de ce caillot, il n'y a eu aucun écoulement sanguin. Auparavant, l'expulsion des caillots avait lieu tous les deux ou trois jours et dans l'intervalle l'écoulement du sang était ininterrompu...

A propos de cette malade, un médecin vu à Paris avant le début des hémorrhagies avait tenu le langage suivant : « madame, si vous habitiez Paris, je vous proposerais un traitement par le courant électrique ; mais en province!! »

... Cet ineffable Parisien ne pouvait imaginer qu'un simple praticien de petite ville fût capable, à l'aide des infimes appareils de Chardin, de tenter la lutte contre un fibrome. Ne publiez rien jusqu'à nouvel ordre.

Lettre 19100, du 27 février 1909. — *Cher maître, c'est bien ainsi que je dois vous nommer, car ce sont vos leçons qui m'ont initié à l'électricité médicale et qui m'ont permis de goûter, ces jours derniers, une des plus vives, pour ne pas dire la plus vive des satisfactions professionnelles au cours de ma carrière de médecin.*

Le succès que je vous annonçais ne fait que se confirmer chaque jour. Je vous autorise donc à p blier ce cas, car il est nécessaire, pour le plus grand bien des malades et pour l'instruction des médecins, que de tels faits reçoivent la plus active publicité.

Docteur S... à M...

Jamais je ne pourrai clore mon *Précis!*... depuis quinze jours sous le coup du bon à tirer. On dirait (je l'ai d'ailleurs souvent remarqué) que l'on se donne le mot, pour ajouter à son intérêt déjà immense. Hélas! je plains ma faiblesse, mais comment résister à ces traits de lumière que j'ai l'espoir de voir enfin influencer les sens du médecin?

Par quelle fatalité ces esprits cultivés sont-ils fermés à tous ces rayons dénonciateurs de cette grande Puissance qu'est l'électricité? Ils la voient dominant le monde, permettant à la pensée de se faire porter par des ondes, comme elle légères et impalpables, d'un hémisphère dans l'autre, etc., ils ne penseront pas que la médecine est en retard sur tout cela... Les malheureux! ils en sont loin! Les grandes inventions : téléphone, microphone, lampes à incandescence, télégraphie sans fil, se font remarquer par la grande simplicité relative des appareils, alors qu'elles partent du néant... pour arriver promptement à conquérir le monde. En médecine, nos spécialistes ne trouvent jamais les appareils assez complexes, ou les machines assez grandes, et pour guérir un rhumatisme, une névrite, l'artério-sclérose, une entérite (1), ils mettent en jeu des salles entières de machines, quand tout leur indique une grande simplicité dans l'intervention puisque le milieu lui-même est un producteur pacifique. L'ignorance de nos spécialistes électriciens, depuis surtout qu'on a commis des agrégés, dépasse leur incommensurable fatuité, *voyez le 19480*. Pourquoi l'électricité statique?... alors que cette économie, c'est visible comme l'astre du jour, a besoin d'un travail d'une constance énorme si l'on admet en principe l'action bienfaisante du courant électrique? Pourquoi? Mais parce que l'appareil est incommode, qu'il fait du bruit, qu'il est très infidèle, que le sujet s'agite, s'irrite, se plaint, lutte contre l'étincelle. L'auréole de cet anencéphale est, chez le public, en proportion de son inconscience. Lui, l'*Électricien*, sait seulement que plus on « embête », le malade, plus considéré l'on est de lui !... Surtout quand ce malade est un collègue, dont il mesure l'ignorance à la sienne! Pauvres malades! Infortunée électricité !

Observation n° 19702, 1er mars 1909. — Mon œuvre. Nos électriciens. — *Le Docteur C... lit la communication*

1. Le docteur N... me cite, à propos de l'artério-sclérose, un de ses malades ramené en quelques séances, à un état vraiment remarquable ; cet homme vigoureux et énergique éprouve, un mois après, une rechute et meurt presque subitement! C'est évident!... Mais le public comprendra-t-il jamais que pour un état qui a mis des mois et des années à se réaliser, il faut compter de même pour le retour à la santé? Tous ces fous de la haute fréquence sont vraiment redoutables ! (*Voir la lettre 19096*).

19499 et félicite le collègue de sa reconnaissance envers son Professeur... Et moi donc, monsieur Chardin, ajoute-t-il, je suis le grand électricien de ma contrée! A mes collègues qui fréquemment me demandent où j'ai conquis toute cette science (car, par mes succès, ils me voient génie!...) « Je suis allé, dis-je, deux fois passer quelques heures près de M. Chardin, j'ai fui suivant son avis et après contrôle les élucubrations des agrégés et spécialistes qui ne sont que des fouillis d'ignorance et d'obscurités. Et voilà!... Je ne suis pas un aigle, mais je comprends ce que je fais; je suis assidûment les publications de Chardin et je m'aperçois moi-même combien ma modeste science se resserre, se condense, se « vériléfie » sous l'influence du grand maître...» Qu'il me permette de lui serrer la main!...

Docteur C..., à A...

Des instants de ce genre font oublier bien des découragements! Aussi la lutte va-t-elle devenir plus large, plus abondante que jamais. Noblesse oblige!

Lettre n° 19705, 3 mars 1909. — *Le* tabétique *auquel j'ai donné un de vos appareils B. 121, va bien! il a engraissé, la marche est devenue presque normale; il travaille sans fatigue; seule, la parole reste embrouillée.*

Docteur L..., à F...

Lettre 19706, 6 mars 1909. — Surdité. Adénoïdes. Grippe. *Retournez ma pile au plus tôt; elle constitue mon meilleur médecin. La surdité de ma fillette et ses glandes adénoïdes n'ont pas reparu. L'ozoneur m'a secouru fort efficacement dans une grippe qui paraissait vouloir me malmener.*

A... M..., avoué à C...

Lettre 19707, 6 mars 1909. — *Croyez, Monsieur, à ma très respectueuse et dévouée admiration.*

Docteur B... à C...

Lettre n° 19708, 1er mars 1909. — **Hernie ombilicale. Tumeur** (suite de la lettre 19008.) — *Ma mère, grâce à vous, va relativement bien. Elle m'écrit très souvent et avec son entière connaissance et* reconnaissance; *elle ajoute que l'anneau de sa hernie ombilicale, laquelle l'avait mise à deux doigts de la mort, se rétrécit chaque jour un peu.*

Pharmacien.

Ainsi se confirment la communication n° 16162, page 182, et mes théories déjà anciennes, reconnaissant au courant le pouvoir de reconstituer les éléments de l'anneau herniaire, par la poussée sanguine qui tend toujours à aller de l'avant, jusque dans les limites de la réparation complète.

Ainsi se vérifie la théorie que j'ai émise jadis dans le cas de symphyse cardiaque chez un major, qui fut l'un de mes beaux succès. Encore que l'effet produit paraisse plus facile à réaliser dans la symphyse, tous les éléments en cause n'ayant subi que des adhérences, sans perforation, sans solution partielle de continuité enfin.

La lésion dont j'ai combattu si souvent les conséquences si décourageantes pour la médecine impuissante, trouve, elle aussi, dans le fait ci-dessus un exemple des plus éloquents.

J'ai donc raison partout, et le docteur G... de la lettre 19206, qui déclare pouvoir lire tout de moi, parce qu'il m'a compris, qui obtient des succès dans tous les cas les plus disparates qui se sont présentés à sa nouvelle méthode, déclarera dans quelque temps, j'espère, que, quel que soit le cas, mon électricité ne le laisse jamais dans l'embarras! J'ai conclu par ailleurs qu'une section nette des éléments économiques pouvait seule entraver la puissance de l'électricité, et encore!... Je vois, dans les horizons que mes principes ont ouverts, des possibilités de reconstitution qui défient « l'impossible ». Croirait-on que ma confiance est telle en cet agent merveilleux que je vois le supplicié, immédiatement reconstitué, soumis à mon courant, reprendre vie par le fonctionnement instantané de tous les éléments vitaux? Qui sait, si nous n'arriverons pas ainsi à pénétrer les mystères de l'au-delà? Qui sait si le rôle mystérieux de l'Ame, dont je parle déjà page 250, ne sera pas ainsi mis au point?

Et que l'on ne vienne pas me dire que ces essais ont été tentés! Ce que font nos maîtres dans ce cas est pure plaisanterie... Quand je lis dans les journaux que les savants X... et Z... ont expérimenté sur le corps des suppliciés et obtenu des résultats intéressants, je lève les épaules et je ris! C'est une phrase composée d'avance, un vieux cliché, sans doute! Aucun d'eux n'étant capable de comprendre, et d'expliquer, par conséquent, son intervention! Accumulateurs (voir page 123), ils donnent ce qu'ils ont appris... ne leur demandons pas plus! Quand ils ont fait faire quelques grimaces au supplicié, avec des courants intenses, ils se montrent satisfaits; depuis trente ans cela n'a jamais varié!

Par quel miracle d'un autre siècle, ces médecins qui n'apprennent rien dans leur temps d'études, qui repoussent plus tard l'électricité, aussi bien parce qu'ils ne la connaissent pas que parce qu'elle guérit trop vite, dit-on, par quel miracle deviendraient-ils subitement des génies dans ce genre et parviendraient-ils à tirer de la mort des secrets et des enseignements sérieux par un procédé qu'ils ne connaissent ni théoriquement ni pratiquement? (Lire les observations 19480 et 19356, de sujets médecins ayant éprouvé la science de leurs maîtres... c'est instructif!) La mort est une malicieuse qui pratique depuis longtemps un métier qu'elle connaît à fond et elle se jouera longtemps encore de la fatuité et de l'ignorance des maîtres qui entrent en piste avec elle!

« Le temps! » m'est-il soufflé... Le temps! en effet!... Mais... pourquoi serait-il donc un écueil? Pourquoi? Ce facteur s'impose quand nous cherchons à réparer un état ancien; mais, dans l'espèce, le néant peut bien n'être que de quelques secondes... Alors?

Nous savons déjà avec quelle facilité l'adhérence des chairs se reconstitue; il m'est arrivé de trancher d'un coup de couteau la partie charnue d'un doigt, de la remettre en place pour, quelques heures après, trouver le doigt indemne; la greffe (1), que pratiquent les chirurgiens, n'est pas autre chose. Donc, si nous prenons un guillotiné, et qu'instantanément nous pratiquions et le recollement et le courant continu, les molécules et globules se mélangeront de façon désordonnée, c'est possible, mais le courant, « *chien de berger de l'économie* », reconstituera instantanément les petites usines de vie; le cœur (non encore complètement arrêté) reprendra son effet normal...

1. Il est à regretter que ces maîtres soient si ignorants de l'électricité. De quel secours ne leur serait-elle pas dans ce cas!

Et n'était cette situation de champion de l'électricité, n'était cette constatation journalière de ce qu'elle attend de moi, je serais depuis longtemps « recollé ». Mais « je me tiens » ! Il me faut, en effet, un exemple. Je ne puis confier à personne ce rôle de *J. de Nazareth* dont le docteur *Vérut* me gratifie page 199... L'opération exige de l'expérience. Il me faut être à la responsabilité comme je suis au principe !... Mais, ce que je puis promettre, c'est de me faire décapiter ensuite, sans fixer l'heure... toutefois !...

Ainsi sera confirmé une fois de plus l'un de mes anciens principes, qui s'est adapté tout naturellement au principe É.-C. V. : La santé comme la vie peuvent souvent être comparées à la grande horloge qui fit trembler nos jeunes années, dans l'isolement de la solitude ou pendant les songes creux de l'esprit en évolution. Le balancier s'arrête subitement, alors l'index s'avance, poussé par sa destinée, donne une impulsion quelconque et le balancier repart pour une « éternité relative ! »

L'électricité dans son action thérapeutique est une : galvanique.

L'électricité physiologique, constante et continue, commande seule au muscle à fibres lisses, volontaire et indépendant, qui constitue les vaisseaux sanguins et qui échappe, par sa nature même, à l'action de la volonté.

C'est, dans l'espèce et en réalité, une **puissance surhumaine** jusqu'alors négligée sinon méconnue et que je fais obéissante et illimitée par ma méthode « *E. C. V.* », laquelle lui impose un courant extérieur constant et continu, sans heurt et sans réserves, qu'elle accueille dans les mêmes conditions physiologiques que son congénère.

Nous avons supprimé dans cette édition

la

TROISIÈME PARTIE

L'Art Vétérinaire

Nous dirons seulement que l'animal présente les mêmes lois que l'homme et qu'il nous a permis de démontrer que la suggestion, dont on accuse volontiers l'électricité dans ses rapports avec l'humanité, doit aller rejoindre tous les arguments avec lesquels on cherche à troubler la gloire de mon agent.

LA QUATRIÈME PARTIE

La Naupathie et l'Électricité

Nous croyons devoir produire la lettre suivante d'un intérêt pratique indiscutable.

Lettre. 1er février 1909. — *Votre appareil est une véritable merveille contre le mal de mer. Je l'ai expérimenté plusieurs fois sur moi et sur d'autres personnes et je n'ai pas eu un seul insuccès.*

A mon dernier voyage surtout, l'expérience a été concluante.

Une heure après le départ, le mauvais temps commença; je me plaçai aussitôt l'appareil, ce qui me permit de dîner de bon appétit comme à terre. Sur environ 60 passagers, nous étions 3 à table.

Vers les huit heures du soir, je remarquais une jeune femme portant un enfant au sein et dont les efforts pour rendre faisaient peine à voir, son estomac étant vide et cela durait depuis notre départ d'Oran.

Je proposai à son mari de lui placer l'appareil, je fus accueilli par un sourire sceptique, mais devant mon insistance il accepta.

Je plaçai donc à cette dame une plaque au front et l'autre au mollet. Dix minutes après, tout malaise avait disparu; et elle s'endormit jusqu'au matin après une demi-heure.

Par contre, je fus malade toute la nuit.

Je crois que vous pourriez en tirer une source de bénéfices en créant des dépôts de location dans les différents ports d'embarquement : Marseille, Alger, etc.

P. Craveya,

Photographe moderne, 20, rue d'Azew, Oran.

Cette question du **mal de mer** a été tellement **exploitée**, que l'on ne peut croire à une réussite.

Elle reste d'ailleurs encore absolument inconnue, et nous voyons sans surprises le journaliste en admettre la solution par le fauteuil vibrant ou le gyroscope, comme si le mal de mer venait exclusivement de l'estomac ou des mouvements du bateau. Certains sujets sont malades sur le quai, d'autres par l'odeur *sui generis* du steamer, chez les uns, c'est le cerveau qui est congestionné, chez d'autres, l'estomac. J'ai dit par ailleurs, et je sais être dans le vrai ! que le mal de mer est un bouleversement de l'économie. Il faut donc un remède qui s'adresse à l'économie en général : il n'y en a pas deux ?

Le gyroscope ! Mais pourquoi donc imposer aux personnes indemnes, un calme monotone et insupportable, quand le mouvement du navire est l'un des facteurs intéressants et amusants d'une traversée ?

L'électricité a contre elle, d'être simple, sans danger et efficace... Cela paraît trop beau au public intéressé, et les chercheurs et savants n'en conçoivent pas les effets.

Nous n'envisageons pas les drogues et autres moyens enfantins de secours à l'humanité ; un peu de réflexion les condamne.

Demander la brochure spéciale n° 3524. Prix 0.50.

La Méthode

Electro-Cinésique Vasculaire

de

Chardin... et les plagiaires

Les Américains, les Anglais surtout, n'ont pas tardé à vouloir imiter les batteries imaginées par moi-même.

En quelques jours, ils ont réalisé, ils le croient du moins, ce qui m'a demandé 7 années de travaux et d'observations. Il faut dire qu'ils sont peu difficiles! jeune peuple, n'ont-ils pas toute la naïveté, pour ne pas dire plus, de nos jeunes années? Ne les voyons-nous pas tous porteurs de médailles magnétiques, que nous avons abandonnées depuis longtemps?

Cette incursion enfantine dans le domaine de la science raisonnée, ne nous inquiète qu'au point de vue purement électrique. Le public achètera des appareils, en éprouvera déboires et accidents et accusera le principe d'être mauvais, quand il est simplement méconnu. Il nous a paru important de le prévenir dans son intérêt et dans celui de l'électricité!

La médecine est souvent impuissante, dangereuse, nuisible,
L'électricité, jamais, par ma méthode.

TABLE DES MATIÈRES

Par Principes, Organes, Maladies

(dont il est question dans le Précis.)

TABLE DES MATIÈRES

Par Principes, Organes, Maladies

(dont il est question dans le Précis.)

Si l'on a bien compris le principe page 16, il est inutile de chercher exactement un cas semblable au sien : toutes les maladies, sans exception, sont passibles du courant électrique.

PRINCIPES

MALADIES, ORGANES.

1 L'âge est un facteur négligeable en présence de l'électricité, Celle-ci, au rebours du médicament chimique qui a besoin des organes divers pour son acceptation, son assimilation, son élimination, ne demande rien à l'économie; bien au contraire, elle agit sur tous les organes en même temps qu'elle modifie le point malade et fait toujours beaucoup plus qu'on ne lui demande. Je l'ai dit déjà, mais je ne crois pas abuser en le répétant : c'est l'espérance.... c'est la joie pour celui qui désespère !

1. On dit volontiers : « Je ne puis songer à l'électricité, je suis si nerveux. » C'est une hérésie... Cependant il faut tenir compte de l'ignorance du médecin-électricien qui traite ces cas comme le reste, sans savoir ce qu'il fait, et qui peut amener ainsi des troubles graves, faisant de ce chef à l'électricité des ennemis irréconciliables.

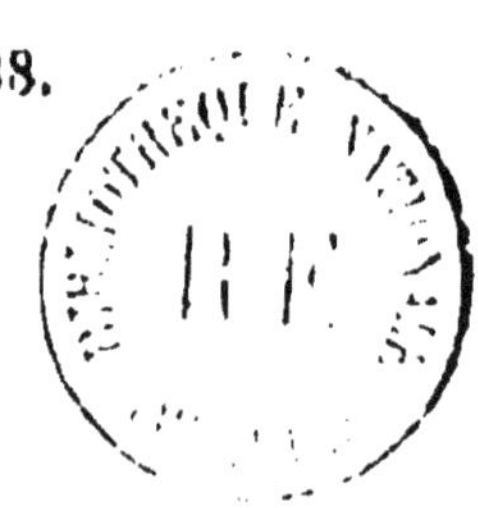

TABLE DES MATIÈRES

CHAPITRE V

CHAPITRE VI

CHAPITRE VII

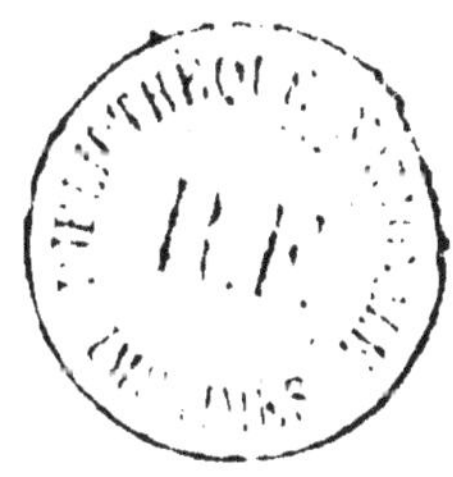

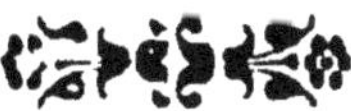

Imp. de Saint-Denis. — H. Bouillant, 47, boulevard de Châteaudun.

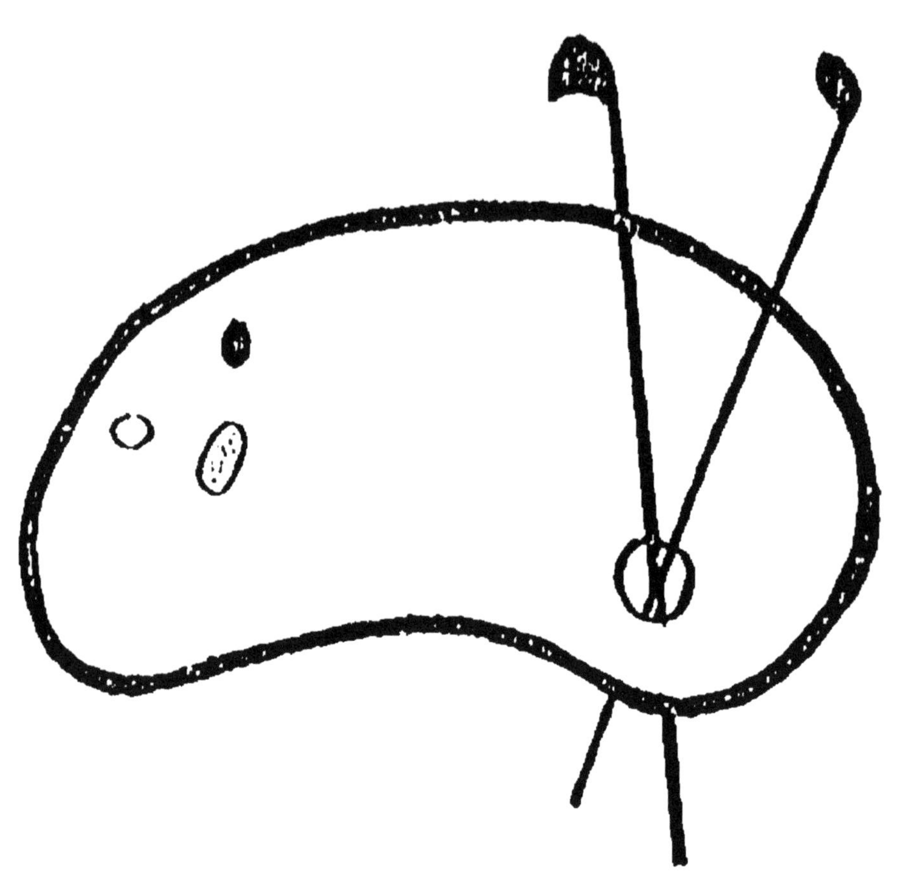

www.ingramcontent.com/pod-product-compliance
Ingram Content Group UK Ltd.
Pitfield, Milton Keynes, MK11 3LW, UK
UKHW012153240726
13966UKWH00002B/299